Stephen P. Hinshaw

Eine andere Art von Wahnsinn

Vom langen Schweigen
und Hoffen einer Familie

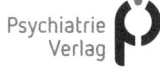

Psychiatrie
Verlag

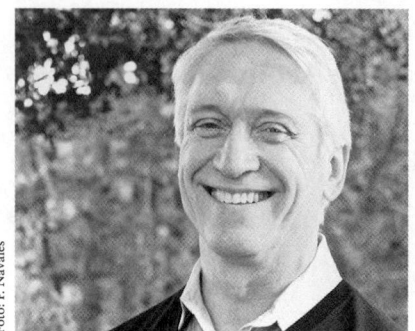

Stephen P. Hinshaw ist Professor für
Psychologie und Psychiatrie in Kalifornien
und Autor mehrerer Bücher zu psychischen
Störungen wie ADHS und zur Stigmatisierung. Seine wissenschaftlichen Leistungen in
den Bereichen Entwicklungs- und klinischer
Psychologie wurden mehrfach mit Preisen
ausgezeichnet.

Im Andenken an meinen Vater und meine Mutter

Für meine Schwester, Sally,
die jeden Tag darauf hinarbeitet,
dass sich das Leben von Menschen
mit körperlichen und psychischen Störungen
verbessert, indem sie Empathie und Fähigkeiten
bei den Mitarbeiterinnen und Mitarbeitern
im Gesundheitswesen fördert.

Vorwort

Bis zur Fertigstellung hat dieses Buch buchstäblich ein ganzes Leben in Anspruch genommen. Gewöhnlich bin ich ein Mensch, der schnell handelt, aber einige wesentliche Projekte tragen nicht so schnell Früchte – wie die eigene Familie zu verstehen, einen authentischen Ton anzuschlagen, damit man von schwierigen Lebenserfahrungen berichten kann, und daran zu arbeiten, dass die Scham und das Stigma in Bezug auf ein so wichtiges Thema wie psychische Krankheiten abnehmen.

Auf der Universität verschrieb ich mich immer mehr dem Gebiet der Psychologie, beflügelt durch das erste enthüllende Gespräch mit meinem Vater während meiner ersten Frühjahrssemesterferien, als ich zu Besuch zu Hause im Mittleren Westen war. Im Laufe der Zeit kam ich zu der Auffassung, dass seine und meine eigene Geschichte nicht nur für meine Familie oder meinen Freundeskreis, sondern auch für ein breiteres Publikum interessant sein könnten. Diese Arbeit ist mein Versuch, Erinnerungen und Beschreibungen, so gut es mein Gedächtnis zulässt, zu vermitteln. Ich habe mich bemüht, Dialoge und Schilderungen zu schreiben, die so nah wie möglich an dem sind, was geschah, als ich ein Junge, ein Teenager, ein junger Mann war, und später.

Die Inspiration für den Titel des Buches geht auf ein Zitat von James Baldwin zurück, dem bedeutenden afroamerikanischen Schriftsteller, der sich intensiv mit Rassismus auseinandersetzte. Es stammt aus einem seiner Meisterwerke, *Giovannis Zimmer*: »Menschen, die sich erinnern, beschwören den Wahnsinn durch Schmerz herauf, durch den Schmerz über den ständig wiederkehrenden Tod ihrer Unschuld; Menschen, die vergessen, beschwören *eine andere Art von Wahnsinn* herauf, den Wahnsinn, der durch

Schmerzverleugnung und Hass auf die Unschuld entsteht, und die Welt ist vorwiegend bevölkert mit Wahnsinnigen, die sich erinnern, und mit Wahnsinnigen, die vergessen« (Hervorhebung S. P. H.).[*]

Ich kann natürlich nicht für mich behaupten, Baldwins Erfahrungen zu verstehen, aber seine Worte sind inspirierend. Was die vorliegende Erzählung betrifft, so ist das Stigma selbst, wie ich es auf den folgenden Seiten zu verdeutlichen versuche, »eine andere Art von Wahnsinn«, eine Form mit weitaus schlimmeren Folgen als die, die mit psychischen Krankheiten selbst verbunden sind. Generell befördert ein Stigma die Leugnung des menschlichen Potenzials. Das Schweigen und die Scham müssen in einen offenen Dialog verwandelt werden. Wenn wir diesem Ziel nicht näher kommen, werden wir nie das werden, was wir als Menschheit sein könnten.

Ich habe die Namen einiger Personen außerhalb unserer Familie geändert, um ihre Privatsphäre zu schützen, eine bedauerliche, aber immer noch notwendige Maßnahme. Fortschritt im Kampf gegen das Stigma ist ein Marathonlauf, kein Sprint.

Am Ende hoffe ich, dass das hier Dargestellte allen Menschen, die von psychischen Krankheiten betroffen sind, Trost spendet, Inspiration und Mut vermittelt, sei es in Bezug auf sich selbst oder auf die Menschen, die ihnen nahestehen – mit anderen Worten: allen.

[*] James Baldwin: Giovannis Zimmer. Reinbek: Rowohlt 1963, S. 32/33.

Einleitung

Im Spätsommer 1936 fegten brütend heiße Winde durch das Gebiet von Südkalifornien. Als der September kam, war der 16-Jährige, der Junior genannt wurde, nicht in der Lage, die Stimmen abzustellen, die jetzt laut in seinem Kopf schrien. Zwanghaft war er mit der wachsenden Bedrohung durch die Nazis in Europa beschäftigt und lief Tag und Nacht durch die Straßen von Pasadena, auf deren Bürgersteigen er ein Jahrzehnt zuvor auf seinen metallenen Rollschuhen zur Grundschule gelaufen war. Die Stimmen flehten ihn an, die freie Welt zu retten, und wurden von Tag zu Tag eindringlicher. Junior suchte verzweifelt nach einem Plan zur Rettung der freien Welt, immer weiter mit unerbittlichem Tempo.

Am Sonntag, dem 6. September, hielt er kurz nach Mitternacht inne. Stille Häuser umgaben ihn in der Dunkelheit. In seinem schweißtriefenden Hemd stockte ihm plötzlich der Atem, als eine neue Gewissheit von seinem Körper und Geist Besitz ergriff. Mit elektrisierender Klarheit verstand er es jetzt: Er war der einzige Mensch, der dazu bestimmt war, die freie Welt zu retten. Seine langen Tage und Nächte der Suche waren nicht umsonst gewesen! Die Offenbarung erfüllte ihn mit Staunen.

Als seine Gedanken immer schneller in seinem Kopf umherwirbelten, kam ihm eine weitere Erkenntnis. Als Einziger unter den Menschen hatte er die Fähigkeit erlangt, zu fliegen. Seine Arme waren tatsächlich zu Flügeln geworden. Wenn er sie wie Ikaros in Richtung Himmel hob, würde er abheben. Sobald er in die Wolken aufgestiegen wäre, würden die Politiker der freien Welt Zeuge dieses großartigen Signals werden und geloben, die Faschisten zu besiegen.

Leider dachte er in seiner gequälten Logik, dass sein Flug erst nach Sonnenaufgang rund um den Globus bekannt werden würde. Vorerst musste er die Morgendämmerung abwarten und jedes Quäntchen seiner Energie dazu nutzen, sein Geheimnis zu wahren. Er zündete sich alle herumliegenden Zigaretten an, die er finden konnte, und inhalierte sie. Dann drückte er sie aus und blieb, beseelt von seiner neu gefundenen Mission, weiter in Bewegung.

Während mehrerer Jahre hatten sich führende Vertreter der Prohibition zu regelmäßigen Abendessen in seinem Elternhaus versammelt, rund um seinen Vater Virgil Hinshaw Sr., der international eine leitende Stellung in dieser Bewegung einnahm. Zwangsläufig drehten sich ihre Gespräche auch um die Situation auf der Welt.

»Die Faschisten kommen an die Macht, Mussolini in Italien, Hitler in Deutschland«, sagte ein Gesprächspartner erbittert. »Sie werden die Welt beherrschen!« »Ihr Amerikaner seid Isolationisten«, rief ein anderer. »Wer wird in internationalem Rahmen die Freiheit verteidigen?«

Wenn er mit seinen fünf Brüdern am Tisch saß, spürte Junior, wie er jedes Mal in Alarm versetzt wurde. Aber er hatte so viel zu tun – Hausaufgaben, Kirche, Sport und Teilzeitjobs –, da verblassten die Warnungen allmählich. Denn was könnte eine Familie von Quäkern, engagierten Pazifisten, wirklich tun, um die Welt zu retten? Doch jetzt, da sein letztes Jahr auf der Highschool näher rückte und seine Eltern bei einem Prohibitionstreffen außerhalb der Stadt waren, nahm eine neue Energiewelle von seinem Wesen Besitz und er wuchs wie nie zuvor über sich heraus.

Verstärkt noch durch Radioberichte über den Aufstieg der Faschisten, riefen ihm die Besucher warnend zu: Die Nazi-Bedrohung ist real! Schwarz-Weiß-Wochenschauen liefen vor seinen Augen ab: Braunhemden marschierten, Hitler sprach vor riesigen Menschenmengen. Die Unterdrückung nahm zu, aber Amerika tat nichts, um auf die Zeichen der Zeit zu reagieren. Wie besessen von seiner neuen Mission kam er zu der Einsicht: Wenn er es nicht wagte, nach vorn zu treten, wer würde es dann tun?

Aber wie? Ohne ihn könnten die Faschisten die Oberhand gewinnen.

Als in den frühen Morgenstunden des 6. Septembers die Morgendämmerung nahte, legte sich der Wind. Schließlich tauchte leuchtend gelborange die Sonne im Osten auf und erzeugte lange Schatten aus Dächern und Palmen. Begeistert von seiner Energie und seinen bemerkenswerten Einsichten, erreichte Junior seinen Straßenblock an der North Oakland Avenue und bewegte sich verstohlen ein paar Meter daran vorbei, um sein Elternhaus zu finden, ein dunkelbraunes einstöckiges Haus, das sich nun direkt vor ihm befand. Er atmete tief ein und überquerte den Rasen mit leisen Schritten. Als die Haustür auftauchte, starrte er sie an und sah dann nach oben. Im frühmorgendlichen Licht war alles still.

Es gab kein Zurück. Die Zeit war gekommen.

Aber wie konnte man da hochsteigen? Er dachte schnell nach, kletterte geschickt das Spalier zum Dach hinauf und kam wieder ins Gleichgewicht, als er Fuß fassen konnte. Ein letzter kräftiger Schritt, und er war auf dem Dach über der kleinen vorderen Veranda, vier Meter über dem Gehweg. Der Himmel tauchte majestätisch vor ihm auf, die Luft glühte bereits. Die Stimmen in seinem Kopf wurden immer lauter und baten ihn inständig, seine Tat zu vollbringen. *Rette die freie Welt!*

Der Ruhm würde ihm sicher sein.

Als er sich dem Rand des Daches näherte, legte er seine Kleidung ab und warf sie hinunter: Schuhe, Hose und Hemd flogen zu Boden. Plötzlich abgekühlt, hielt er den Atem an. Mit angespannten Wadenmuskeln und ausgestreckten Armen stieß sich er sich ab und ließ sich nach vorn treiben. Für eine Sekunde war da nur das Gefühl der Luft auf seiner Haut.

Der Boden kam schnell auf ihn zu, bevor alles schwarz wurde.

Ich habe von diesem Ereignis erfahren, ohne dass ich

in irgendeiner Weise darauf vorbereitet war. Mitte April 1971 ließ ich mich auf dem Wohnzimmersofa nieder und nahm eine Zeitschrift zur Hand. Für Semesterarbeiten meines ersten Studienjahrs in Harvard musste ich einiges an wissenschaftlicher Literatur lesen, konnte aber einer kurzen Pause nicht widerstehen. Zurück in Columbus, Ohio, wo ich die ersten 17 Jahre meines Lebens verbracht hatte, fühlte ich mich so, als lastete ein schwerer Rucksack auf meinem Rücken, jedes einzelne Fach darin voller Zweifel. Gehörte ich wirklich noch hierher?

Von der Couch waren durch das mehrfach verglaste Fenster die weißen Säulen der überdachten Veranda unseres Hauses zu sehen, die den tiefgrünen Rasen und die leuchtend rosa Blüten des Holzapfelbaums direkt dahinter einrahmten. Wenn Licht durch die schnell vorbeiziehenden frühen Nachmittagswolken drang, wechselte die Stimmung von dunkel nach hell und wieder zurück.

War da eine Art Wirbelwind, ein kleines Signal der Veränderung in der Luft? Wenn ja, widmete ich dem keine Aufmerksamkeit. Es würde sich nie etwas ändern, da war ich mir in der Stille meines Elternhauses sicher. Nach ein paar Tagen wäre ich wieder in Cambridge und in meinem neuen Leben im Osten der USA.

Während meiner ersten Frühjahrssemesterferien war ich die ganze Woche über wie benebelt durch das Haus gewandert. Die Figuren der Kolonialsoldaten auf meiner Schlafzimmertapete, die halb platten Fußbälle und Basketbälle in unserer Besenkammer, der schallschluckende Teppichboden im Erdgeschoss: Alles schien mir so zu sein, als befände ich mich in einem Museum.

Nach einem Blick in ein oder zwei Zeitschriften hörte ich ein leises Schlurfen. Als ich aufblickte, sah ich, wie sich mein Vater ungelenk von seinem Arbeitszimmer aus näherte. Er musste von seiner morgendlichen Tätigkeit auf dem Universitätscampus zurückgekehrt sein, wo er an drei Vormittagen pro Woche für Massen von Undergraduate-Studierenden der Ohio State University (OSU) Lehrveranstaltungen zur Geschichte der westlichen Philosophie abhielt. Meine Schwester Sally war in der elften Klasse an der großen Highschool ganz in unserer Nähe. Mom war an der OSU und gab Kurse im Fach Englisch.

Dad und ich waren allein zu Hause.

»Mein Sohn«, begann er mit leiser Stimme, und seine Augen wichen den meinen aus. Er benutzte diese formale Wendung, wenn es um etwas Ernstes ging, ein Überbleibsel aus seiner Quäker-Erziehung. »Können wir kurz miteinander sprechen?«

Ich legte die Zeitschrift auf den Tisch und drehte mich zu ihm um. Sein Körper war leicht gebeugt, sein Gesicht angespannt. Er stellte nicht mehr die sportliche, selbstbewusste Persönlichkeit dar, die er am Anfang seiner Karriere und in meinen ersten Lebensjahren gewesen war. Inzwischen hatte er einen kleinen Bauch, und schwere Gewichte schienen seine Mundwinkel nach unten zu ziehen.

»Klar«, antwortete ich und versuchte herauszubekommen, ob ich etwas falsch gemacht hatte. Ein Tropfen Adrenalin strömte durch meine Adern. Er bat mich, ihm in seine Bibliothek voller Bücherregale zu folgen, in den Raum, den er entworfen hatte, als unser Haus ein Jahrzehnt zuvor in Planung war. Die marineblauen, braunen und rotbraunen Farbtöne der Buchdeckel stachen aus den Holzregalen hervor. Jedes Mal, wenn ich in dieses Zimmer kam, fühlte ich mich vom Wissen der Welt über Naturwissenschaften, Geschichte und Mathematik auf diesen Buchseiten überwältigt.

Dad hielt inne und zog die Schiebetür zu; das weiche metallische Surren der Rollen erfüllte die Luft, bis mit einem kurzen dumpfen Knall Holz auf Holz traf. Ich setzte mich auf einen Stuhl mit gerader Lehne, den er in die Nähe seines Schreibtisches gestellt hatte, auf dem ein Durcheinander von Aktenordnern, Lehrplänen und Vorlesungsnotizen lag. Unter dem Fenster mit Blick auf die Eiche in unserem

Vorgarten stand ein kleiner Tisch mit seiner alten mechanischen Schreibmaschine, die er in Stanford und Princeton benutzt hatte; es war ein Geschenk seines Vaters. Er tippte neunzig Wörter pro Minute fehlerfrei, die Tasten liefen bei all dem Klackern heiß. Er schien schneller zu tippen, als die meisten Leute denken.

Dads Blick nach unten und das Zittern in seiner Stimme sagten mir, dass es in unserem Gespräch nicht um mein erstes Semester oder um kleinere Probleme zu Hause gehen würde. Als er sich räusperte, biss ich die Zähne zusammen.

»Steve,« begann er, »es gibt manchmal Erfahrungen, Situationen im Leben, nun, die schwer zu verstehen sind.« Zu meiner Überraschung rang er nach Worten – ganz anders, als wenn er seine üblichen Reden über Philosophie und Wissenschaft hielt.

»Was ich meine, ist Folgendes: Vielleicht ist es an der Zeit, dass du von einigen Ereignissen aus meinem Leben erfährst.« Er hielt inne. »Es gab Zeiten, da war ich nicht ganz rational.«

Als er weiterredete, begann die Zeit stillzustehen. Welten zogen so schnell an meinen Augen vorbei, wie ich sie verarbeiten konnte. Aus seinen Gesprächen mit mir als kleiner Junge wusste ich welche Schwierigkeiten unsere Familie durchgemacht und was sie erreicht hat. Doch da fehlte immer etwas, vor allem, wenn es um sein seltsames Verschwinden ging; manchmal war er wochen- oder monatelang nicht da. Nie war irgendetwas dazu gesagt worden.

Aus diesem ersten enthüllenden Gespräch in Dads Bibliothek, aus vielen weiteren in den folgenden 24 Jahren, aus Gesprächen mit seinen Brüdern, zu denen es kam, als ich in meinen Zwanzigern war, und aus lange aufbewahrten Briefen der Familie habe ich mir die Ereignisse so zusammengereimt, als hätte ich sie selbst miterlebt. Es ist, als wäre ich ins damalige Pasadena katapultiert worden.

Augenblicke später war Junior wie betäubt vom Aufprall, am Kopf blutend, und sein linkes Handgelenk hing seltsam herunter. Er rang damit, sein Bewusstsein wiederzuerlangen. Erschrocken vom Tumult am frühen Morgen stürzten seine Brüder aus dem Haus und sahen ihn ausgestreckt auf dem Beton liegen. Sie waren über sein seltsames Verhalten in den letzten Tagen besorgt gewesen, konnten ihn aber nicht dazu bringen, im Haus zu bleiben.

»Mein Gott«, rief der 18-jährige Bob. Er war der Erste, der aus der Tür kam. »Was ist passiert?«

»Sei vorsichtig!«, rief Randall, der drei Jahre älter als Bob war und direkt hinter ihm nach draußen gerannt war. »Jemand muss Juniors Anziehsachen holen.«

Aber konnten sie denn nicht erkennen, was er vollbracht hatte? »Es ist heiß – ich kühle mich ab«, flüsterte er, als seine Brüder ihn ins Haus brachten und den Arzt riefen. Der Rettungswagen kam und transportierte ihn zum Los Angeles County Hospital, dessen riesiges weißes Gebäude östlich der Innenstadt von Los Angeles über den Hügeln lag. Sein gebrochener Arm bekam einen Gipsverband, aber es war kein glatter Bruch. Eine Krankenschwester gab ihm eine Spritze in den Arm, und die Welt entschwebte.

Zwei Wochen später wurde er auf eine abseits gelegene Station einer staatlichen psychiatrischen Anstalt, des Norwalk County Hospital, verlegt, wo Patienten mit schweren psychischen Krankheiten untergebracht waren. Zu seinen Zimmergenossen gehörten Menschen mit deformierten Köpfen, die unter Mikrozephalie und schwerer geistiger Behinderung litten.

∗ ∗ ∗

Als ich regungslos im Arbeitszimmer meines Vaters saß und jedes Wort in mich aufnahm, sagte er zu mir, dass er vielleicht am Ende wirklich Leute seinesgleichen gefunden habe, als ein mit schweren Makeln behafteter Mensch. Keine seiner akademischen Leistungen, keine religiöse Erziehung, keine seiner großartigen Ideen könnten an seinem neu entdeckten Schicksal etwas ändern.

Jede Nacht hallten in der Klinik von Norwalk Schreie durch die Gänge und traten gegen die Engelschöre in seinem Kopf an, die von Ruhm und Erlösung sangen. Seine einzige Behandlung bestand darin, dass er an sein Bett gefesselt wurde, um zu verhindern, dass er umherwanderte. Manchmal arbeitete er morgens im Team für die Abfallentsorgung mit. Aber in dieser Einrichtung für Erwachsene gab es keine Schule, nur jeden Tag nicht enden wollende inhaltsleere Stunden. Allein, abgesehen von seinen Stimmen, und für die Welt unsichtbar, war er in ein anderes Dasein übergewechselt.

In den nächsten Wochen wuchs in ihm eine neue Überzeugung heran, die von den unerbittlichen Stimmen geschürt wurde. Das Essen in Norwalk sei vergiftet, als Teil der Machenschaften der Nazis. Wenn er essen würde, wäre das ein Signal für seine Kapitulation vor den faschistischen Plänen. Als er nichts außer Wasser zu sich nahm, wurde sein Körper dünner und dünner.

Im November erhielt sein Vater einen dringenden Anruf vom Leiter des Krankenhauses, der ihm sagte, dass der Patient Virgil Jr. 27 kg abgenommen habe und sein Körpergewicht jetzt 55 kg betrage. »Die Situation ist kritisch«, sagte er düster. »Sie müssen so schnell wie möglich kommen.« Es sei schon ein Geistlicher gerufen worden, um ihm die Sterbesakramente zu geben.

Als Virgil Sr. nach hektischer Fahrt ins Krankenhaus stürmte, stockte ihm beim Anblick seines ausgemergelten Sohns vor Entsetzen der Atem. Nachdem er sich mit dem Unvermeidlichen abgefunden hatte, schrieb er seinem Bruder in derselben Nacht, überzeugt davon, dass er seinem Viertgeborenem erst im Jenseits wieder begegnen würde. Doch in den folgenden Wochen begannen die Stimmen und

Wahnvorstellungen ihre Kraft zu verlieren, und Junior fing wieder an zu essen. Als er wieder zu Kräften kam, besann er sich seiner Umgebung, die unwirtlich und trist war. Verzweifelt wünschte er sich, an Weihnachten nach Hause zurückzukehren. Aber die Ärzte sagten ihm, er sei zu krank dazu.

Wochen vergingen, bis der regnerische südkalifornische Winter endlich den ersten Anzeichen des Frühlings wich. Ende Februar bemerkte das Krankenhauspersonal eine plötzliche, unerklärliche Besserung. Er verhielt sich wieder ganz rational und wurde innerhalb einer Woche entlassen. Nachdem er nach Pasadena zurückgekehrt war, wagte es niemand – weder sein Vater noch seine Stiefmutter noch seine fünf Brüder, die alle von seinem plötzlichen Wiederauftauchen erschrocken waren –, über die Erfahrungen des vergangenen Halbjahrs zu sprechen. Die Scham war zu groß. Jedes Gerede hätte seine Genesung vereiteln können.

Er begann sechs Monate zu spät mit der zwölften Klasse. Im Juni hatte er so gute Noten wie im Frühjahrshalbjahr und im vorherigen Herbst. Sein Leben mit unerklärlichen Auf- und Abstiegen hatte begonnen.

Für seine Familie war seine Genesung ein Signal dafür, dass ein Wunder geschehen war. Wie alle Wunder war sie geheimnisumwoben.

∗ ∗ ∗

»Es war während dieses Aufenthalts, dass mir meine Diagnose eröffnet wurde: Schizophrenie«, sagte Dad an diesem stürmischen Aprilnachmittag. »Es gab andere Zeiten in meinem Leben mit ähnlichen Episoden. Vielleicht sollten wir später in einem weiteren Gespräch darüber reden.«

Offensichtlich war unser Treffen beendet. Wir standen auf und gaben uns unbeholfen die Hand. Ich schob meinen Stuhl zurück, drehte mich um und zog die Schiebetür auf. Langsam ging ich durchs Wohnzimmer und hielt plötzlich inne. Waren das jetzt eigentlich dieselben Blüten und derselbe Himmel, die durch das vordere Fenster des Hauses zu sehen waren? Waren dreißig Minuten oder ein halbes Leben vergangen?

Während ich den Worten meines Vaters lauschte, kämpfte ich gegen Panik an, erlebte aber auch eine tiefe Stille. Endlich wusste ich *etwas*. Ein Lufthauch war in das riesige Vakuum eingedrungen, das sich unmittelbar hinter mir befand und das ich mein ganzes Leben lang auszusperren versucht hatte. Endlich waren ein paar Geräusche aus dem Nichts aufgetaucht. Nur eines war sicher. Von nun an würde mein Leben nicht mehr dasselbe sein wie vorher.

1. Sonntagsdinner im »Willard«

Zwanzig Jahre nach dem missglückten Sprung meines Vaters vom Dach zur Rettung der freien Welt – und mehr als einen halben Kontinent entfernt – war ich fünf Jahre alt und stürmte vom Kindergarten nach Hause. Ich riss die Tür zum Keller auf und rannte die Treppe hinunter.

Ich *musste* Dad einfach finden. Wenn er zu Hause wäre, würde er in seinem Arbeitszimmer sein und sich auf seine nächste Vorlesung vorbereiten. Aber manchmal löste er sich in Luft auf. Es wurde nie ein Wort darüber verloren, er war einfach verschwunden. Wenn das passierte, hatte ich keine Ahnung, dass er wegen seines unerklärlichen, ungebärdigen Verhaltens gegen seinen Willen ins Krankenhaus eingewiesen worden war. Ich wusste nur, dass Dad an einem Tag anwesend war, und am nächsten Tag war da ein leerer Platz, auf dem er einmal gesessen hatte. War er mitten in der Nacht mit Waffengewalt leise entführt worden?

Unten im Treppenhaus spürte ich die plötzliche Kühle der Kellerluft. Wenn es im Frühling stark geregnet hatte, sammelte sich das Wasser in der Mitte des schiefergrauen Bodens bei der Waschmaschine und dem Trockner. »Stevie, das ist das, was man eine Überschwemmung nennt«, sagte Mom. »Der Boden ist voller Wasser, und es sammelt sich unter der Erde.« Mit einem leichten Grunzen wegen der Anstrengung hievte Dad eine mechanische Pumpe aus der Garage und stellte sie mitten in die größer werdende Wasserpfütze. Während die stoßartig durch den Gummischlauch strömende Flüssigkeit die Wand hoch und aus einem Seitenfenster drang, hörte ich es rauschen und fauchen. Als das Wasser über die Auffahrt zur Garage spritzte, rannen kleine Bäche langsam zur Straße hinunter; die Bäche liefen zusammen, als ob sich lange, faltige Finger wie bei einer Umklammerung allmählich vereinten.

Ich schaute auf Dads Arbeitszimmer. Er hatte es selbst in einer Ecke des Kellers aus Betonsteinen und Holzbohlen gebaut. Durch die geöffnete Tür sah man das sanfte Leuchten seiner Schreibtischlampe auf den Umschlägen seiner Bücher, von denen er auf drei Seiten umgeben war.

Dies war unser erstes Haus im Kolonialstil aus Backstein und Holz an der Wyandotte Road. Die Straße war nach einem Indianerstamm benannt worden. Wir lebten in einem Vorort von Columbus, in Upper Arlington, nicht ganz drei Kilometer entfernt vom Olentangy River und, jenseits des Flusses, von der Ohio State University. Innerhalb der Mauern des Hauses waren wir eine vorbildliche Akademikerfamilie im Mittleren Westen der Fünfzigerjahre.

Oder doch nicht?

Ich sah meinen Vater aufrecht in einem kurzärmeligen Hemd sitzen und aufmerksam auf die aufgeschlagenen Seiten auf seinem Schoß blicken. Das holzige Aroma von Pfeifenrauch vermischte sich mit dem muffigen Duft der feuchten Kellerwände. Seine elegante Handschrift füllte die Linien der langen Seiten in den Schreibblöcken aus gelbem Papier.

Ich zögerte. Vielleicht wollte er gerade nicht unterbrochen werden, weil er sich auf etwas konzentrierte. Aber die Welt der geografischen Fakten hatte mich gepackt, und meine Ungeduld nahm zu. Als ich sein Arbeitszimmer betrat, wurde ich mutig. »Daddy, kann ich mit dir reden?«

Als er sich mir zuwandte und aufblickte, zeigte er ein leichtes Lächeln. Seine Pfeife blieb in seiner linken Hand, während das Licht der Lampe die Reihen der Bücherregale beleuchtete. All diese Bücher!

»Aber klar«, antwortete er und legte seinen Stift nieder. »Worum könnte es nur gehen?« Die Freude in seiner Stimme erwärmte meine Haut. An solchen Tagen wurde jede Nervenzelle in meinem Körper durch das Gefühl elektrisiert, dass etwas möglich war. Eines Tages würde ich vielleicht selbst solche Bücher lesen und Entdeckungen machen.

»Na ja«, antwortete ich und versuchte, meine Frage richtig zu formulieren. »Ich habe gehört, dass Russland das größte Land der Welt ist. Stimmt das?« Nachdenklich schaute Dad in die Ferne. Er schien die Ernsthaftigkeit meiner Frage zu verstehen.

»Ja, das stimmt. Das Land heißt jetzt Sowjetunion, und die ist noch größer als Russland.«

»Aber«, setzte ich nach und wollte selbst nicht ganz glauben, was ich gerade wissen wollte. »Ich habe gehört, dass in China mehr Menschen leben als in Russland. Stimmt *das*?«

»Das stimmt tatsächlich«, antwortete Dad mit wachsendem Interesse. »In China leben mehr Menschen als in jedem anderen Land auf der Welt.« Ich war erschüttert.

In seiner Antwort betonte Dad seine Aussagen in der Art, wie er es vielleicht in einem Vortrag an der Uni machte, und sagte, dass ein kleineres Gebiet mehr Menschen umfassen kann, während in einer größeren Region die Bevölkerungsdichte geringer sein könne. Seine Worte flogen über mich hinweg, doch mir kam eine weitere Frage in den Sinn.

»Wie viel mehr Menschen leben in China?« Eine Zahl könnte hier wirklich helfen. Zahlen haben mich immer getröstet. Ich berechne immer Sportergebnisse, Prozentsätze oder Statistiken irgendeiner Art im Kopf. Zahlen sind immer gleich, ihre Reihenfolge ergibt stets einen Sinn. Sie verschwinden nicht ohne Vorwarnung.

»Ganz viel mehr«, sagte Dad mit einem Hauch von Leichtigkeit in der Stimme.

Aber die kühnste Frage, die sich mir jetzt stellte, war: »Dad, könnten in China ... *hundert* mehr Menschen leben als in Russland?« Selbst als die Frage aus meinem Mund kam, schien die Zahl unfassbar groß zu sein. Doch mit der ruhigsten Stimme, die man sich vorstellen kann, antwortete er: »Ich weiß, das wird schwer zu glauben sein, Steve, aber es leben tatsächlich *mehr* als hundert mehr Menschen in China als in Russland.«

Ich muss wohl ganz schön verdutzt geguckt haben, aber sein sanfter Blick sagte mir, dass das, was er gesagt hatte, die absolute Wahrheit war. *Mehr* als einhundert! Viele Dinge, die ich gelernt habe, existieren jenseits des Alltagswissens. Ich blieb noch einen Moment, bevor ich nach oben ging, in der Hoffnung, eines Tages solche Geheimnisse zu verstehen.

Wenn Dad zu Hause war, bekam ich Antworten. Aber was, wenn er beim nächsten Mal nicht mehr zurückkäme? Die Angst packte mich, als würde jemand ein Seil um meinen Körper wickeln und es langsam und unaufhaltsam festziehen, sodass die Luft aus meiner Lunge gedrückt wurde. Das Schlimmste war, dass niemand je mit mir darüber gesprochen hat.

Ein paar Wochen zuvor hatte Dad an einem Samstagmorgen zum ersten Mal im Frühling den gewaltigen Rasenmäher aus der Garage geholt. Er trug ein geripptes Unterhemd, das seine immer noch gewaltigen Muskeln zeigte. Er schüttete Benzin aus einer hellroten Dose in das Loch neben dem Motor. Er setzte seinen Fuß auf den Rasenmäher und riss die Schnur mit einer schnellen Bewegung seines Handgelenks nach oben. Weißer Rauch kam aus dem Gerät, als der Motor mit Getöse angelassen wurde. Als er weniger Gas gab, ließ der Lärm nach, und er begann, die Maschine über den Vorgarten hin- und herzuschieben. Saftiges Gras flog in feuchten Klumpen seitlich aus dem Gerät. Die Grasstreifen zur Straße hin waren anders grün gefärbt als die Streifen auf der anderen Seite; das Muster war symmetrisch.

Blitzartig ging ich zu meinem Spielzeugrasenmäher. Ich beeilte mich, im Gleichschritt hinter ihm zu gehen, wir liefen die Grasstreifen gemeinsam ab, ich im Gänsemarsch hinter ihm her. Wir haben darauf geachtet, die zerfurchten Wurzeln unserer großen Ulme zu meiden. Als er seine Hand hob, um sich den Schweiß von der Stirn zu wischen, tat ich dasselbe, obwohl meine Stirn trocken war.

Von der Treppe aus hatten Mom und Sally uns beobachtet. Ich wollte ihnen unbedingt zeigen, wie hart ich arbeitete. Das war ein schönes Gefühl: wir alle zusammen im Hof. Ich wollte, dass es ewig so bliebe. Schon damals wusste ich, dass solche Momente kostbar sind. An diesem hellen Frühlingstag konnten uns keine Schatten den Blick aufeinander nehmen.

Am schönsten war es, wenn Dad Sally und mich zum Campus der Ohio State University mitnahm. Während des Semesters hatte er immer Jacke und Krawatte an und trug sie mit subtiler Eleganz. Für ihn war es eine ernst zu nehmende Angelegenheit, Professor zu sein. An manchen Morgen beobachtete ich von meinem Sitzplatz im Badezimmer aus, wie er sich mit schnellen, gezielten Bewegungen mit einem Rasiermesser rasierte; der weiße Schaum, der sein Gesicht bedeckte, zischte zur Seite. Später wechselte er zu einem elektrischen Rasierapparat, und wenn er die runden Scherköpfe über sein Kinn führte, hörte ich, wie das summende Geräusch aufheulte und wieder abnahm. Wenn er fertig war, blies er kräftig in die Spalten zwischen den Klingen und holte die dicken Stoppeln heraus, bevor er ein wohlriechendes Rasierwasser auf die Hand goss und sich kräftig auf die Wangen schlug.

Seine Handlungen waren präzise und konzentriert. Er musste Aufgaben erledigen, Lektüre zusammenstellen, historische und naturwissenschaftliche Erkenntnisse miteinander verbinden. In seinen Vorbereitungen kam zum Vorschein, wie intensiv er geistig arbeitete.

Bei einem neuen Hemd rang er damit, den oberen Knopf an seinem immer noch etwas klobigen Hals zuzuknöpfen; ein Vermächtnis aus seiner Zeit als Kugelstoßer, der er auf der Highschool gewesen war. Er durchstöberte seinen Badezimmerschrank nach einem Rasiermesser, das er vorsichtig aus seinem Kartongehäuse holte. Mit viel

Zartgefühl schnitt er den Stoff leicht an, um das Knopfloch wenige Millimeter größer zu machen. Schließlich knöpfte er das Hemd bis nach oben zu und band seine Krawatte zu einem perfekten klassischen Knoten zusammen.

Dads Büro in der Philosophischen Fakultät befand sich im Universitätshauptgebäude, dem ältesten Gebäude der Ohio State University, einem roten Backsteinbau mit Giebeln, einem Schieferdach und einem Uhrenturm. Es liegt vor dem Oval, dem großen Rasen in der Mitte des Campus, der von Gehwegen durchzogen ist, auf denen die Massen von Studentinnen und Studenten in die Lehrveranstaltungen strömen und wieder herauskommen. Ein Schild vor dem Gebäude weist das Jahr 1870 als Baujahr aus. Auf einem kleinen Felsen in der Nähe markiert ein weiteres Schild den 40. Breitengrad nördlich des Äquators genau an dieser Stelle. Damals suchte ich nach einer Linie im Gras, aber Dad sagte mir, dass Breitengrade unsichtbar seien. Sie seien von Wissenschaftlern geschaffen worden, um die Erde zu vermessen und den Menschen bei der Navigation zu helfen, wobei ein Breitengrad etwa 100 km vom nächsten entfernt sei. Auf dem Globus konnte ich sehen, dass sich Madrid auf der anderen Seite des Ozeans in Spanien befand und Denver weit weg im Westen ebenfalls auf dem 40. Breitengrad lag. Beim Betrachten von Karten und Globen fühlte ich mich sicher, weil ich wusste, wo auf der Welt ich mich befand.

Vom Hauptgebäude der Universität aus gesehen waren wir in der Nähe des riesigen Ohio-Stadions, dem Horseshoe, wo die Heimspiele der Footballmannschaft Buckeyes stattfanden. Damals fasste es 88.888 Menschen, was ich immer für eine große Zahl hielt. Wenn Dad und Mom uns zu den Heimspielen mitnahmen, gingen wir über den Campus, inmitten begeisterter Gruppen von Fans, die sich in der frischen Herbstluft drängelten. Jedes Spiel glich einem scharlachroten und grauen Meer von Menschen. Aus der Menge brachen immer wieder Eruptionen von purer Emotion hervor.

Wenn Dad Sally und mich in sein Büro führte, kam häufig ein Grüppchen von Professoren, wissenschaftlichen Mitarbeitern und Sekretärinnen vorbei, um die kleinen Forscher im Schlepptau zu begrüßen. Es wurde viel gefragt und viel gelacht, der Durst nach Lernen war unübersehbar. Einmal ging Dad mit mir zum kleinen Radiosender auf dem Campus, wo seine wöchentliche Sendung über Philosophie und Alltag aufgenommen wurde. Zu Hause oder im Auto hörte ich Dads Stimme im Sender WOSU. Da erklärte er genau, wie die Suche nach Wissen ein neues Licht auf das Leben der Menschen werfen könne. Es war klar, dass ich einen exklusiven Verein besucht hatte. Könnte ich, wenn ich mich richtig anstrengen würde, eines Tages dort Einlass erhalten? Ein Ziel zu haben, ließ mich schon immer besserer Stimmung sein. Meine größte Befürchtung war und ist, dass es nichts geben könnte, wonach man streben kann. Ohne Vorwarnung könnte alles in einen Zustand des Stillstands geraten, mein Leben wäre auf dem absoluten Nullpunkt der Sinnlosigkeit angekommen. Ich war stolz darauf, der privilegierte Sohn eines Professors an der Ohio State University zu sein. Doch das war gleichzeitig eine Falle, die jederzeit zuschnappen konnte.

Ein halbes Jahr später fuhr uns Dad zum Haus meiner Großmutter auf der anderen Seite der Stadt, wo Mom aufgewachsen war. Ich wollte eigentlich den Wagen wieder verlassen, aber wir fuhren zu schnell durch Columbus. Am frühen Nachmittag war der Tag schon zum Albtraum geworden.

In der Zeit, bevor es Autobahnen gab, führte uns die Fahrt über den Olentangy River in Richtung Innenstadt, bevor wir die East Broad Street verließen, bis die Bäume und gepflegten Rasenflächen von Bexley zu sehen waren. Gewöhnlich war dies eine halbe Stunde voller Vorfreude, eine Chance für Sally und mich, auf dem Rücksitz zu spielen, doch jetzt war die Reise zum Verhängnis geworden. Dad tauchte drohend über uns auf, hockte sozusagen auf einem unsichtbaren Schleudersitz, seine Augen glühten, und seine Bewegungen waren abrupt. War sein Gesichts-ausdruck ein Lächeln, oder war er höhnisch? Es sah aus wie beides zugleich. Seine gewohnte Geduld und seine Eleganz waren wie verflogen. Mom kauerte ängstlich neben ihm auf dem Vordersitz.

»Es ist absurd«, sagte er zu niemand Speziellem, »zu denken, dass irgendein Philosoph mit Selbstachtung davon träumt, eine solche Aussage zu machen.« Er schnaubte höhnisch. »Völlig absurd!« Obwohl ich nicht genau wusste, was er meinte, war absolut klar, dass er recht hatte und alle anderen im Unrecht waren. »Ich werde ganz aus der Uni aussteigen!«, brüllte er, aber wem wollte er das eigentlich sagen?

Warum schrie er so laut herum?

Unser Plan war, Großmutter abzuholen und zum Restaurant Willard unten an der Main Street zu fahren; dort wollten wir dann abends ein Riesenbrathähnchen essen. Das Willard war eine Institution, seit Mom ein kleines Mädchen gewesen war. Alle paar Wochen nach der Kirche machten wir die Reise dorthin. Aber Dad war den ganzen Morgen überheblich und wütend gewesen. Warum war das Haus nicht makellos? Das Footballteam der Ohio State University: Es hätte besser trainieren können. Warum hatte er nicht die Anerkennung erhalten, die er so sehr verdient hatte? Obwohl Sally und ich in seinen Augen normalerweise fast perfekt waren, waren wir nicht schnell genug fertig und beantworteten seine Fragen nicht rasch genug. Mom versuchte, mit ruhiger Stimme zu sprechen, aber er schien es nicht zu bemerken. Schon damals spürte ich, dass er hoffte, etwas würde schiefgehen, damit er seine Weisheit und Kraft unter Beweis stellen konnte.

Ich geriet immer mehr in Alarmbereitschaft und betete, dass er aus seinem Zustand herauskommen möge. Aber was konnte ich tun, um dem Ganzen ein Ende zu bereiten? Instinktiv wusste ich, dass ich ein guter Sohn sein musste, vielleicht ein perfekter Sohn, um die Familie zusammenzuhalten. Aber wie konnte ich dafür sorgen, dass die Situation nicht entglitt, ohne dass mir jemand sagte, wie?

Schließlich fuhren wir bei Großmutter in die lange, schmale Einfahrt, die uns zu ihrem Hintereingang führte. Mom rannte hinaus, um sie zu holen. Aber nachdem sich meine Großmutter mit Sally und mir auf den Rücksitz gequetscht hatte, schimpfte Dad mit ihr; er war genervt, dass sie noch nicht fertig gewesen war, als wir bei ihr ankamen. Mom versuchte, sie zu verteidigen, aber Dad setzte sich über Mom hinweg, was fast nie passierte. Wie allwissend er doch war! Wer *war* dieser Mann?

Als wir langsam auf den Parkplatz neben dem Willard abbogen, rutschte mir mein Herz in die Hosentasche, als ich die lange Schlange sah, die sich bis zur Rückseite des Gebäudes erstreckte und im Zeitlupentempo vorwärtsbewegte. In einem kratzigen Pullover eingezwängt fühlte ich mich wie damals während des Winters im Schuhgeschäft. Damals hatte ich, verärgert vom Anprobieren so vieler schwarzer Schuhe in meinem steifen Wintermantel, den Verkäufer aus purer Frustration vors Schienbein getreten und damit Mom tief gedemütigt. Ich habe fast immer alles in mich hineingefressen. Aber wenn ich ungeduldig wurde, mir etwas zu weit ging oder ich wütend wurde, brach es manchmal im Bruchteil einer Sekunde heftig aus mir heraus. Manchmal ist das immer noch so.

Als wir aus dem Auto kletterten und am Ende der wuseligen Schlange standen, spürte ich, dass ein Ausbruch kurz bevorstand. »*Komm schon*«, rief ich niemand Speziellem zu, während mir die Schweißperlen den Rücken herunterliefen. Sally trat einen Schritt zurück und fragte sich, wer als Nächster explodieren würde.

»Stephen«, befahl Mom – sie rief mich immer mit ganzem Namen, wenn es Ärger gab –, »du musst geduldig sein. Denk daran, wie gut das Essen schmeckt.« Vielleicht würde sie die über uns hereinbrechende Flut durch schiere Willenskraft eindämmen können.

»Warum kann Steve nicht einfach stillstehen?« Großmutter erreichte ihren eigenen Siedepunkt. Nach ein paar
Minuten in der Schlange, die sich einfach nicht bewegen
wollte, marschierte ich zurück zum Parkplatz. Verärgert
ballte Mom die Faust in der Tasche. Schließlich trat Dad
mit triumphierender Pose zu mir, nahm mich am Arm und
eskortierte mich sanft, aber bestimmt zum Auto. Mit einer
schwungvollen Geste seines rechten Arms bedeutete er allen anderen, zu uns zu kommen. Wir stiegen leise ein, und
die Menschenmenge erlebte den seltsamen Rückzug unserer heftig erregten Familie.

Das einzige Geräusch, das ich hörte, war mein eigenes
schnelles Atmen. »Können wir das Fenster öffnen?«, fragte
ich, während Dad den Schlüssel ins Zündschloss steckte.
Aber niemand rührte sich. Mit einer fast perversen Freude
über das Ende des Nachmittags fuhr Dad die wenigen Blöcke
zurück zu Großmutter und bemühte sich, die vorgeschrie-
bene Geschwindigkeit einzuhalten. In ihrer Küche konnte
sich Großmutter nicht mehr zurückhalten. »So etwas hätte
ich mir im Traum nicht vorstellen können!«, rief sie. »Solch
einen Eindruck bei all diesen Leuten zu hinterlassen!«

Dad konterte in einem Tonfall, den ich noch nie bei
ihm gehört hatte. »Ruth«, schrie er mit rotem Gesicht,
»wenn du ihn nicht so verwöhnt hättest, als er und Sally
hier die Nacht verbracht haben, wäre das nie passiert!« Ich
hatte das merkwürdige Gefühl, dass er ihr das immer schon
einmal sagen wollte, aber vorher nicht den Mut dazu hatte.
Erst viel später begriff ich, dass er jahrelang von seiner kon-
servativen, kontrollierenden Schwiegermutter gegängelt
worden war, dies aber einfach hingenommen hatte. Und:
Es eskalierte bei ihm schnell zu einer Episode der Manie,
einem der beiden Pole der bipolaren Störung.

Menschen, die sich in Richtung eines manischen Zu-
stands bewegen, sind zuerst lebhaft, fröhlich, sehr gesellig
und fühlen sich großartig in ihrem Denken. Man nennt
diesen Zustand Hypomanie – sie fühlen sich als etwas

Besonderes und Privilegiertes. Nur *ihre* Ideen sind erstrebenswert. Die Musik ist himmlisch, die Farben brillant, die Empfindungen magisch. Eine seltsame, leuchtende Energie durchdringt jeden einzelnen Augenblick. Warum sollte man schlafen? Man hat genug »Saft und Kraft«, um den ganzen Tag und die meiste Zeit der Nacht Höchstleistungen zu vollbringen.

Doch schon bald, wenn sich die Hypomanie zu einer vollen Manie entwickelt, gerät alles außer Kontrolle. Der Motor dreht sich mit voller Geschwindigkeit weiter, und die Ziele werden intensiv weiterverfolgt. Aber es mangelt an Verständnis dafür, dass andere Menschen nicht den Heißhunger dieser Person nach neuen Unternehmungen teilen, egal wie seltsam oder unverschämt diese auch sein mögen. Das Leben ist ein konstantes *Jetzt*, es bleibt keine Geduld für unvermeidlichen Stillstand und Verzögerungen übrig. Mehr noch: Wenn Menschen manisch sind, neigen sie dazu, ihren Mitmenschen direkt an die Gurgel zu gehen, und sie spüren jede Schwäche beim Gegenüber, als hätten sie ein Radar dafür. Eine vollständig ausgeprägte Manie ist ein Zustand, in dem Energie, Überlegenheit und Reizbarkeit – plus wachsende Wut über das trödelige Tempo der anderen – in einer explosiven Mischung lodern.

Bei den meisten Menschen mit bipolarer Störung wechseln sich Manien mit Zeiten elender Depression ab, und zwar nach Zeitmustern, die für jedes Individuum einmalig sind. Und das ist eines der Haupträtsel in der Forschung zur seelischen Gesundheit: Wie können Menschen, die die Hochstimmung einer manischen Episode erleben, eine Woche, einen Monat oder ein Jahr später dem verzweifelten Tiefpunkt einer schweren Depression erliegen? Es gibt zahlreiche Theorien darüber, und viele davon beziehen sich auf die wechselnde Konzentration der wichtigsten chemischen Stoffe im Gehirn. Tatsächlich mag eine bipolare Störung ebenso eine Störung des »Taktgebers« sein, wie sie eine Störung der Stimmung ist.

Die bipolare Störung ist ein Zustand mit fragmentierten, völlig fehlregulierten Emotionen, und deshalb muss man sie in tödlicher Weise ernst nehmen. Das Suizidrisiko ist enorm hoch, vor allem, wenn manische Ekstase und depressive Verzweiflung gleichzeitig in einem sogenannten *Mischzustand* oder einer *gemischten Episode* auftreten. In diesen Intervallen kommt es zu so viel roher Energie, dass die Person nun in der Lage ist, auf die lähmende Hoffnungslosigkeit der darunterliegenden Depression zu reagieren. Die schlechte Impulskontrolle im Zusammenhang mit einer Manie macht es unmöglich, negative Gefühle auch nur für den Bruchteil einer Sekunde zu tolerieren.

Unbehandelt unternehmen bis zur Hälfte der Menschen mit bipolarer Störung Versuche, ihr Leben zu beenden, und ein Drittel dieser Versuche ist erfolgreich. Lassen Sie sich nicht einreden, dass eine bipolare Störung nur eine Entscheidung über den Lebensstil ist oder dass Manien immer angenehm sind. Allzu oft kommt es zur Selbstzerstörung.

Warum aber wurde bei Dad, nachdem er sich fast umgebracht hatte, seit seinem 16. Lebensjahr eine Schizophrenie diagnostiziert? Seine gewaltige Energie, sein grandioser Plan, die Welt vor den Faschisten zu retten, und sein impulsiver, sich über andere erhebender Verstand waren deutliche Anzeichen für eine voll entwickelte manische Episode. Doch wenn Manien und Depressionen an Intensität zunehmen, kommt es häufig zu Anzeichen von Psychosen, einschließlich Halluzinationen (Stimmen hören oder imaginäre Objekte sehen), Wahnvorstellungen (feste irrationale Überzeugungen) und zu höchst unlogischem Denken. Diese Anzeichen sind in der Regel an den zugrunde liegenden Stimmungszustand gebunden. Dads Stimmen und Überzeugungen in Bezug auf die Rettung der Welt standen beispielsweise sehr gut im Einklang mit seiner manischen Grandiosität.

Aber im Großteil des 20. Jahrhunderts klammerten sich US-Psychiater an den Glauben, dass das Vorhandensein psychotischer Symptome auf Schizophrenie hindeute, eine Denkstörung mit anhaltenden Störungen der Logik und Rationalität. Manisch-depressive Erkrankungen, wie sie damals genannt wurden, wurden so gut wie nie diagnostiziert. Es dauerte bis in die 1970er-Jahre, dass sich die genauere europäische Sichtweise durchsetzte, die eine Diagnose der bipolaren Störung auch bei Vorhandensein psychotischer Symptome ermöglicht. Die bipolare Störung – von der bis zu 4 Prozent der Bevölkerung betroffen sind, wenn das gesamte Spektrum berücksichtigt wird – ist tatsächlich bei sorgfältiger Diagnose etwa dreimal häufiger als die Schizophrenie.

In klassischen Fällen der bipolaren Störung, wie bei Dad, sind die Zeiträume zwischen den Episoden von einer nahezu vollständigen Rückkehr zur normalen Funktionsfähigkeit gekennzeichnet. Kein Wunder, dass ich so schockiert war, als mein ruhiger, philosophischer Vater plötzlich von einem überlegenen, wütenden Selbst heimgesucht wurde und dann wieder ohne Vorwarnung in seinen ursprünglichen Zustand zurückkehrte. Doch während der Szene beim Restaurant Willard sah ich in Moms Blick, dass sie glaubte, eine desaströse Niederlage erlitten zu haben. Und das blieb in meiner Erinnerung. Wie oft hatte sie es kommen sehen und war nicht in der Lage, den Dammbruch aufzuhalten?

Zurück in Großmutters Küche, genoss Dad seinen Ausbruch. Mom nahm sich schließlich wieder zusammen und eilte hinaus. Dabei verdeckte sie ihr Gesicht und hatte die Fäuste geballt. Dad scheuchte Sally und mich wütend aus der Tür und öffnete das Auto. Um ihn davon abzuhalten, erneut zu schreien, habe ich geschwiegen. Zähnefletschend starrte uns das Trauma an, das unter der Oberfläche unserer Familie versteckt lag. Wir fuhren in völliger Stille nach Hause, in meinen Ohren zischte weißes Rauschen. Dort angekommen, gingen Sally und ich in unsere Zimmer. Ich konzentrierte mich darauf, den Nachmittag aus meinem Gedächtnis zu bekommen. Es war von da an das letzte Mal, dass wir das Willard besucht haben.

Innerhalb einer Woche verschwand Dad. Es war nicht das erste Mal. Und es sollte auch nicht das letzte Mal gewesen sein. Während sich die Wochen hinzogen, wartete ich, ohne mir etwas anmerken zu lassen. Es wurden keine Fragen gestellt, keine Antworten gegeben. Durch die Konzentration auf Schularbeiten und Sport konnte ich meinen Körper und meinen Geist beschäftigen – mit irgendetwas, um mich davon abzuhalten, zu fragen und zu fühlen. Ich hatte keine Ahnung, dass unsere Eltern vom Arzt die Anweisung bekommen hatten, Sally und mir gegenüber das Thema von Dads psychischer Krankheit nicht einmal zu erwähnen. Jeden Tag durch das Haus zu gehen war anstrengend, als wäre ich ein Bergsteiger, der im Himalaja einen Gipfel ohne Sauerstoffflaschen besteigt. Alle paar Schritte blieb ich stehen, ich hatte das Gefühl, langsam zu ersticken, und keuchte nach Luft. Wie lange würde das noch so weitergehen?

Ich habe normalerweise ein ganz gutes Gedächtnis, aber um Dads Weggang und Rückkehr herum hat sich der Computer in meinem Kopf einfach abgeschaltet. Eine Art Vakuum saugte meine Erinnerungen aus dem Kopf heraus, genau wie die Wasserpumpe in unserem Keller, die das überschüssige Hochwasser in die Einfahrt pumpte. Hier arbeitete etwas in meiner Psyche, was mich von der Erinnerung befreite.

* * *

Im folgenden Frühjahr liefen die Vorbereitungen für ein Fest an einem Samstagabend auf Hochtouren. Wenn meine Eltern solche Veranstaltungen machten, fühlte es sich an wie eine Tür, die sich in eine andere Welt öffnete. Für einige kostbare Momente verflüchtigte sich die reizbare Spannung im Haushalt. »Cocktails um 6 Uhr«, so lautete die Ankündigung in Kursivschrift.

Mom machte sich große Sorgen. Würde Dad lange genug gesund bleiben, um Gastgeber sein zu können? Wenn er das nächste Mal abreiste, würde er dann je wieder zurückkehren? Aber wenn sie irgendwie so taten, als sei nie etwas schiefgegangen, würden sie vielleicht alle Fragen der Verwandten, der Nachbarn und der Kollegen an der Uni über Dads Geheimnisse im Keim ersticken. Für meine Mutter, die in einer Zeit aufgewachsen war, in der der schöne Schein alles war, wäre es undenkbar gewesen, eine solche Party abzusagen. Sie war ihr ganzes Leben lang eine sehr gute Schülerin gewesen und hatte meinen Vater Ende der Vierzigerjahre kennengelernt, während sie an der Ohio State University ihren Master in Geschichte machte. Jetzt war sie eine stolze Frau und Mutter und trug die Hoffnung in Bezug auf ihre Familie wie ein Erkennungszeichen vor sich her. Als sie das Haus auf das Fest vorbereitete, erwartete sie lauter begeisterte Freunde und Kollegen.

Auch Dad war in seinem Element. Als verheißungsvoller Wissenschaftler war er logischer Positivist, der auch die klassische Philosophie beherrschte. Wie mir Mom Jahre später sagte, war er in diesen Jahren der Vorzeigewissenschaftler der Philosophischen Fakultät der Ohio State University. Bei jeder Versammlung gab er einen Überblick über die großen Ideen auf der Welt. In wenigen Stunden würde der Charme und die Gelehrsamkeit des Paares voll zur Geltung kommen, ein Bild der Anmut und der Leistung ergeben.

Hoch über dem Esstisch beleuchteten die kleinen Kronleuchter die Teller mit den Vorspeisen – gewürzte Eier, Spargelstangen, Sandwichs mit Brunnenkresse –, während das Abendessen im Ofen warm gehalten wurde. Im Wohnzimmer sorgten hellbraune und hellorange Lichtschächte aus den Lampenschirmen für ein sanftes Leuchten. Eine vom Radio übermittelte Rede von Präsident Eisenhower ertönte, während Mom rasch die letzten Vorbereitungen traf, Kissen aufrichtete und Aschenbecher auf den Tischen verteilte.

Dad hatte seine Lieblingsplatten auf den Plattenspieler gelegt. Der Triumphmarsch aus der *Aida* ließ die Luft erzittern und beförderte unseren Haushalt nach Ägypten, bevor die klangvollen Orgelakkorde von E. Power Biggs unser Haus mit Bachmusik in eine Kathedrale verwandelten.

Grüne, braune und bernsteinfarbene Schnapsflaschen schimmerten auf dem Klapptisch, den Dad in der Nähe der hinteren Veranda aufgestellt hatte; das war seine Bar für den Abend. Die Shaker glitzerten, die metallischen Eiswürfelschalen waren so kalt, dass die Finger an der mattierten Silberoberfläche haften blieben, wenn man sie zu berühren wagte. Das Aroma des Likörs, der leicht nach Medizin roch, deutete auf ein verstecktes Vergnügen hin.

Als es Zeit wurde, zogen Sally und ich unseren Schlafanzug an und erwarteten auf der Treppe sitzend unsere Kinderbetreuerin. Endlich klingelte es an der Tür, und die Gäste begannen hereinzuströmen: Professoren, Ärzte, Künstler, Nachbarn. Im Haus ertönten die lauten Stimmen der Männer; sie trugen Tweedjacken, während die Frauen in scheinbar juwelenverzierten Kleidern glitzerten. Die hübschen Paare gingen um die Ecke, um die Mäntel abzulegen, und strahlten.

»Alene«, sagte einer staunend zu Mom. »Du siehst großartig aus heute Abend! Was für ein Anblick!«

»Wo ist Virgil?«, sagte ein anderer mit einem breiten Grinsen auf dem Gesicht. »Aha, wie ich vermutet habe, er bereitet hinter dem Tisch seine Cocktails! Komm her, du König der Philosophen, und sag Hallo!«

Ein weiterer brüllte laut genug, damit alle es hören konnten: »Ich war jahrelang auf der Suche nach der perfekten Party, aber hier spielt sie sich direkt vor meinen Augen ab, chez Hinshaw! Gib mir einen Drink, und zwar sofort!«

Als die Gäste Sally und mich sahen, wurde uns Zuneigung im Stil der Fünfzigerjahre entgegengebracht. »Mal sehen, wie groß du bist, Steve! Und Sally, du bist fast genauso groß. Wie schön du bist, genau wie deine Mutter! Komm her und umarme uns.« Ein weiterer Gast trat ein. »Steve, willst du genau wie dein kerniger Vater Wissenschaftler und Sportler werden?« Aus einer enthusiastischen Ehefrau eines Kollegen sprudelte es heraus: »Sally, nimmst du schon Ballettstunden?«

Im Wohnzimmer an seiner behelfsmäßigen Bar maß Dad mit einem schiefen Grinsen jeden Schuss Alkohol sorgfältig ab, bevor er das gewünschte Getränk im Cocktailshaker schüttelte, und schenkte dann, bevor er es servierte, noch etwas dazu. Sein Esprit war unübersehbar, sein Lachen ansteckend.

Als die Kinderbetreuerin eintraf, stöhnten Sally und ich. Mom führte uns nach oben, aber wir konnten immer noch ein wenig von den Gesprächen hören. »Virgil, wo ist Bertrand Russell heutzutage? Was hast du ihm in Princeton gesagt?« Dad hatte, während er promovierte, bei dem bekannten Philosophen Vorlesungen gehört.

»Alene, wie kann man denn so gut aussehen wie du – mit zwei Kindern im Schlepptau? Aber wir müssen dich an der Uni unterbringen; für jemanden mit deinen Talenten gibt es sicher eine Stelle in der Geschichte oder im Fach Englisch.«

Unter den Männern hieß es: »Kann Woody mit den Buckeyes im Herbst wieder Landesmeister werden? Auf zur Rose Bowl!«

Aufgeregtes Gelächter hallte in periodischen Abständen die Treppe hinauf. Irgendwann rief eine begeisterte Stimme: »Draußen mag ja Kalter Krieg sein, aber im Haus hier drinnen ist es warm! Einen Toast auf unsere charmanten Gastgeber!« Man hörte Gläser klirren. Von oben malte ich mir den Glanz der Edelstahlschüsseln aus, die blaugelben Flammen unter ihnen verströmten einen schwachen Duft von brennendem Trockenspiritus, der in unsere Schlafzimmer gelangte.

Vermutlich während einer Pause ging Mom am Wohnzimmerfenster vorbei und zitterte plötzlich. Ich erfuhr von diesem Moment bei einer Unterhaltung, die ich zwanzig Jahre später mit ihr führte, ein paar Jahre, nachdem Dad und ich unser erstes schicksalsschweres Gespräch während meiner ersten Frühjahrssemesterferien geführt hatten. Am Fenster erinnerte sie sich an den klaren, kalten Nachmittag ein paar Monate vor der Party, als sie und Dad genau an dieser Stelle gestanden und auf die Häuser der Nachbarn geschaut hatten. Er war aus dem Columbus State Hospital zurückgekehrt, nach einer Zeit unkontrollierten Verhaltens, mit Stimmen im Kopf und mit Verfolgungswahn. Der Vorfall beim Restaurant Willard war ein deutliches Zeichen – im Nachhinein kann man sagen, dass bei ihm in einem erschreckend schnellen Tempo eine manische Episode eskaliert war.

Im Columbus State Hospital bestand die Therapie zum Teil aus einer Elektrokrampftherapie (EKT). Dabei wurden Elektroden an seinen Schläfen angebracht, um in seinem Gehirn einen tonisch-klonischen Krampfanfall hervorzurufen, ein sogenanntes Grand Mal. Um seine Episode zu verkürzen, hatten die Ärzte auch hoch dosiertes Chlorpromazin, ursprünglich ein Medikament gegen Psychosen, verschrieben. Doch als Dad wieder zu Hause war, war etwas nicht in Ordnung. Normalerweise kehrte er nach einem Anfall von Wahnsinn zu seinem normalen Selbst zurück, aber nun schien er in einem Nebel zu sein, seine Persönlichkeit war anderswo. Hielt sein Zustand an, fragte sich Mom, oder waren es die Auswirkungen der Behandlung? Um Sally und mich vor Dads verwirrtem Zustand zu schützen, schickte sie uns an den folgenden Wochenenden zu unserer Großmutter.

Schüchtern hatte sich ihr Mann an einem Samstag mit schwacher Stimme an sie gewandt. »Liebling, könntest du mir ein wenig helfen?«, fragte er. Sie versuchte, sich in Geduld zu üben, und stimmte zu. Seit seiner Rückkehr schien er ein überwältigendes Bedürfnis nach Anlehnung an andere haben. »Anscheinend habe ich die Namen unserer

Nachbarn vergessen«, klagte er. »Was soll ich sagen, wenn sie mich ansprechen? Kannst du mir helfen?«

Die Namen der Nachbarn, die sie seit Jahren gekannt hatten? Was war mit dem brillanten Wissenschaftler geschehen, den sie geheiratet hatte? Mit jeder Episode wurde ihr ihre unerwartete Rolle als Mentorin, Helferin und Betreuerin klarer. Dennoch wurde sie sofort ganz ernst und zeigte auf die andere Straßenseite. »Natürlich erinnerst du dich an die Caldwells, also an Pete und Angie? Da im weißen Haus auf der anderen Seite?« Dad folgte ihrem Blick, sein Gesichtsausdruck war leer. »Wir spielen Badminton mit ihnen, erinnerst du dich? Pete steht auf jeder Party im Mittelpunkt, er hat immer einen Witz oder eine Geschichte parat. Erinnerst du dich?«

Er starrte vor sich in und tat so, als würde er sich ein wenig erinnern. »Sicher«, sagte er leise, »ich kann sie mir vorstellen. Wie heißen sie noch mal?« Als spräche sie mit einem Kind, ging sie es noch einmal durch. »Und was ist mit denen von nebenan?«, fragte er. »Der Mann scheint mich so gut zu kennen.«

»Schatz, du musst dich doch an die Barkers erinnern?« Sie guckte auf das beigefarbene Haus gegenüber der Einfahrt. »Bill, er begrüßt dich immer, wenn du vom Campus zurück bist? Er ist etwas kleiner als du, Bürstenhaarschnitt, Fliege? Und drei Türen weiter«, fuhr Mom fort, »die Drakes?« Beide verrenkten sich die Hälse aus dem Fenster. »Tim ist in Steves Alter. Seine ältere Schwester Mary ist schon auf der Junior-Highschool.«

»Wie heißen die Kinder noch mal?« Sie atmete tief durch und begann von Neuem.

Doch zurück zur Abendeinladung. Moms kurze Tagträumerei ging zu Ende. Sie blickte auf, um zu sehen, wie ihr Mann ein Glas füllte und einen Ersatzstuhl zu den verstreuten Gästen hereinbrachte. Er ist fast ein neuer Mensch, dachte sie, der gesellige, angesehene Philosoph, den sie geheiratet hatte. Er verriet nichts von seinen inneren Geheimnissen, seinen kalten Abwesenheiten. Es hatte einige Wochen gedauert, bis sich sein verwirrter Zustand gebessert hatte, aber schließlich war sein Gedächtnis zurückgekehrt, insbesondere als die Chlorpromazindosis gesenkt wurde. Sie tauschten einen Blick aus und nickten einander zu, um den Erfolg des Fests anerkennend zu würdigen. Doch wann würden die verräterischen Zeichen zurückkehren, die Anzeichen für den neu einsetzenden Wahnsinn? Sie hatte bereits die wichtigste Entscheidung ihres Lebens getroffen: Um zu überleben, würde sie sich auf die guten Zeiten konzentrieren müssen, wie heute Abend. Wenn sie in der Vergangenheit verharrte – oder zu sehr an sein nächstes unmögliches Verhalten dachte, zusammen mit der Distanz zwischen ihnen beiden angesichts seiner Wahnsinnsattacken –, wäre sie nicht in der Lage, noch so einen Tag zu überstehen.

Sie war wieder ganz bei der Feier und sorgte dafür, dass jeder Gast seine Sekunden bekam. Als der Kaffee serviert wurde, begannen manche Paare zu murmeln, dass ihr Babysitter auf sie warte. Inzwischen hatten Sally und ich stundenlang geschlafen; da war schwaches Sternenlicht, das in unsere Schlafzimmerfenster schien. Vielleicht träumten wir von der Party unserer Eltern.

Die Gespräche zogen sich dahin, als ein paar weitere Feiernde ihre Habseligkeiten zusammenpackten. Pflichterfüllt brachte Mom sie mit einem tapferen Lächeln zur Tür. Noch ein paar Gäste zum Verabschieden.

* * *

Wartet, dachte sie verzweifelt. Geht nicht weg! Wenn die Party nur noch eine Weile dauern könnte. Wenn die Magie nur aufrechterhalten werden könnte.

2. Im fernen Kalifornien

Habe ich in zwei verschiedenen Welten gelebt, je nachdem, ob Dad anwesend war?

Bestand Dad aus zwei unterschiedlichen Personen?

War das bei mir auch so?

Seine spezielle Form der bipolaren Störung war bemerkenswert – mit Episoden, die in den späten Teenagerjahren bei ihm eingesetzt hatten und die rasch zu Manieanfällen voller Größenideen eskalierten, mit wundersamen Genesungen nach Monaten unverständlichen Verhaltens und einer bemerkenswert normalen Funktionsfähigkeit zwischen den Episoden. Einige nennen dieses Muster »Cade's disease«, benannt nach dem australischen Psychiater, der in den späten 1940er-Jahren den Einsatz von Lithium bei der Behandlung bipolarer Störungen vorantrieb und dieses klassische zyklische Muster beschrieb. Nicht jeder mit einer bipolaren Störung weist so ausgeprägte Manien und Depressionen auf. Und tatsächlich haben die meisten in der Zeit zwischen den Episoden anhaltende Symptome. Aber bis zu einem relativ späten Zeitpunkt in seinem Leben zeigte Dad das extreme, klassische Muster. Es ist nicht überraschend, dass meine Welt auf den Kopf gestellt wurde, als er plötzlich eine ganz eigene Persönlichkeit aufwies, die sich so sehr von der unterschied, die ich bis dahin gewohnt war. Wenn er verschwand, überkam mich eine Starre, als wäre ich festgefroren, und ich wagte es noch nicht einmal, mich zu fragen, wo er denn sein könnte. Wenn er nach Wochen oder Monaten der Abwesenheit zurückkam, war er rational, ruhig und ansprechbar; er war die Person, an die ich mich wenden konnte, wenn ich verwirrt oder bestürzt war.

So stark Mom war – sie hielt die Familie mit schierer Willenskraft zusammen –, sie wollte mich nicht traurig oder wütend sehen. Das hätte sie an einen anderen Mann im Haus erinnert, dessen Emotionen eine zerstörerische Bedrohung sein konnten. Ich habe gelernt, Dinge für mich zu behalten.

Niemand konnte sich ganz und gar auf etwas verlassen. Ohne dass wir proben mussten, waren wir alle mit ernsthafter Schauspielerei beschäftigt; die Kostüme waren steif und die Szenen verwirrend. Mit der Zeit taten wir so, als verstellten wir uns gar nicht – als würden wir das ultimative Rollenspiel mit Fantasiegebilden aufführen. Jede Aufführung war live, und wir spielten unsere Rollen so, als hinge unser Leben vom Erfolg des Rollenspiels ab. Warum waren die wichtigsten Dinge im Leben unserer Familie ein solch permanentes Rätsel? Was auch immer hinter dem Schweigen steckte, es muss so niederschmetternd gewesen sein, dass es uns zerstört hätte, wenn es an die Öffentlichkeit gekommen worden wäre.

In den letzten Jahrzehnten habe ich mich, über meine berufliche Laufbahn im Bereich der Forschung und Lehre zur seelischen Gesundheit von Kindern und Jugendlichen hinausgehend, mit dem Konzept des *Stigmas* beschäftigt – und zwar angeregt durch das, was ich vor all den Jahren von Dad zu lernen begann. Der Begriff Stigma wird definiert als die Schande und Erniedrigung, die Mitgliedern sozialer Gruppen zugefügt wird, die für unwürdig, schmutzig oder unantastbar gehalten werden. Von seinem griechischen Ursprung her bedeutet Stigma im wörtlichen Sinne Merkmal oder Brandmal. Auf der Agora, dem öffentlichen Marktplatz, konnte sich ein Bürger im alten Athen davon überzeugen, wer zum Beispiel für Sparta gekämpft hatte oder wer ehemaliger Sklave war. Ein eingebranntes Mal in der Haut war ein öffentliches Zeichen für einen solchen Status – ein körperliches Stigma, ein sichtbares Zeichen der Schande, um diejenigen auszugrenzen, die nicht alle Grundrechte verdient hatten – die wahren Ausgestoßenen.

In der heutigen Zeit kommt es immer noch manchmal zu solchen Markierungen. KZ-Häftlingen wurden im nationalsozialistischen Deutschland Zahlen eintätowiert. In der ersten Zeit der Epidemie wurden auch Menschen mit HIV in bestimmten Ländern körperlich gekennzeichnet. Dennoch ist die Stigmatisierung in der überwiegenden Mehrheit der Fälle heutzutage psychologisch und bezieht sich auf das subtilere, aber immer noch verheerende Anzeichen dafür, einfach Teil einer untauglichen Gruppe zu sein. Ein Stigma belastet alle Interaktionen zwischen diesen Personen und den Mitgliedern der Mehrheitsgruppe in der Gesellschaft und enthält die klare Botschaft, dass die Außenseiter unwürdig und verachtenswert sind.

Im Laufe der Geschichte und in allen Kulturen wurden viele Eigenschaften mit einem Stigma belegt, darunter körperliche Missbildung oder Behinderung, Krankheiten wie Lepra (heute auch unter der Bezeichnung Hansen-Krankheit bekannt), Minderheitenstatus in Bezug auf Rasse oder Religion, jede andere sexuelle Orientierung als die heterosexuelle, adoptiert zu sein oder eine psychische Krankheit zu haben. Einige davon sind offen erkennbar, wie Rasse, körperliche Behinderung und viele chronische Krankheiten. Leprakranke oder »Aussätzige«, wie sie genannt wurden, konnten durch ihre schuppigen, dunkel getönten, entstellenden Hautveränderungen von anderen Menschen unterschieden werden. Andere mit einem Stigma versehene Merkmale (wie die sexuelle Orientierung, die Adoption oder eine Vorgeschichte mit psychischen Störungen) sind potenziell verschleierbar. Solche versteckten Stigmen können besonders lästig sein, da sich die Betroffenen immer wieder fragen, ob ihre Eigenschaften »erkennbar« sind; und das führt bei jeder sozialen Begegnung zu Spannungen und Unsicherheiten.

Denken Sie an die Fragen und Entscheidungen, mit denen Menschen wie mein Vater konfrontiert waren – und heute noch viel zu oft konfrontiert sind: *Kann das jemand feststellen? Wenn mein Geheimnis herauskommt, dass ich geisteskrank, ja ein Verrückter bin, geht man mir aus dem Weg. Vollständige Vertuschung ist der einzig mögliche Weg.* Stigma erzeugt Scham; Stigma erzeugt Schweigen.

Mit der Fortentwicklung der Kulturen wird eine Reihe von früher stigmatisierten Persönlichkeitseigenschaften oder Merkmalen stärker akzeptiert. Linkshändigkeit war früher eine Schande, scheint aber heute kaum noch ein Thema zu sein. Auffallend ist, dass sich in den letzten zwei Jahrzehnten ein rascher Wandel in der gesellschaftlichen Einstellung zur Ehe von Homosexuellen vollzogen hat, der vor allem von jungen Menschen ausging. Solche positiven Tendenzen sind unverkennbar und wirklich ein Anlass, auf Toleranz und Akzeptanz zu hoffen. Doch psychische Störungen und geistige Behinderungen (ein neuer Begriff für geistige Zurückgebliebenheit) sind im Laufe der Geschichte und in fast allen Kulturen extrem stigmatisiert worden.

Drei Merkmale stehen laut aktuellen Meinungsumfragen in der Tat am unteren Ende der gesellschaftlichen Akzeptanz: Obdachlosigkeit, Drogenmissbrauch und psychische Störung. Die breite Öffentlichkeit wünscht sich keinen engen Kontakt zu solchen Personen. Und dies ist Ausdruck eines starken Wunsches nach sozialer Distanz. Zudem werden die Befragten auf den typischen Skalen und Fragebögen, die bei solchen Untersuchungen verwendet werden, wahrscheinlich ihre negative Einstellung herunterspielen, um nicht als Fanatiker angesehen zu werden. Die im privaten Bereich geäußerten Einstellungen können noch weitaus schlimmer sein.

In meiner Kindheit während der vom Schweigen geprägten 1950er-Jahre wurden psychische Erkrankungen extrem stigmatisiert, sie wurden in der Öffentlichkeit mit völliger Unfähigkeit und einem hohen Gewaltpotenzial in Verbindung gebracht. Über eine halbe Million Amerikaner wurden unfreiwillig in überfüllten, unmenschlichen staatlichen Nervenkliniken untergebracht, von denen viele eher Schlangengruben ähnelten. Schon der Begriff »psychische

Krankheit« machte einen Menschen zum Ausgestoßenen. Unsere Familie war diesem Kreuzfeuer ausgesetzt.

Als Junge wusste ich nichts von dem Begriff des Stigmas, der nach der Veröffentlichung von Erving Goffmans Klassiker zu diesem Thema 1963 Verbreitung fand. Ich wusste, dass es unter dem ruhigen Äußeren unserer Familie etwas Unvorstellbares gab – und was auch immer es war, es durfte nicht erwähnt werden. In den seltenen Zeiten, in denen ich mir Emotionen erlaubte, spürte ich Folgendes: Ich war so weit in einen steilen Abgrund gestürzt, dass ich mich nie wieder nach oben kämpfen könnte. Um einmal einen Gemeinplatz anzuführen: Die Scham und das Schweigen waren ohrenbetäubend. Unsere Familie wurde nicht für ihr schauspielerisches Können ausgezeichnet, aber wir hätten zumindest Nominierungen in allen wichtigen Kategorien verdient.

※ ※ ※

Zu Hause nahm mich Dad regelmäßig zur Seite, um über seine Familie in Kalifornien zu sprechen. Am Anfang begleitete er mich ins Wohnzimmer unseres Hauses an der Wyandotte Road, mit seinem weichen Teppich und den langen, blumengemusterten Vorhängen. Später, als ich die Grundschule abgeschlossen hatte und mit der Junior-Highschool begann, gingen wir in seine Bibliothek im neuen Haus. Jedes Mal fragte er mich, ob ich mit ihm über seine Familie sprechen möchte. Da ich nicht wusste, wann er wieder verschwinden würde, nickte ich stets mit dem Kopf. Er plante seine Präsentationen sorgfältig und legte eine Auswahl von Fotos ordentlich auf den Tisch. Es war leise im Zimmer, und er war nicht imstande, den Eifer in seiner Stimme zu verbergen.

»Sieh dir das an«, sagte er. Seine Brüder und all die anderen Verwandten im Westen schienen ein geheimnisvoller Stamm zu sein, so weit von Columbus entfernt wie Siam oder Brasilien. Südkalifornien hatte etwas Mystisches an sich, da war ich mir sicher. Es gab dort Orangen, die das ganze Jahr über auf Bäumen wuchsen, und riesige Strände am Pazifik. Dads Augen schauten nach oben an die Decke, während er sprach. Wenn ich Fragen hatte, erstickte ich den Drang zu fragen und nahm jede Silbe von ihm ohne Unterbrechung auf.

Die Familie verbrachte ihre ersten Jahre in La Grange (Illinois), außerhalb von Chicago. Opa Hinshaw war von 1912 bis 1924 Vorsitzender der Prohibition National Party. Der achtzehnte Zusatz zur Verfassung, durch den ein Alkoholverbot erlassen wurde, trat in seiner Zeit als Parteiführer im Jahre 1920 in Kraft. Ich hoffte, dass auch ich eines Tages daran mitwirken würde, Geschichte zu schreiben. Doch das Warten schien endlos zu sein. Wenn ich mich im Laufe der Jahre fragte, wie der Sohn einer führenden Figur in der Prohibitionsbewegung Spaß daran haben konnte, auf Dinnerpartys Cocktails zu mixen, behielt ich diesen Gedanken für mich.

Das Interesse von Virgil Sr. an der Prohibition geht auf seinen familiären Hintergrund als Quäker zurück. Und dazu gehörte auch die feste Überzeugung, dass Alkohol der Ursprung vieler sozialer Probleme wie Kriminalität oder Kindesmisshandlung war. Mit zwölf Jahren trat er der »Band of Hope« bei, der Kinderabteilung der Women's Christian Temperance Union, einer christlichen Frauenvereinigung innerhalb der Prohibitionsbewegung. Dad zeigte mir alte Rundschreiben, die er aufbewahrt hatte. In ihnen wurde darüber berichtet, dass sein Vater mit Anfang bis Mitte zwanzig, bevor er seinen juristischen Abschluss machte, 203 Hochschulen bereist hatte, um über das Übel des Alkohols zu sprechen. Ich war begeistert, aber verblüfft. Woher kamen diese Energie und diese Hingabe? Was für eine Familie *war* das?

Fotos zeigten die vier Jungen: Der erste war Harold, den man Bud nannte und der 1912 zur Welt gekommen war. Er war stark und sportlich und hatte bereits als Jugendlicher Probleme. Er trieb seinen Trotz zum Äußersten und begann zu trinken. Als Erwachsener arbeitete er nur sporadisch, und dazu gehörte auch eine lange Zeit, in der er sich mit Hilfsarbeiten auf dem Golfplatz Geld verdiente. Obwohl ich die Bedeutung des Ausdrucks »Ironie des Schicksals« noch nicht kannte, empfand ich ein Gefühl der Schande. Wie konnte man in einem Elternhaus, das sich der Prohibition verschrieben hatte, zum Alkoholiker werden?

Als Nächster wurde im Jahr 1915 Randall geboren. Schwächlicher als die anderen Jungen, bekam er als Jugendlicher rheumatisches Fieber und musste ein Jahr lang das Bett hüten. Um seine verlorene Schulzeit wieder wettzumachen, beschloss er, die Encyclopedia Britannica von der ersten bis zur letzten Seite zu lesen, beginnend mit dem Buchstaben A und dann der Reihenfolge nach. Das hohe Bildungsniveau der Familie Hinshaw kam durchaus zum Vorschein.

Anfang 1918 erblickte Robert das Licht der Welt. Dad hatte gesagt, dass er und Bob sich nahestanden. Als Erwachsener wurde Bob, wie er fortan genannt wurde, sowohl Psychologe als auch Psychiater. Jahre später erzählte er mir Folgendes: Als er die Folgen des schicksalhaften Flugs seines jüngeren Bruders vom Verandadach im Jahre 1936 miterlebte, habe er sich auf der Stelle entschieden, beruflich auf dem Gebiet der seelischen Gesundheit zu arbeiten; er wollte Arzt werden und einen Doktortitel bekommen.

Das vierte von vier Kindern, Junior, wurde im November 1919 geboren, eineinhalb Jahre nach Bob.

Dad sprach manchmal auch von anderen Verwandten. Eine war eine Cousine zweiten Grades, die als eine der Ersten im Westen der USA Ärztin geworden war. Ein weiterer Verwandter, mein Großonkel Corwin Hinshaw, war als Arzt an der Uni in dem Team tätig, das in den 1940er-Jahren die ersten Testreihen mit Antibiotika zur Behandlung von Tuberkulose durchgeführt hatte. Es wurde berichtet, dass er den Nobelpreis nur knapp verpasst hatte. Es gab keinen Zweifel an der Botschaft: Große Dinge und große Leistungen gehörten zur Familie Hinshaw.

Aber andere Verwandte, von denen ich mit zunehmendem Alter erfuhr, hatten ernste Schwierigkeiten. Abgesehen von Onkel Bud mit seinen Alkoholproblemen starb eine Cousine von Dad in ihren späten Zwanzigern. Sie hatte Probleme damit, die richtigen Nahrungsmittel zu essen und ihr Gewicht zu halten; vielleicht hatte sie sich sogar umgebracht. Dads Stimme wurde leiser; es war klar, dass es sich hier nicht um ein einfaches Thema handelte. Andere verbrachten ihre Zeit in Anstalten, der alten Bezeichnung für psychiatrische Kliniken. Je mehr ich erfuhr, desto klarer wurde mir, welchen Scheideweg es da gab: In der Familie meines Vaters haben die Leute entweder große Dinge vollbracht, oder sie sind zusammengebrochen. Ich habe mir gesagt, dass ich hart arbeiten müsse, um, wenn ich am Scheideweg stand, die richtige Richtung einzuschlagen.

Dad erzählte mir von seiner Mutter, einer Missionarin in Lateinamerika, die sich später für die Prohibition engagierte. Zärtlich zeigte er mir Nahaufnahmen ihres breiten, freundlichen Gesichts. Aber dann blickte er nach unten. »Früh in meinem Leben kam es zu einer Tragödie«, sagte er mir, als ich noch in der Grundschule war. Ich wusste nicht, was der Begriff bedeutete; also erklärte er ihn mir mit düsterer Miene. »Wenn Mommy sterben würde, wäre das eine schlimme Tragödie.« Anfang 1923 wurde seine Mutter krank, und während einer Operation kam es zu Komplikationen. Kurz nach seinem dritten Geburtstag starb sie in einem Krankenhaus von Chicago.

Dads erste Erinnerung war, dass er im Wohnzimmer stand. Mitten auf dem Fußboden befand sich eine große Kiste – es handelte sich um einen Sarg, obwohl er das Wort nicht kannte. Sein Vater hob Junior hoch und sagte streng zu ihm: »Das ist deine Mutter. Du wirst sie in deinem Leben nie mehr sehen.«

In Dads Ordnern fand ich ein internationales Mitteilungsblatt der Prohibitionsvereinigung, das *World Dry* hieß. In der Frühjahrsausgabe von 1923 erschien ein langer Artikel über das Leben der kürzlich verstorbenen Eva Piltz Hinshaw, in dem man ihre frühe Missionsarbeit außerhalb der Vereinigten Staaten beschrieb und ihr Engagement für die Prohibition würdigte. Es enthielt ein bemerkenswertes Foto ihrer vier Söhne im Alter von drei bis elf Jahren in und neben einem Wagen, der auf dem Bürgersteig stand. Der Text unter dem Bild lautete: »Die Jungen der Familie Hinshaw ohne Mutter«. Bud stand rechts; Randall, Bob und Junior saßen im Auto.

Wenn ich mir dieses Foto heute ansehe, ringen sich die drei älteren Brüder ein Lächeln für die Kamera ab. Aber auf seinem Sitz im Wagen hatte der dreijährige Junior, in einer Art androgynes Gewand gekleidet, einen Gesichtsausdruck, den diejenigen, die sich mit Eltern-Kind-Bindungen beschäftigen, als *starr* bezeichnen könnten. Er ist weder traurig noch glücklich noch schockiert. Stattdessen scheinen seine Gesichtsmuskeln wie gelähmt zu sein durch einen auf Distanz gehaltenen Schrecken, den er vielleicht abzuwehren versucht.

Viele Untersuchungen zeigen, dass der Verlust eines Elternteils im Alter zwischen drei und fünf Jahren ein besonderes Risiko für eine spätere affektive Störung darstellt. Es gibt etwas an der Trauer in diesen jungen Jahren, was schwer zu verstehen und zu klären ist, wenn man bedenkt, dass das Kind über keine vollständige Entwicklung der Sprache, des Gedächtnisses und der Bindung an andere verfügt. Doch die Qualität der Beziehungen, die dem Kind innerhalb und außerhalb des Hauses bleiben, ist ein sogar noch besserer Prädiktor für das, was sich im weiteren Leben ergeben wird. Ein frühzeitiger Verlust führt also nicht zwangsläufig zu einer lebenslangen emotionalen Fehlregulation. Es sollte jedoch viele Jahre dauern, bis ich von den Auswirkungen dieser weiterhin bestehenden Beziehungen auf Dad erfuhr.

In einem großen Karton hatte Dad Kopien von vielen Briefen seines Vaters aufbewahrt. Im Frühjahr 1923 schrieb Virgil Sr. an einen Verwandten, dass Junior um seine Mutter weine und nicht zu trösten sei, während die älteren Jungen versuchten, ihn zu besänftigen. Doch er ließ sich nicht beruhigen.

Dad sprach über den späteren Umzug seiner Familie nach Südkalifornien. Als er anfing zu sprechen, räusperte er sich, als würde er mit einem Kurzvortrag beginnen. Nachdem er seine Frau verloren hatte, zog Virgil Sr. mit seinen vier Jungen in den Westen der USA. Zwei Jahre später heiratete er eine andere Missionarin, die wie seine erste Frau in Lateinamerika gearbeitet hatte.

Dad strahlte, als er über sein neues Zuhause in Südkalifornien sprach. Er besuchte eine Schule, die sich an John Deweys fortschrittlichen Idealen orientierte. Die San Gabriel Mountains waren in der Nähe im Hinterland, und das Mt. Wilson Observatorium befand sich auf dem Gipfel. Dort, erzählte Dad, wurden die ersten Belege für den Urknall entdeckt. Durch das riesige Teleskop sah der Astronom Hubble, dass die Farben der fernen Sterne rötlich schimmerten, und erkannte sofort, dass sich das Universum ausdehnte. Wenn ein Zug durch einen Bahnhof fährt, erklärte Dad, weißt du, dass er wieder wegfährt, weil das Läuten tiefer wird, die Wellenlängen länger. Rotes Licht, mit langen Wellen, ist wie ein leises Geräusch, also müssen die Sterne auseinanderstreben, wenn sich der Raum ausdehnt. Die Schlussfolgerung war klar: Es gab vor Äonen von Jahren einen Anfang im Universum. Zunächst verschmolz alles miteinander, aber bald flog es wieder auseinander, vielleicht für die Ewigkeit.

All das Wissen, dachte ich, ist direkt hinter Pasadena entstanden. Geheimnisvolle Muster könnten entdeckt werden, wenn man nur wüsste, wo man suchen muss, und einen Verstand hätte, der auf so etwas vorbereitet wäre.

Dads Vater trat 1924 als Vorsitzender der Prohibition National Party zurück, um Präsident der International Reform Federation zu werden – einer internationalen Vereinigung der Prohibitionsbewegungen – und erweiterte seinen Horizont mit globaler Perspektive. Es kamen noch zwei weitere Jungen zur Familie hinzu, Dads jüngere Halbbrüder Harvey und Paul. Da mein Großvater so häufig von Zuhause weg war, um sich für die Prohibition einzusetzen, war Dad an ihrer Erziehung beteiligt und half ihnen später bei ihren Hausaufgaben.

1929 brach der Börsenmarkt zusammen. Alle älteren Jungen, auch Junior, mussten einspringen, um die Familie zu unterstützen. Virgil Sr. verlor den größten Teil seiner Aufträge als Anwalt und im Immobiliensektor, setzte aber seine internationale Reformarbeit fort. Dad verdiente mit seiner ersten richtigen Arbeitsstelle, bei der er bei einem Gärtner in Pasadena aushalf, 17 1/2 Cent pro Stunde. Später schleppte er riesige Eisblöcke zu den Häusern und Geschäften, damit die Kühlboxen wieder aufgefüllt werden konnten. Eines Abends, erzählte Dad, rief Opa Hinshaw die Familie zusammen, um zu sehen, wer noch Geld für das Abendessen hatte. Nur Junior hatte einen Cent in der Tasche, und so konnte er Äpfel kaufen, damit sie etwas zu essen bekamen. Als ich das hörte, konnte ich mich nicht erinnern, jemals richtig hungrig gewesen zu sein. Ich schwor insgeheim, dass ich eines Tages mein selbstgefälliges Leben aufgeben und versuchen würde, etwas wirklich Wichtiges zu tun.

In der achten Klasse war Dad Mannschaftskapitän in einer Gruppe, zu der auch Jackie Robinson gehörte, ein vielseitiges sportliches Talent, der als erster Afroamerikaner in der Major League Baseball spielte. »Ich brachte ihm alles bei, was er über Sport wissen musste«, sagte Dad mit einem beißenden Grinsen. Als Teenager bekam er Muskeln. Er spielte Football und war Kugelstoßer. Jahre später erzählten mir seine Halbbrüder Harvey und Paul, dass sie den Klang von Juniors Stöhnen während des Trainings zu Hause nie vergessen hätten, und dazu gehörte auch der dumpfe Rums, wenn eine Kugel in der Kiesauffahrt landete. Gleichzeitig war er Regionalmeister im Debattieren. Es ging also um eine Kombination von Wissenschaft und Sport: Das Vorbild stand direkt vor mir.

Dad zeigte mir einen Brief, den Großvater einem Verwandten auf dem Höhepunkt der Weltwirtschaftskrise geschrieben hatte. Ein Satz fiel auf: »Ich habe nie einen Tag erlebt, an dem ich nicht tausend Jahre leben wollte.« Woher, fragte ich mich, kam diese Energie und diese Hingabe? Im Nachhinein kann ich mir nur vorstellen, dass Virgil Sr. über eine chronische Form von manischer Energie verfügte, obwohl er anscheinend nie eine schwere Depression durchgemacht hat.

Als ich von Dads Vergangenheit hörte, blieben mir zwei Begriffe im Gedächtnis: Leistung und Geheimnis. Es war völlig klar, dass in der Familie Hinshaw die Messlatte in Bezug auf Bildung hoch war, aber warum waren einige Verwandte wirklich sehr erfolgreich, während andere abstürzten? Etwas Beängstigendes, etwas Unerklärliches konnte ich einfach nicht verstehen. Die Last des Unbekannten stoppte mich manchmal auf meinen Wegen.

✴ ✴ ✴

Dads Abwesenheiten schwebten wie eine Rauchfahne über mir, die nach einem längst gelöschten Feuer übrig geblieben war; die Asche schwelte. Ich habe mich still und heimlich gefragt, ob etwas, was ich getan hatte – oder vielleicht etwas, was ich nicht genug getan hatte –, ihn dazu gebracht hatte zu gehen. Das Grauen lauerte unter der Oberfläche meines kontrollierten Lebens.

Die Elementary School war meine Wundheilsalbe. Die Struktur jeder Unterrichtsstunde, die Hausaufgaben, die ich mit fast religiöser Hingabe machte, die regulären

Stunden des Schultages: Mein Fokus und meine Bemühungen waren ein vergeblicher Versuch, alle umherirrenden Gedanken in Schach zu halten. Während der ganzen Schulzeit jubelte ich, wenn die Klassenarbeiten zurückgegeben wurden und ich eine weitere fast perfekte Punktzahl erzielt hatte. Wie bei einem Narkotikum war die Glückseligkeit überwältigend, aber flüchtig. Die Gefühlsaufwallung der Freude verflog schnell, wenn ich mit einem weiteren abgeschotteten Tag konfrontiert war.

Als ich älter wurde, brachten Siege im Fußball, Basketball, Baseball und beim Laufen Momente des Triumphs. Aber jedes Verlieren schmerzte und ließ Gift in meinen Blutstrom einfließen, das ich anscheinend nicht aus meinem Körper herausbekommen konnte. Wie sollte ich die Rätsel unserer Familie ganz allein lösen?

Stück für Stück hätte etwas nach außen dringen können. Manchmal, wenn ich ein Zimmer betrat, in dem Mom und Dad miteinander sprachen, konnte ich es spüren: ein verstohlener Blick, den sie sich zuwarfen, ein verstecktes Signal, um alles unter Kontrolle zu halten, eine Nachricht unter Erwachsenen, die über meinem Horizont war. Was ist es, habe ich mich gefragt, das ich nicht wissen darf?

Als ich an einem wolkenverhangenen Nachmittag in Dads provisorischer Hausbibliothek nach oben blickte, fragte ich ihn aus einer Laune heraus, ob er selbst Bücher schreibe. Er wurde für einen Augenblick still, bevor er antwortete. »Ich versuche, meine Ideen zu ordnen«, sagte er leise. »Aber dafür brauche ich Zeit.« Er erzählte mir einige Jahre später, dass er nie in der Lage gewesen sei, seine Gedanken und Ideen in einem Buch zusammenzuführen, nur in einzelnen Artikeln. Während er sprach, konnte man die Frustration in seinem Gesicht erkennen. Als Erwachsener begriff ich, dass seine Episoden und Krankenhausaufenthalte ihn seiner besten akademischen Jahre beraubt hatten. Damals sah ich zum ersten Mal seine Verletzlichkeit, es war eine Art von Loch in ihm.

Ich saß da in seiner Bibliothek und fragte ihn, woher denn die Ideen kämen. Er antwortete, dass dies eine faszinierende Frage sei, und erklärte, dass Philosophen darüber diskutierten, ob Ideen bereits in den Menschen vorhanden sind, wenn sie geboren werden, oder ob Menschen durch den Blick auf die Welt zu ihren Ideen kommen. Ich war noch nicht ganz auf Diskussionen über Nativismus als Gegensatz zum Empirismus vorbereitet, aber das waren die Themen, über die er die ganze Zeit nachdachte. »Wie wenig neue Ideen es wirklich gibt«, fuhr er fort. Selbst wenn ein Mensch glaube, einen originellen Gedanken zu haben, stelle sich meist heraus, dass jemand anderes bereits darüber nachgedacht hat, vielleicht sogar schon vor Jahrhunderten.

Genau zu diesem Zeitpunkt und an diesem Ort habe ich es gespürt: Dad hatte Angst, keine eigenen Ideen zu haben. Zu meiner Überraschung brachte er sein Bedauern über sein Leben zum Ausdruck. Etwas blockierte ihn; etwas, was sich wie eine Glocke über sein Leben gestülpt hatte – aber was war das? Bei Dad gab es eine andere Seite, irgendwo, wo ich sie nicht erkennen konnte.

* * *

Als ich Doktorand in Klinischer Psychologie war, begannen auf einmal ganz eigene Gespräche zwischen Mum und mir. Mom erzählte mir, dass sie, als Sally und ich noch ganz klein waren, zum alten Port Columbus International Airport gefahren sei, um Dad bei seiner Rückkehr von einer wissenschaftlichen Konferenz abzuholen. Sie hatte uns bei Großmutter abgesetzt, um mit ihrem Mann nach seiner Abwesenheit von einer halben Woche einen Abend allein zu verbringen.

In dieser Zeit konnte jeder direkt zum Flugsteig gehen, um eintreffende Passagiere zu begrüßen. Mit echter Vorfreude kam Mom früh dorthin, um ihn die kleine Treppe herunterkommen zu sehen, die vom Vordereingang des

Flugzeugs in den Flughafen hineinführt. Als er über den Asphalt ging und die Tür zum Terminal öffnete, erblickte sie seine Augen. Ohne Vorwarnung sind ihr die Knie eingeknickt. Sie ist fast zusammengebrochen.

Da war es, unverkennbar: das Flackern in seinem Blick, das unvermeidliche Zeichen einer Episode, die sich gerade herausbildet. Es war ein besonderes Blinzeln, ausgelassen und doch bedrohlich; und nur sie verstand es. Sie musste mit sich ringen, damit sie nicht umfiel. Aus Erfahrung wusste sie nur zu gut, was bald geschehen würde: Überschwang, wilde Energie, Misstrauen, sexuelle Leidenschaft, schnelle Wutanfälle. Sie wusste auch, dass es nichts gab, was den Zug aufhalten konnte, nachdem er den Bahnhof verlassen hatte.

Das Schlimmste, sagte sie mir, war ihre völlige Ohnmacht, sie konnte nichts dagegen unternehmen. Sie musste das Grauen mit sich selbst ausmachen, und zwar ganz mit sich allein. Würde er nach ihren geheimtuerischen Anrufen beim Dekan der Philosophischen Fakultät oder bei Dads Ärzten wieder im Krankenhaus landen? Würde sie den Ärzten sagen, wie empörend sein Verhalten diesmal geworden war? Würde jemand die Polizei einschalten müssen?

Mom zeigte ihre Wut nur selten. Aber als sie die Geschichte erzählte, verengten sich ihre Pupillen. Äußerste Frustration, sagte sie, erlebte sie in den Zeiten, in denen sie versuchte, Dads Ärzten davon zu berichten, dass sie eine Intuition für seine schnellen Stimmungsänderungen entwickelt hatte. Dabei war ihr völlig klar, dass sich seine Gehirnchemie radikal wandelte. Doch jedes Mal ließen die Ärzte sie wissen, dass sie die Sichtweise nur eines einzigen Ehepartners für einseitig hielten. Wenn sich der Patient nicht in großer Gefahr befand und einen Klinikaufenthalt dringend benötigte, musste die Vertraulichkeit gewahrt werden. Deswegen weigerten sie sich in der Regel, mit ihr zu sprechen. Und selbst wenn die Ärzte sie mit einbezogen, was konnte eine Hausfrau im Mittleren Westen – selbst eine so kluge mit einem Master in Geschichte – über den unbewussten Teil der Psyche wissen? So sah man damals psychische Störungen. Ihre Vorstellungen zu biologischen Veränderungen, die zusammen mit den psychischen Erkrankungen auftreten, waren offensichtlich töricht. Nur wer in psychologischen Theorien ausgebildet war, konnte nach Meinung der Psychiater eine tiefe Persönlichkeitsdynamik begreifen und durch jahrelange interpretative Therapie nachhaltige Veränderungen bewirken.

Angesichts des kollektiv gesammelten Wissens der folgenden Jahrzehnte stellt sich heraus, dass Mom mit ihrer Intuition völlig recht hatte – bipolare Episoden gehen unzweifelhaft mit Veränderungen wichtiger Neurotransmitter einher, und die Psychiater von damals ließen nur ihre Unwissenheit und Arroganz erkennen. Ein Grund für die anhaltende Stigmatisierung des gesamten Bereichs, so glaube ich, ist der lang anhaltende Widerstand dagegen, ernsthafte Wissenschaft in Gang zu bringen. Wie konnten die Ärzte der 1950er-Jahre glauben, dass sie alles wüssten? Menschen, die Erfahrung mit einer Manie machen, sind notorisch schlechte Erzähler ihrer Geschichte. Also ist es wichtig, bedeutsame andere Personen in den Prozess der Diagnose einzubeziehen, um an die korrekten Informationen zu kommen. Und wie können wissenschaftlich ausgebildete Ärzte die zugrunde liegende Biologie in den Bereich der Mythen verweisen? Die Abhandlungen aus dieser Zeit lassen auf elitäre Einstellungen, Arroganz und ein äußerst engstirniges Denken schließen.

Als ich das hörte, schwelte meine Wut. Kommen wir noch einmal auf Dads Krankengeschichte im Jahr 1936 zurück: Warum hat der Leiter der Klinik von Norwalk erst nach zehn Stunden angerufen, als sein Schützling bereits die letzte Ölung erhalten sollte? Haben Menschen mit psychischen Krankheiten und ihre Familien eine so herzlose Vernachlässigung verdient? Erst kürzlich erfuhr ich von dem 1975 entstandenen Film *Hurry Tomorrow*, einer kritischen

Dokumentation über Norwalk (später umbenannt in Metropolitan State Hospital). Dort kann man qualvolle Bilder sehen mit Zwangsmedikation und völliger Entmenschlichung. Die Geschichte der »Fürsorge« für Menschen mit schweren psychischen Krankheiten zeigt, wozu ein Stigma führt: zu einem unsäglichen Mangel an Interesse an grundlegenden Menschenrechten. Und dadurch kommt es allzu oft zu Brutalität.

Doch kehren wir noch einmal zur Situation am Flughafen zurück: Mom nahm sich zusammen und umarmte ihren Mann, als wäre alles in Ordnung. Sie gingen langsam auf die Gepäckausgabe zu, und sie versuchte zugleich, ihre Panik zu verbergen. Sie wusste genug, um ihn nicht aus der Fassung zu bringen, als er begann, sich in etwas hineinzusteigern. In den folgenden Tagen sah sie völlig hilflos zu und wartete, bis wieder einmal der ganze Wahnsinn zutage trat.

Wer hat sie unterstützt? Sie konnte ihrer Mutter, einer Angehörigen der Frauenvereinigung Daughters of the American Revolution, nicht sagen, dass ihr Mann manchmal verrückt wurde. Oder ihren engsten Freunden, die sie seit dem Kindergarten kannte. Einige hatten Virgil gesehen, wie er sich bei einem gesellschaftlichen Ereignis schlecht benommen hatte. Aber wie konnte sie von den Stimmen sprechen, die er hörte, dem Columbus State Hospital oder der Elektrokrampftherapie? Die Schande war so groß, dass sie immer alles vertuscht hat: Er besucht die Familie; er ist auf einer Konferenz; er hat eine körperliche Krankheit. Selbst als sein Bruder Bob aus Kalifornien mit dem Flugzeug kommen musste, um einen Behandlungsplatz für Virgil zu finden, wusste sonst niemand etwas davon. Das Stigma war wichtiger als alles andere.

Die Nachwirkungen des Schweigens und des unterdrückten Grauens blieben in ihr verborgen, während sie die Familie Jahr für Jahr zusammenhielt. Sie benötigte jedes Quäntchen ihrer Kraft, um die Integrität der Familie zu bewahren. Bis eines Tages, zwanzig Jahre später – nachdem Sally und ich erwachsen geworden waren –, der kumulative Effekt seine Kraft entfalten und jede Zelle und jedes Gewebe in ihrem Körper erodieren würde. In den letzten vier Jahrzehnten ihres Lebens kämpfte sie gegen eine schwere rheumatoide Arthritis an, die eindeutig durch den Stress der schlimmen Schlachten ausgelöst wurde, die sie allein und ohne Unterstützung von außen während ihrer gesamten Ehe ausgefochten hatte.

* * *

Die Gespräche mit Dad über erwachsene Verwandte begeisterten mich für die Idee, erwachsen zu werden. In der ersten Klasse kündigte meine Lehrerin eine Aufgabe an, die mein Interesse weckte. Frau Deacon war älter als die anderen Lehrerinnen, hatte ihre steifen schwarzen Haare zu einem dicken Dutt geformt und sprach immer ganz ruhig.

In der ersten Klasse befand sich mein Klassenzimmer in einem nagelneuen, niedrigen Gebäude, das etwas abseits vom Hauptgebäude lag. Auf den Wiesen dahinter gab es unbewachsene Flächen, ideal, um Rinnen für die Murmeln anzulegen, die ich von zu Hause mitgebracht hatte. Das bunte, lebhafte Klassenzimmer war vom Duft der Farbe, der Kreide und des Tonpapiers durchdrungen, aber der klebrige, saure Geruch von weißem Kleister überwog. Einige Kinder sagten, dass der Kleister aus Pferdehufen hergestellt würde.

»Heute, liebe Schüler, machen wir ein ganz besonderes Projekt«, sagte Frau Deacon begeistert. Wir sollten uns ein Bild von der Arbeit machen, die wir als Erwachsene übernehmen wollten. Um uns darauf vorzubereiten, bat sie uns, darüber nachzudenken, was wir werden wollten. Einige Kinder hoben sofort die Hand: *Lehrerin, Feuerwehrmann, Arzt, Polizist, Tänzerin, Krankenschwester*. Doch meine Ideen dazu waren noch nicht ganz ausgereift, sie waren im Entstehen.

Als die anderen zu zeichnen begannen, bat ich sie zu mir und sagte ihr, dass ich zwei verschiedene Arbeitsstellen haben wolle. Sie dachte einen Moment nach, bevor sie fragte, ob es eine gebe, die ich eher als die andere möchte. Ich antwortete, dass ich mich nicht für eine Stelle entscheiden könne. »Ich will Astronom werden, um etwas über die Sterne und die Planeten zu erfahren. Aber wenn ich viel trainiere, möchte ich auch Profi-Basketballspieler werden.«

Sie überlegte, bevor sie langsam den Kopf hob. »Ja, Steve, ich glaube, du könntest wirklich versuchen, beides zu werden.« Aufgeregt fragte ich, ob ich meine Zeichnung in zwei Teile aufteilen könnte. Sie nickte.

Am nächsten Tag war ich mit meinem Bild fertig. Auf der linken Seite blickte der Astronom durch ein Teleskop; durch die Öffnung im oberen Teil des Observatoriums waren bei zurückgezogenem Dach einige Sterne zu sehen. Unter dem Jubel der Menge auf der Tribüne warf ein großer Basketballspieler auf einem Platz mit einem Holzfußboden den Ball von rechts in den Korb – einige Zuschauer waren sogar aufgestanden.

Ein paar Jahre später saßen Mom und ich in der Küche unseres neuen Hauses, während ich über meine Zukunft nachdachte. An diese Zeichnung zurückdenkend, fragte ich, ob ich sowohl Profi-Basketballspieler als auch Wissenschaftler sein könne. Anfangs antwortete Mom: »Steve, Sport zu treiben ist wunderbar. Mach so lange wie möglich weiter.« Doch ihr Ton änderte sich schnell, als sie mit Autorität in der Stimme sagte, dass das nie die Hauptsache sein würde, die ich in meinem Leben machen würde.

»Es wird gut sein, weiter Sport zu treiben«, fuhr sie fort, »aber denk daran: Deinen Beitrag für die Welt wirst du mit deinem Verstand leisten. Nicht mit Sport, sondern mit deinem Kopf.«

Ich begann zu protestieren, hielt aber inne. Bevor ich ein Wort sagen konnte, wusste ich, dass Mom recht hatte. Das Vermächtnis unserer Familie bestand darin, durch

Lernen und Wissen einen Beitrag zu leisten. Doch als sie das verkündete, hatte ich das seltsame Gefühl, dass ich immer wachsam und bei Verstand bleiben sollte. Ohne eine solche Anstrengung können dem Geist eines Menschen gewisse Dinge zustoßen. Ich konnte nicht genau sagen, was es war; aber sie meinte Dads Verwandte, denen es nicht gut ging, und es gab da etwas, was sie nicht offen ansprach: Dads Verschwinden. Das ließ mir einen kalten Schauer den Rücken herunterlaufen, was ich nicht richtig verstand.

※ ※ ※

Die erste Klasse würde bald zu Ende gehen. An einem hellen Samstagnachmittag fühlte sich unser Garten wundersam an. Jeder Grashalm war eine Einladung an meine nackten Füße. Als die Abenddämmerung nahte, leuchtete der Himmel immer stärker; im Westen tauchten hellgelbe Streifen auf. Rauchartige Schatten von den Bäumen der Nachbarn zogen lautlos über unseren Rasen. Ich spürte, dass ich groß geworden war; ich hatte Möglichkeiten ohne Ende. Ich ging zu Mom, die auf einem Stuhl saß, und hoffte, sie würde genauso wie ich der Meinung sein, dass es wirklich aufregend war, erwachsen zu werden.

»Ich möchte gern älter sein«, habe ich gerufen. »Große Leute wissen so viel und können so viele Dinge tun. Es ist gemein, klein zu sein!« Ich legte eine Pause ein. »Kann ich nicht früher erwachsen werden?«

Sie starrte mich mit einem Lächeln an und schaute dann in die Mitte des Hofes. Leichtfüßig wollte ich irgendwohin laufen, nur um zu spüren, wie sich mein Körper bewegt. Doch bevor sie antwortete, verzog sie ihr Gesicht an den Mundwinkeln.

»Stevie, du solltest es nicht so eilig haben, erwachsen zu werden.« Obwohl ich am Boden zerstört war, habe ich versucht, es nicht zu zeigen. Ich habe immer noch eine genaue Vorstellung von den Umrissen ihres Kopfes und dem

Himmel hinter ihr, als sie mit einer Mischung aus Zärtlichkeit und Überzeugung, die ich noch nie zuvor bei ihr gehört hatte, auf mich einredete.

»Du weißt das noch gar nicht, Steve, aber es gibt viele Sorgen, die die Leute haben, wenn sie älter werden, viele wichtige Dinge, um die man sich kümmern muss.« Ich stand da und starrte vor mich hin. »Wenn du einmal erwachsen bist, wirst du dir wünschen, du könntest wieder ein kleiner Junge sein.«

Was meinte sie nur damit? Wovor wollte sie mich beschützen?

Erwachsene hätten eine große Verantwortung, fuhr sie fort und sagte mir, ich solle froh sein, dass ich noch jung sei. Mit einem wehmütigen Blick fasste sie zusammen: »Man sollte keine Eile haben, erwachsen zu werden.«

Das ging mir immer wieder durch den Kopf, und ich konnte dem nichts entgegensetzen. Wir blieben noch eine kurze Zeit draußen, aber es wurde inzwischen wirklich dunkel. Ich versuchte, das schwärmerische Gefühl festzuhalten, das ich den ganzen Nachmittag empfunden hatte, aber es ging schneller wieder weg als das Tageslicht. Als ob die Luft aus mir heraus wäre, habe ich mich nach drinnen geschleppt. Lange Zeit konnte ich, wenn sie über all die Verantwortung sprach, die Erwachsene haben, den Anflug von Besorgnis in Moms Gesicht nicht aus dem Kopf bekommen.

An einem warmen Abend nicht lange danach hat Dad draußen auf dem Grill Fleisch zubereitet. Er steckte das Feuer an, indem er aus einer roten Dose Benzin, das er sonst zum Befüllen des Tanks im Rasenmäher verwendete, über die Briketts schüttete. Dann wartete er einige Augenblicke, bevor er ein oder zwei Streichhölzer hineinwarf. Ich wusste, dass es eine Weile dauern würde, bis das Feuer loderte; also versuchte ich, Geduld zu haben. Doch als das Feuer knisterte, langte er in Richtung Feuer, sprühte noch mehr Gas direkt obendrauf und sprang schnell zurück. Die Flammen zischten immer lauter und schossen geradezu in den Himmel. Das Zischen war unglaublich, alles schlug Wellen in der Luft über dem gelborangenen Blitz.

Als Dad zu mir zurückblickte, strahlten seine Augen vor Begeisterung. Mit einem verschmitzten Grinsen sprühte er Gas ins Feuer und zeigte einmal mehr, welchen Nervenkitzel er dabei empfand.

Ich war fasziniert, aber verängstigt. Ich wusste zum einen, dass man Gas nicht direkt in die Flammen sprühen sollte, aber zum anderen war das Gefühl trotzdem großartig. Die Flammen stiegen auf und wallten hoch: Welche Kraft doch dahintersteckte! Trotzdem hatte ich Angst davor, was passieren könnte, wenn die Dinge außer Kontrolle gerieten. Dad war durchaus auf so etwas aus, aber ich musste an die Folgen denken. Etwas hielt mich davon ab, zu begeistert zu sein.

Gegen Ende des Schuljahres sahen wir uns meine Erstklässlerfotos genauer an, die Gruppenfotos der ganzen Klasse und die einzelnen, kleinformatigen von mir. Ich trug mein Lieblingshemd, silbergrau mit dünnen schwarzen und roten Streifen; die schillernden Knöpfe waren bis oben hin zugeknöpft. »Schuljahr 1958/59«, hieß es in kleiner Schrift darunter.

»Kannst du es erkennen?«, sagte Dad zu Mom, als er auf das Foto blickte. »Steve hat ein Lächeln wie Mona Lisa!« Sie nickte.

Ich wusste nicht, was sie meinten; also holten sie ein Kunstbuch heraus und zeigten mir die *Mona Lisa* von Leonardo da Vinci. »Es ist ein feines Lächeln, aber ein tiefgründiges«, sagte Dad. »Es geht um den kleinsten Teil eines Kreises, um ein Bogenmaß. Von manchen Blickwinkeln sieht es kaum wie ein Lächeln aus, aber von anderen sieht man es. Schau von hier, dann von hier.«

Ich blickte auf die Buchseite und neigte meinen Kopf in unterschiedlichen Winkeln. Ich habe es *wirklich* gesehen: geheimnisvoll, etwas aufregend.

Wenn die Leute zu uns nach Hause kamen, öffnete Dad seine Brieftasche und zeigte das Foto. »Kann denn jeder in Steves Gesicht Mona Lisas Lächeln erkennen?«, fragte er gespannt und wollte es ganz genau wissen. Jedes Mal nickten alle mit dem Kopf. In diesen Momenten war ich schwerelos, schwebte durch den Tag, ich war größer als das Leben. Das Aufwallen in meinem Körper war überwältigend, genau wie bei den Flammen, die über den glühenden Kohlen in die Höhe geschossen waren.

Aber ich wusste, dass ich mich dort nicht lange aufhalten konnte. In diesem Bereich jenseits meines Horizonts, in dem Erwachsene Gespräche miteinander führten und Flammen auflodern, konnten seltsame Dinge passieren. Wenn ich aus solchen Höhen zurückkäme, wo würde ich dann landen?

3. Fahrt um Mitternacht

Großmutters dreistöckiges Haus, das auf einer von Bäumen gesäumten Straße liegt, strahlt etwas ruhig Majestätisches aus. Es existiert immer noch, draußen in Bexley, auf der Seite, die Columbus gegenüberliegt. Die neuen Besitzer haben es modernisiert und ihm etwas von seinem Charme genommen, obwohl die Baumaßnahmen zweifellos seinen Wert gesteigert haben. Aber wenn man die Augen halb geschlossen hält, kann man sich vorstellen, wie es vor all den Jahren ausgesehen hat: die Veranda an der einen Seite des Hauses mit dem Schaukelstuhl aus Korb; die stein- und holzgefassten Stockwerke, die bis zum Dach gingen; die frei stehende Garage am Ende der Einfahrt, die an den Garten und die Allee angrenzt. In der Garage standen die hölzernen Roller, die Mom und ihr Bruder Buddy vor Jahren benutzt hatten; sie wurden für Sally und mich aufbewahrt, wenn wir zu Besuch kamen.

Als wir vom Herumfahren mit dem Roller müde waren, erkundeten Sally und ich die Räume des Hauses. In allen waren dunkle Holzdielen, die aus dem Sägewerk unseres Großvaters in West Virginia stammten. Die Studentinnen und Studenten vom College, das 800 Meter entfernt lag, mieteten Zimmer im dritten Stock und gelangten ganz schnell zu ihren Lehrveranstaltungen. Noch bis in die Neunzigerjahre hinein wechselte Großmutter die Bettwäsche ihrer Mieter und wusch regelmäßig deren Sachen in der Waschmaschine.

Sally und ich blickten in ein Schlafzimmer im zweiten Stock mit poliertem Boden und schweren Wolldecken. Wir gingen auf Zehenspitzen ins Zimmer, der Geruch vom Lack auf den Dielen drang uns in die Nase, und wir blickten durch halb heruntergezogene Rollläden über die Fair Avenue zu den Häusern im Tudorstil auf der anderen Straßenseite. Die ältere Schwester von Mom, Virginia – genannt Ginny Ann –, war mit seelischen und körperlichen Problemen auf die Welt gekommen; niemand wusste damals, wie man dies nennen sollte. Sie humpelte mit Beinstützen und gab nur ein paar kaum verständliche Worte von sich. Aber ihr Leben endete beinahe im Alter von neun Jahren, als sie die steilen Stufen zum Keller hinunterzugehen versuchte, stürzte und mit dem Kopf auf den steinernen Kellerboden prallte. Ein Sturz in die fast völlige geistige Umnachtung. Aus ihrem Kopf blutend und bewegungsunfähig überlebte sie, sprach aber nie wieder. Sie wurde dann aus dem Krankenhaus entlassen, lebte aber während der nächsten 25 Jahre in diesem Schlafzimmer.

Als Freunde in den 1930er-Jahren zum Spielen kamen, damals war Mom in der Grundschule, hörte Alene, wie sie sich gegenseitig warnten, dass man still sein müsse. »Alenes Schwester ist sehr krank«, flüsterten sie und schauten zu Boden. »Stört sie nicht, sie braucht Ruhe in ihrem Zimmer da oben.« *Ich wusste nicht, dass meine Schwester krank ist*, dachte Alene. So war das Leben eben.

Sie und Buddy gingen manchmal hinein und setzten sich zu Ginny Ann. Niemand sprach über ein irgendwie geartetes tragisches Schicksal; das Leben ging einfach weiter. Diese Art von Tapferkeit ging mit stiller Leugnung einher und war das Vorbild für die Antworten, die Mom während ihrer gesamten Ehe gab.

In den frühen 1950er-Jahren musste Großmutter Ginny Ann schließlich – mit leerem Blick in den Augen, an den Rollstuhl gefesselt, für immer stumm – zum Columbus State Institute schicken, dem massiven Gebäude auf der Westseite der Stadt für die Schwachsinnigen, wie sie genannt wurden. Das war in der West Broad Street schräg gegenüber vom Columbus State Hospital, wohin Verrückte gebracht wurden. Doch wie durch ein Wunder wurde das Institut Anfang der 1970er-Jahre plötzlich verkleinert, und Ginny Ann kam in ein schönes Gemeinschaftsheim. Sie lebte dort bis zum Alter von 89 Jahren. Und die liebevolle Aufmerksamkeit des Personals hat Folgendes gezeigt: Respekt und Würde können zumindest in mancher Hinsicht dazu führen, dass sich die Stigmatisierung in nichts auflöst.

Im ersten Stock des Hauses befand sich ein Wohnzimmer mit einem niedrigen Sofa und Liegestühlen, von denen aus man direkt auf den Garten und die Weinlauben im Garten blicken konnte. Großmutter machte jedes Jahr Traubenmarmelade. Wir sahen zu, wie sie die dunkelviolette köchelnde Flüssigkeit in Gläser mit bronzenen Schraubverschlüssen goss und mit Wachs für eine Vakuumversiegelung sorgte. Wenn Sally und ich die Nacht dort verbrachten, spielten wir nach dem Abendessen im Wohnzimmer Brettspiele. Auf dem riesigen Fernsehgerät der Marke Zenith, das in der Ecke stand, sah Großmutter ihre Lieblingssendungen *Lawrence Welk* und *Rawhide*.

Aber in den späten 1930er-Jahren, als Mom zwölf Jahre alt war, verbrachte ihr Vater dort nach seinem ersten Schlaganfall ein Jahr im Liegestuhl. Es gab keine Möglichkeit, ihn nach oben ins Schlafzimmer zu bringen. Er sabberte aus dem Mund und konnte nicht mehr verständlich sprechen. Mom und Buddy verbrachten Zeit mit ihm, aber jeder wusste, dass er nie wieder derselbe sein würde. Ein Jahr später starb er an einem zweiten Schlaganfall. Großmutter übernahm bald das Familienunternehmen. Wieder einmal war stille Duldsamkeit angesagt. Niemand hat sich beschwert, das Leben ging weiter.

Nachdem ich diese Geschichten gehört hatte, fragte ich mich, wie sich irgendwelche meiner eigenen Probleme überhaupt mit denen meiner Familie vergleichen ließen. Und wenn ich mich fragte, wohin Dad gegangen war oder warum alle zu diesem Thema schwiegen, war es nicht klar, dass der einzige Weg vorwärts darin bestand, nicht weiter darüber nachzudenken?

Ein kleiner Frühstücksbereich lag neben Großmutters Küche und führte in das eigentliche Esszimmer. Ein großes

Gemälde füllte eine ganze Wand in der kleinen Ecke: ein Segelboot auf dem blaugrauen Ozean mit wogenden weißen Wolken über einer felsigen Küste. Ich aß am Holztisch und segelte heimlich in ferne Länder. Die Klippen und Berge erschienen mir verlockend, weit weg von den Erinnerungen der Familie – weit weg vom stillen Grauen unseres eigenen Zuhauses.

Mom schloss die Highschool 1942 ab und lebte dann weiterhin zu Hause. Um zur Ohio State University zu kommen, konnte sie die Straßenbahn nehmen. Der Weg führte sie die Hauptstraße hinunter und dann wieder den Berg hinauf zur Uni. In den letzten Jahren lebte sie in einer Studentinnenverbindung auf dem Campus. Als der Zweite Weltkrieg in Übersee tobte, war sie dunkelhaarig und schön und hatte gute Erfolge im Studium. Trotz der persönlichen Verluste, die sie erleiden musste, bewahrte sie hartnäckig Haltung. Ein paar Jahre später lernte sie als Absolventin eines Graduiertenstudiengangs einen neuen Philosophieprofessor kennen, der ihr Leben für immer verändern sollte.

* * *

Sally hatte hellbraune Haare, die ihr bis zu den Schultern reichten. Sie hatte auch eine kleine Lücke zwischen den Vorderzähnen aus der Zeit, als ihr die Milchzähne ausgefallen waren. Im Alter von einem Jahr – ich war damals zwei –, hat sie mir in den Arm gebissen, als ich sie zu sehr geärgert hatte. Der nasse Biss ihrer Zähne und die winzigen Zahnspuren auf meiner Haut waren stundenlang zu sehen. Doch als wir größer wurden, waren wir meist unzertrennlich.

Eines Tages im Haus an der Wyandotte Road hörte ich Sallys Schreie von oben. Als sie durch das Badezimmer gelaufen war, war sie ausgerutscht und mit der Stirn direkt gegen den steinharten Porzellanrand der Toilette geprallt. Mom und Dad liefen sofort hin. Ich eilte hinterher und blickte entsetzt, als ich das helle, mit frischem, rotem Blut überzogene Handtuch sah. Dad versuchte, den ängstlichen Blick in seinen Augen nicht zu zeigen, und blieb bei ihr, während Mom losrannte, um den Arzt zu rufen. Dad traf einstweilen Vorbereitungen dafür, dass Sallys Wunde umgehend mit einer Naht versorgt wurde. Die halbmondförmige, horizontale Narbe verunzierte ihre Stirn noch Jahre danach.

An vielen Tagen spielten Sally und ich zusammen, streichelten unsere kräftige schwarzweiße Katze Slim und kuschelten uns zusammen, wenn es draußen kalt oder stürmisch war. Als wir älter wurden, zeigte ich ihr, wie man einen Kreisel in Bewegung versetzt, und half ihr bei den Hausaufgaben. Aber als Dad fort war, sprachen wir nie über ihn, nicht ein einziges Mal. Vielleicht bestand die Gefahr, dass er, wenn wir über ihn reden würden, nie wieder zurückkehrte. Wir reisten zusammen im selben Flugzeug, flogen zu unbekannten Zielen, schnallten uns im Sitz an und starrten nach vorn. Aber keiner von uns konnte sagen, wohin es ging.

Wenn Dad von seinen geheimnisvollen Abwesenheiten zurückkam, bestand der Unterschied darin, dass er mit mir allein Zeit verbrachte und mit mir über seine Familie in Kalifornien sprach – das machte er nicht mit Sally. Es war, als wüsste er nicht, was er mit einer Tochter anfangen sollte. Sally wurde viel häufiger als ich allein gelassen.

In ihrem Schlafzimmer baute Sally eine Fantasiewelt aus kleinen Plastiktieren im unteren Bereich ihres Nachttischs auf, mit winzigen Bäumen, einem Strand und einer blauen Matte, die als Ozean herhalten musste. Wir spielten mit den Tieren in deren Land, wo sie ihre eigene Sprache sprachen, die wir als Hossareeneum bezeichneten. Es klang wie Englisch, aber mit anderen Worten: »Lea« bedeutete »bitte«; »dip, tonk« bedeutete »ja, danke«. An manchen Tagen sprachen Sally und ich in dieser Geheimsprache miteinander. Vielleicht brauchten wir in der Stille, die uns umgab, eine eigene Sprache.

Manchmal konnte ich es an ihren Augen ablesen: Da war ein Hauch von Angst, das Bedürfnis, zu Hause zu bleiben, um Mom zu beschützen. Vielleicht war ich ja derjenige, der, wenn die Zeit käme, die Welt weiter erkunden würde.

* * *

Die erste Klasse war abgeschlossen. Ich bemerkte, dass Dad nicht zu Hause war. Die Luft draußen war warm, der Asphalt auf dem Bürgersteig kochte in der Mittagssonne. Ich fragte ein- oder zweimal nach, aber Mom sagte, dass er bald von seiner Reise zurückkehren würde; vielleicht dauerte es auch noch ein paar Wochen. *Welche Reise?* Ich fragte es so leise, wie ich konnte, aber sie sagte nichts mehr.

Eines Nachmittags im Frühsommer, als ich durch das Wohnzimmer zur hinteren Veranda ging, hielt ich kurz an. Etwas, was sich ganz in der Nähe befand, schien zu schweben, obwohl ich nicht herausfinden konnte, was. Ich bekam eine Gänsehaut. Schon bald wurden meine Augen wie von einem Magneten nach oben gezogen. Auf einmal sah ich etwas an der Decke: eine Reihe von Luftballons.

Ungläubig blinzelnd blickte ich durch die Veranda nach draußen, wo eine weitere Schar von Ballons über dem Garten schwebte. All diese unterschiedlichen Farben!

Fand da in der Nähe eine Parade oder vielleicht eine Art Feier statt? Sie schwebten dort geräuschlos durch die Luft, waren schlaff und in lebloser Weise still, die Ballonhüllen funkelten. Als ich weiter hinstarrte, dämmerte mir, dass die Ballons mit Giftgas gefüllt waren. Verborgen hinter den aufgeblasenen Kunststoffhüllen drängten die Moleküle im Inneren darauf, freigesetzt zu werden. Es bestand große Gefahr. Völlig verängstigt rannte ich nach oben in mein Schlafzimmer.

War das eine Art von Trugbild? Bis heute bin ich mir nicht sicher. Aber ich sagte mir damals, wenn ich nur mit den Augen strikt geradeaus blicken würde, meinen Fokus gerade nach vorn gerichtet, dann würde ich die Ballons vielleicht nie wiedersehen.

In diesem Sommer bin ich mehr denn je mit dem Fahrrad durch die Gegend gefahren. Als ich die Straßen und Gehwege herunterraste, spürte ich, wie die Räder unter mir vibrierten, während der Asphalt vorbeiflitzte und das Rauschen des Windes auf meinem Gesicht zu spüren war. Wenigstens habe ich *etwas* gespürt. Für einen Moment konnte ich vergessen, daran zu denken, wo Dad nur sein könnte. Eines Tages traf ich auf dem unbebauten Grundstück, einen halben Block von unserem Haus entfernt, einen Jungen, den ich nicht sehr gut kannte. Es war Howard, der in einer Seitenstraße wohnte. Als wir den Bürgersteig hinunterfuhren, war die Luft stickig, Straßen und Bäume wurden vom weißen Sonnenlicht hell beschienen. Wir hielten nach ein paar Hundert Metern auf dem Parkplatz hinter der Steinkirche, wo wir von unseren Fahrrädern stiegen und schattige Stufen hinuntergingen, auf denen es kühler war. Schließlich setzten wir uns schnell wieder aufs Rad und traten in die Pedale; es ging eine leichte Steigung hinauf zur Wyandotte Road.

Hinter mir hörte ich eine dumpfe Bruchlandung. Ich blieb stehen und drehte mich um. Howard lag auf dem Bürgersteig, sein Fahrrad halb auf ihm. Er musste durch ein Schlagloch gefahren sein, und er konnte sich nicht mehr bewegen. Ich starrte in sein Gesicht. Teilweise war es vom Fahrrad verdeckt, aber er war wie benommen von Schmerzen. Er hat nicht geschrien. Er hat nichts gesagt.

Die Zeit verging immer langsamer. Meine Beine fühlten sich an wie Blei. Die Straße war leer, es waren keine Autos oder Fußgänger zu sehen. Der Wind war abgeflaut, als die sengende Sonne unterging. Ich sah mir die Häuser hinter den Rasenflächen an, die Luft flimmerte in der Hitze, die Vorhänge waren zugezogen. Vielleicht wird man mir für all das die Schuld geben, obwohl es nicht meine Schuld war. War es meine Schuld?

In der Stille des Nachmittags wurde es immer heißer. Ich taumelte zur Tür des nächsten Hauses und klopfte, aber niemand war da. Nachdem nun all meine Energie verpufft war, konnte ich mir nicht mehr vorstellen, es noch einmal zu versuchen. Ich war seltsam träge, ich fühlte mich wie gelähmt.

Ich habe dann etwas getan, was ich nie verstanden habe. Zurück auf dem Bürgersteig schaute ich wieder auf Howard hinab – wie er unbeweglich und stumm dalag –, sprang auf mein Fahrrad und fuhr nach Hause. Ich ging hinein und fand etwas zum Spielen. Den Rest des Nachmittags versuchte ich, meinen Kopf von allen Gedanken zu befreien. Alles, woran ich mich erinnern konnte, war das Gefühl, mich draußen in der drückenden Hitze nicht bewegen zu können. Meine Ohren waren von einem seltsamen Rauschen erfüllt.

Am nächsten Tag fragte Mom, ob ich am Vortag mit einem anderen Jungen Fahrrad gefahren sei. Den Blick nach unten gerichtet, nickte ich kleinlaut mit dem Kopf. Sie hatte etwas von einem Nachbarn gehört. Anscheinend war Howard ziemlich schwer verletzt.

»Und was habt ihr gemacht, Steve?«

Wie konnte ich ihr sagen, dass ich ihn einfach da liegen gelassen hatte? Wie Gift breitete sich die Schande in jeder Zelle meines Körpers aus. »Ich wusste nicht, was ich tun sollte«, antwortete ich, und die Schamröte stieg mir ins Gesicht. Mom sah verwirrt aus und starrte mich an. Keiner von uns hat danach noch etwas gesagt.

Ein paar Tage später hörte ich, dass es Howard wieder ganz gut ging, obwohl er sich beim Sturz vom Rad den Kopf gestoßen hatte. Aber es ließ mich nicht los, dass ich ihn dort allein gelassen hatte. Während des Schuljahres sah ich ihn gelegentlich, spielte aber nie wieder mit ihm. Die Demütigung war einfach zu groß.

Ich fühle es noch heute: Es war eine Schande, die sich wie Trockeneis anfühlte, wie gefrorenes Feuer.

Ich hatte instinktiv gelernt, alles Furchterregende in einem luftdichten, vakuumverpackten Beutel zu verstauen. Ich verfügte nicht über eine Sprache, mit der ich negative Gefühle zum Ausdruck bringen konnte. Jedes Versagen zog mich in ein Loch des Selbsthasses, das so tief war, dass ich mir nicht sicher war, ob ich jemals wieder herausklettern konnte. Howard den Rücken zu kehren war Teil des Musters, das von Scham und Schweigen geprägt war. Es war die Art und Weise, wie ich mich allen Dingen näherte, die außerhalb meiner üblichen starren Routinen lagen. Mich abzuschotten schien vielleicht das Ticket zum Überleben zu sein, aber ich hatte mich – obwohl es schwer ist, das zuzugeben – von jemandem abgewandt, der offensichtlich litt.

Als Erwachsener habe ich meine gesamte Karriere über einen doppelten Kampf geführt: Ich habe versucht, die Ursachen und Behandlungen von psychischen Erkrankungen zu verstehen, und zugleich habe ich versucht, meine Mitmenschlichkeit zu hegen und zu pflegen. Der Kampf geht bis heute weiter.

Eines Tages, ein paar Monate später, war Dad wieder da. Keine Ankündigung durch Mom, kein Gespräch mit Sally oder mir. »Können wir etwas Football spielen?«, fragte ich schüchtern, als ich ihn durch das Haus gehen sah. »Natürlich«, antwortete er. Nachdem er sich in den Garten begeben hatte, zeigte er mir geduldig, wie man den Ball richtig hält, und half mir, meine schwachen Pässe zu verbessern, sodass ich weitere Würfe machen konnte. Aber sollte ich ihn fragen, wo er gewesen war? Niemand sonst hatte es an die große Glocke gehängt, also sollte ich es vielleicht auch nicht.

Wir haben wieder geschauspielert. Ich habe am Drehbuch mitgeschrieben und die Zeilen des Textes jeden Tag erneut vorgetragen.

* * *

Bei der Wiederaufnahme unserer Gespräche sagte Dad, dass er in der zwölften Klasse viel vom Unterricht verpasst habe, weil er krank gewesen sei, und er habe den Stoff später nachholen müssen. Es dauerte dann bis zu dem wie eine Bombe einschlagenden Gespräch in seinem Arbeitszimmer während meiner ersten Frühjahrssemesterferien, dass ich den Grund dafür verstand. Als ich kleiner war, spürte ich oft nur, dass da Lücken in seinen Erzählungen waren.

Aus unseren regelmäßigen Gesprächen habe ich seinen weiteren Lebensweg rekonstruiert. Nach seinem Schulabschluss sprach Dad als Festredner im Rose-Bowl-Stadion vor Tausenden von Menschen. Er hatte eine Studienzulassung für Berkeley und für Stanford bekommen, wählte Stanford aus und entschied sich für ein Doppelstudium der Philosophie und der Psychologie. In der Erinnerung daran wurde seine Stimme kräftiger, und er sagte, dass sein Vater sich gewünscht habe, er würde nach seinem Abschluss nach Südkalifornien zurückkehren, um sich bei den Quäkern zu engagieren, etwa bei Programmen zur Linderung der weltweiten Hungersnot im Zusammenhang mit der Tragödie des Zweiten Weltkriegs. Aber seine eigene Leidenschaft war die Philosophie, und in Iowa erwarb er einen Masterabschluss bei Gustav Bergmann, einem Mitglied des Wiener Kreises, der den Nazis entkommen war. Wegen seines pazifistischen und religiösen Hintergrunds als Quäker verweigerte Dad den Kriegsdienst und erhielt ein Stipendium, um am Doktorandenprogramm der Princeton University teilzunehmen. Zur gleichen Zeit waren dort auch seine älteren Brüder Randall, Student der Wirtschaftswissenschaften, und Bob, der dort bereits sein Psychologiestudium begonnen hatte. Dad hatte auch eine Untauglichkeitsbescheinigung für den Militärdienst bekommen, da er ein halbes Jahr Psychiatriepatient gewesen war, wenngleich dieser Punkt in den frühen Gesprächen, als ich klein war, nie angesprochen wurde.

Im ersten Studienjahr informierte ihn der Dekan des Fachbereichs Philosophie darüber, dass ein Gastprofessor aus Großbritannien ihm ein einmal pro Woche stattfindendes Einzeltutorium geben würde. Auf die Frage, um wen es sich da handele, erfuhr Dad, dass es Bertrand Russell sei, der diese Sitzungen abhalten würde. Warte mal, dachte ich. Waren das nicht Bücher von Russell, die ich in Dads Bibliothek gesehen hatte, kleine Bändchen wie *Why Men Fight* und das große Werk *Principia Mathematica*? Mein Vater sagte, dass Bertrand Russell ihm viel Einblick in die Philosophie verschafft habe.

Drei Jahre später, während seiner Promotion, stellte man ihm am Institute for Advanced Study Albert Einstein vor. Dad zog ein Buch aus seinem Bücherregal und zeigte mir das letzte Kapitel eines Buches über Physik, über Einsteins Sozial- und Moralphilosophie. Der Autor war Virgil Hinshaw Jr. Ich erstarrte vor Ehrfurcht.

Es würde über ein Jahrzehnt dauern, bis ich erfahren sollte, dass er bald nach Abschluss seiner Dissertation in die psychiatrische Klinik Byberry etwas außerhalb von Philadelphia gekommen war – sie war nach dem Bezirk nördlich der Stadt benannt worden, in dem sie errichtet worden war. Als Doktorand hatte Dad die Nachrichten über die Kriegsanstrengungen der Alliierten verfolgt und manchmal den Campus verlassen, um Pakete mit Hilfsgütern zur Unterstützung des Kampfes gegen den Faschismus zu packen. Doch in ihm wuchs die Überzeugung heran, dass er die Fähigkeit zur Telepathie erlangt habe, um das Ende des Krieges vorherzusagen. Anfang 1945, sein Examen gerade in der Tasche, wurde er akut paranoid und glaubte, dass andere seine geheimen Kräfte entdecken könnten. Aufgeregt und wütend über eine gescheiterte Beziehung nahm er den Zug nach New York, um seine Ex-Freundin aufzusuchen. Nachdem er in der bitteren Kälte an die Wohnungstür und das Fenster geklopft und in ihr Zimmer geschrien hatte, riefen die Nachbarn die Polizei. Dad wurde verwarnt und gegen seinen Willen in die Psychiatrie von Philadelphia gebracht. Er blieb fünf Monate in der riesigen, überfüllten

Institution, wo Unmenschlichkeit, Prügel und früher Tod an der Tagesordnung waren.

Warum befand sich Byberry auf dem Land und weit weg von der Stadt Philadelphia? Sogar Norwalk lag, als es im frühen 20. Jahrhundert gebaut wurde, weit außerhalb der Innenstadt von Los Angeles. Tatsächlich waren die großen staatlichen psychiatrischen Einrichtungen in der Regel eine Tagesfahrt von Großstädten entfernt errichtet worden, angeblich um den Betroffenen einen vor dem täglichen Stress geschützten Ort zur Verfügung zu stellen. Es ging aber auch darum, die Bevölkerung vor den wahnsinnigen Patienten zu schützen – und allzu oft, um sie vor den barbarischen Praktiken abzuschirmen, die sich hinter den Mauern abspielten. Offensichtlich war das Stigma Teil des vermeintlichen Erfolgsrezepts. In den 1950er-Jahren wurden fast 600.000 Amerikaner unfreiwillig in solchen großen staatlichen Einrichtungen festgehalten.

Was im Einzelnen in Byberry passierte, habe ich eine ganze Zeit lang nicht gewusst. Aber als Dad im Sommer 1945 entlassen wurde, nahm er zusammen mit seinem älteren Bruder Randall den Zug zurück nach Südkalifornien. Aus Unsicherheit darüber, wie seine Zukunft aussehen würde, nahm er nach seinem zweiten Anfall von Wahnsinn jede Arbeit an, die er finden konnte. Der promovierte Philosoph – sein halbes Jahr in Byberry hat er bewusst aus dem Lebenslauf gestrichen – bewarb sich im ganzen Land um eine Stelle als Dozent. Die Philosophische Fakultät der Ohio State University wurde gerade stark ausgebaut. Er hatte mehrere Artikel aus seiner Examensarbeit in renommierten Fachzeitschriften veröffentlicht und erhielt ein Angebot. Mit einem Anfangsgehalt von 2.000 Dollar konnte er von der Stelle eines Lehrbeauftragten auf eine Assistenzprofessur wechseln und schließlich eine Dauerstelle erhalten. Er zog nach Columbus und begann ein neues Leben im Mittleren Westen.

Als ich Ende zwanzig war, erfuhr Mom, dass Dad und ich seit fast einem Jahrzehnt über sein Leben gesprochen hatten. Es tat ihr weh, sagte sie mir, dass ich viel mehr über zahlreiche Aspekte seiner Lebensgeschichte wusste als sie. Aber sie strahlte keine Verbitterung aus. Lange zuvor hatte sie erfahren, dass es große Teile seines Lebens gab, die er ihr gegenüber abgeschottet hatte. Das Stigma und seine Folgen können die engsten Beziehungen behindern und die Chancen verringern, dass man sich gegenseitig unterstützt.

Zu diesem Zeitpunkt hatten Mom und ich unsere eigenen Gespräche unter vier Augen begonnen. Während einer solchen Unterhaltung sprach sie über eine von Dads Episoden, die sich ereignete, als Sally und ich klein waren. Als bei ihr damals die Alarmglocken läuteten, schickte sie uns wieder einmal über das Wochenende zu Großmutter.

»Dad hat eine schreckliche Zeit durchgemacht«, sagte sie. »Er war wütend über etwas, ich weiß nicht, worüber.« Sie sagte, dass er eines Nachmittags aus dem Haus ging und in die Garage stürmte, wo er seine Golfschläger aufbewahrte. Dad spielte damals gerne und häufig Golf am Golfplatz auf dem Universitätsgelände. Aus Angst davor, was er möglicherweise als Nächstes tun würde, schaute sie aus dem Küchenfenster.

»Steve, ich sage dir, er schleppte seine Golftasche auf den Hof und zog die Schläger einzeln heraus. Du hättest sein Gesicht sehen sollen.« Er nahm die Schläger, erzählte sie weiter, zerbrach sie wie Streichhölzer über seinem Knie und schimpfte die ganze Zeit. Er schnappte sich die Bruchstücke, warf sie in den Garten des Nachbarn und schrie gegen irgendeine unsichtbare Bedrohung seines Lebens an. Zum Schluss fügte Mom noch hinzu, dass er danach wirklich nicht mehr häufig Golf gespielt hat.

Was hatte ich sonst noch verpasst, vor all den Jahren? Wovor war ich außerdem noch beschützt worden?

Moms lebhafteste Erzählung betraf einen Abend im Frühherbst in den 1950er-Jahren, den ich aus ihren Worten rekonstruiert habe und aus meinem Verständnis als Erwachsener, wie eine bipolare Störung in Erscheinung tritt, wenn sie nicht mit Medikamenten unter Kontrolle gehalten wird. Bemerkenswerterweise erfuhr ich erst 25 Jahre später von dem Ereignis.

Der Duft brennenden Laubs lag in der Luft, während Wohnzimmer- und Schlafzimmerlichter die Nachbarschaft an der Wyandotte Road beschienen. Ich war viereinhalb und Sally drei, als wir beide in unseren Schlafzimmern im oberen Teil des Hauses tief und fest schliefen. Nachdem das Geschirr getrocknet und in den Schrank gestellt worden war, nahm sich Mom etwas Zeit mit ihrem Mann im Wohnzimmer, um sich auf dem riesigen Schwarzweißfernseher eine beliebte Varieté-Show anzusehen. Eine solche Pause war für die beiden ein wirkliches Vergnügen. Aber die Art und Weise, wie er sich kürzlich verhalten hatte, hatte sie in höchste Alarmbereitschaft versetzt. In der Sendung, die um 22 Uhr live aus dem 150 km entfernten Cincinnati ausgestrahlt wurde, sang eine attraktive Entertainerin eine Showmelodie und schwang ihre Hüften zum rhythmischen Takt des Studio-Orchesters. Dad hatte sie schon einmal gesehen, aber heute Abend starrte er auf den Bildschirm. Er sprang plötzlich von der Couch auf und fixierte ihr paillettenbesetztes Kleid. »Komm her«, befahl er seiner Frau und kniete dabei direkt vor dem Bildschirm. »Hör einmal genau hin – kannst du es hören?«

Sie wünschte sich verzweifelt, ihm helfen zu können, hatte jedoch große Angst vor dem, was da aus ihm hervorkam. Deswegen wagte Mom nicht zu antworten. »Sie schickt mir Botschaften«, flüsterte er ehrfürchtig. Aber das Einzige, was Mom hören konnte, war das Lied und seine etwas holprige Melodie.

Seit einigen Tagen war er im Morgengrauen erwacht und eilte in sein Arbeitszimmer im Keller, um unverständliche Bemerkungen auf einen Notizblock zu schreiben. Er sah überall verschlüsselte Zeichen, in den Blicken der Menschen auf dem Campus, in den vermeintlichen Mustern von Autos, die am Bordstein geparkt hatten. Wichtige Botschaften wurden übermittelt, aber nur an ihn. Solche Vorkommnisse sind erste Anzeichen einer Paranoia, die als *Beziehungsideen* bezeichnet werden, wenn den alltäglichen Ereignissen besondere Bedeutungen zugeschrieben werden – das waren erste Anzeichen auf dem Weg zu Wahnvorstellungen.

Wo war nur der Wissenschaftler geblieben, der sie vor ihrer Hochzeit in Columbus sieben Jahre zuvor umworben hatte, der gut aussehende, geistig anregende Mann, in den sie sich so sehr verliebt hatte? Hatte sonst noch jemand diesen anderen, diesen eigenartigen Virgil gesehen? Viel zu laut, so erinnerte sich Mom, spielte Dad religiöse Musik auf dem Plattenspieler, und manchmal brach etwas auf Spanisch aus ihm heraus, der Sprache, die seine Mutter und seine Stiefmutter in ihrer Zeit als Missionarinnen erlernt hatten. Ihre sinnlichen Klänge führten ihn zurück nach Kalifornien, als er begann, in den schnellen spanischen Rhythmen zu rezitieren: »Yo soy yo y mi circunstancia« von dem Philosophen José Ortega y Gasset (»Ich bin ich und meine Lebensumstände«); »el mundo tiene una belleza rara!« (»Die Welt hat eine seltsame Schönheit«).

Im Wohnzimmer wurde Dad an diesem Abend von einem Moment zum anderen aufgeregter und ließ sich von den Worten und Tanzbewegungen der Sängerin verzaubern. Es war ein persönliches Signal mit verborgenem Sinn, der in den Texten verschlüsselt war. »Wir müssen zum Bahnhof!«, sagte er laut. »Sofort, bevor sie geht!«

Verzweifelt überlegte Mom, was sie tun sollte. Wenn sie ihn allein losfahren lassen würde, was würde er dann am Bahnhof machen, wenn er überhaupt so weit käme? Und sie konnte Sally und mich nicht einfach auf den Rücksitz setzen: Wir würden erschrocken aufwachen und sollten

Dad sicher nicht in diesem Zustand sehen. Was im Allgemeinen – auch heute noch – kaum verstanden wird, ist Folgendes: Bei einer ausgeprägten Manie sind Reizbarkeit und Wut ebenso Bestandteil des Krankheitsbildes wie Euphorie und Größenwahn. Die Impulskontrolle bildet sich ganz zurück, das Urteilsvermögen nimmt ab, und die Irrationalität tritt in den Vordergrund. Niemand wagt es, den Plänen und schnellen Urteilen im Wege zu stehen.

Mit Herzklopfen beschloss sie, mitzugehen und den Versuch zu unternehmen, ihn unter Kontrolle zu bringen. Sie betete, dass wir oben schlafen würden, bis sie zurückkehrten. Andernfalls würde sie ihren Mann vielleicht nie wiedersehen. Was waren das nur für Entscheidungen, die sie damals treffen musste?

Sie sehnte sich danach, jemanden anzurufen. Aber wer würde ihre unmögliche Geschichte verstehen? Wie konnte sie ihr Gespräch vor ihrem aufgeregten Ehemann geheim halten? Leider blieb keine Zeit; er nahm sich die Autoschlüssel und ging zur Tür. Sie stürmte die Treppe hinauf, um nach Sally und mir zu sehen, und hörte unser leises Atmen. »Bitte, lieber Gott, lass sie schlafen«, flüsterte sie leise, bevor sie klammheimlich wegging.

Sie hasteten hinaus zu ihrem Ford Victoria mit einem V8-Motor, Baujahr 1956. Natürlich musste er auf den Fahrersitz; sie würde nie schnell genug fahren, um pünktlich zum Bahnhof zu gelangen. Er steckte den Schlüssel ins Zündschloss und, als der Motor ansprang, legte er zunächst den Rückwärtsgang ein, bevor er zum ersten Gang wechselte. Sie fuhren mit laut aufheulendem Motor die Straße hinunter.

Als er erst einmal aus der Stadt heraus war, schaffte er es, auf den zwei- und vierspurigen Autobahnen bei Verkehrsschildern oder Ampeln anzuhalten, aber es war eine Qual. »Wir müssen dort hinkommen!«, schrie er, obwohl Mom ja direkt neben ihm saß und alles gut hören konnte. »Kann das Auto nicht etwas schneller fahren?« Aber er blieb hauptsächlich still und entschlossen, von der Sänge-rin seine Botschaften entgegenzunehmen, die nur für ihn bestimmt waren. Der dünne, tiefrote Pfeil auf dem Tacho zeigte zunächst 90 an, dann 100 und auf freien Strecken-abschnitten 120. Jedes Mal, wenn sie die nächste Stadt er-reichten, murmelte er etwas vor sich hin.

Auf dem flachen Land raste das Auto durch die Dun-kelheit. Meine Mutter spürte, dass sie in einen anderen Seinszustand übergegangen war. Mit aller Anstrengung, die sie aufbringen konnte, versuchte sie, die Kontrolle zu be-halten und, wenn sich die Gelegenheit ergab, ihn dazu zu bringen, dass er wieder nach Hause fuhr.

Es war unvorstellbar: Eineinhalb Stunden später tra-fen sie am Stadtrand von Cincinnati beim riesigen Richt-funksendemast am Bahnhof ein. Es war fast Mitternacht. Sie bogen zum Parkplatz ab, Split sprang aus den sich dre-henden Reifen in die Luft, als er auf die Bremse trat. »Bleib im Auto, ich werde sie finden«, befahl er, schwang sich von seinem Sitz und rannte zum Zaun. Mom hatte die Befürch-tung, dass es zu einer unangenehmen Auseinandersetzung mit dem Bahnhofspersonal kommen würde.

Doch Moment mal! Die Eingangstür zum Bahnhof war verschlossen, und die Lichter im alten Backsteingebäu-de waren ausgeschaltet. Obwohl die Autofenster nach oben gedreht waren, konnte sie den Zaun scheppern hören, als er sich daran zu schaffen machte. Würde er hochklettern und hinüberspringen? Als sie ruhig vom Auto zu ihm ging, ließ sie die Wagentür offen; am dunklen Parkplatz sah man ei-nen schwachen Lichtkegel. Als sie sich ihrem Mann näher-te, konnte sie seine angespannten Brustmuskeln erkennen. Trotz der kühlen Nachtluft war sein Hemd ganz nass.

»Schatz, der Bahnhof ist geschlossen«, sagte sie mit gelassener Stimme. Er klammerte sich mit den Händen an die Kettenglieder, schaute nach vorn und keuchte. Vorsich-tig, dachte sie, vorsichtig. »Vergiss nicht, Virg, Stevie und Sally sind immer noch in ihren Zimmern. Vielleicht sollten wir jetzt zurückfahren. Die Sängerin wird sicher in ein paar Tagen wieder auf Sendung sein.«

Er wischte sich das Gesicht mit einem Taschentuch ab und war offensichtlich hin- und hergerissen. Er warf einen weiteren Blick auf den Bahnhof. »Ja«, sagte er und änderte abrupt seinen Kurs, »wir müssen fahren.« Türen wurden geöffnet und wieder zugeschlagen. Sie eilten zurück auf die Autobahn und nahmen denselben Weg wie zuvor.

Irgendwie schien kein Verkehr zu sein. Von der stillen Welt des Wageninneren aus kamen Fahrbahn, Felder und Bäume mit rasender Geschwindigkeit entgegen, bevor sie an den Seiten verschwanden. Was wäre passiert, fragte Mom rhetorisch, als sie von der endlosen Nacht erzählte, wenn ein Streifenpolizist sie angehalten und ihr Mann sich widersetzt hätte? Hätte Dad versucht, ihm seine Stärke zu beweisen? Wenn die Dinge aus dem Ruder gelaufen wären, wer wäre dann gekommen, um Sally und mich zu holen? Wohin hätte man uns gebracht?

Aber das einzige Geräusch, das man hörte, kam von den Reifen, die sich wie wahnsinnig über der Autobahn drehten. Benebelt von Adrenalin und Erschöpfung betete sie leise. *Bitte keinen Unfall, bitte keine Polizei.*

Sie fuhren mit geringerer Geschwindigkeit, als das Auto gegen drei Uhr morgens auf wundersame Weise Columbus erreichte und mit einem Ruck in der Einfahrt zur Garage anhielt. Im Viertel war es unheimlich still, die Häuser waren abgedunkelt und lagen scheinbar in weiter Ferne. Als Mom das Auto verließ, hörte sie ihre Schritte schwach vom gepflasterten Weg hallen; es war das einzige Geräusch, das meilenweit zu hören war. Sie nahm ihrem Mann schließlich die Schlüssel aus der Hand und rannte die Treppe hinauf zu unseren Zimmern. Da schliefen wir fest und hatten den Mund leicht geöffnet, ohne dass wir irgendetwas von diesen Ereignissen der Nacht wussten. Innerhalb weniger Augenblicke brach sie fast auf dem Bett zusammen, in dem sie und Dad seit ihrer Hochzeit gemeinsam geschlafen hatten, das Bett, das sie heute Abend mit einem Fremden teilen würde.

Als sie ruhig atmete, begann sie, sich treiben zu lassen. Der letzte Gedanke in ihrem Kopf nach der mitternächtlichen Schreckensfahrt in Richtung Cincinnati war, dass die Ereignisse des Abends und andere ähnliche geartete Begebenheiten für den Rest ihres Lebens in ihr verborgen bleiben müssten. Zum Wohle der Familie und wegen der strengen Anweisungen der Ärzte musste der Pakt des Schweigens aufrechterhalten werden.

Für immer.

* * *

An manchen Abenden setzte mich mein Vater am Küchentisch an der Wyandotte Road nach dem Essen auf seinen Schoß. Die Luft strömte noch warm aus dem Ofen. Meine Knie und Ellbogen waren voller Pflaster. Denn ich war vom Fahrrad gefallen, als ich meine Rasereien durch die Nachbarschaft fortgesetzt hatte. Am Tisch durfte ich eine Krone aus Tonpapier tragen, mit einer einzelnen, hoch stehenden Indianerfeder. Und dann erzählte mir Dad von Nickershoe, dem Indianerjungen, und seinen Abenteuern im Kanu oder in den weiten Ebenen des Landes.

»Die Mädchen und Jungen der Indianer gingen nicht so zur Schule wie du und andere Kinder heute«, sagte Dad. »Aber sie lernten die ganze Zeit über. Die Stammesältesten brachten ihnen bei, wie man etwas aus Holz schnitzt und wie man fischt. Als Nickershoe etwas älter geworden war und aus ihm ein Mann wurde, lernte er, mit Pfeil und Bogen zu jagen. Er übte und stellte sich sehr geschickt dabei an. So schufen sich die Indianer ihre Existenzgrundlagen, der Stamm lebte von seinem Land.«

»Bitte, Dad«, bettelte ich, »ich will zur großen Jagd im Herbst!«

Dad grinste etwas, saß aufrecht am Tisch und erzählte die Geschichte weiter. »Es war Zeit für die große Herbstjagd. Die jungen Krieger hatten sich den ganzen Sommer darauf vorbereitet. An prächtigen Tagen ging Nickershoe mit den anderen Jungen und einem älteren Häuptling hinaus, um etwas zum Essen zu sammeln, bevor der Schnee kam. Ihr Weg führte sie in die Wälder, um Bären und Hirsche zu finden.« Jede Einzelheit prägte sich in meinem Kopf ein. Dad fuhr fort, dass Nickershoe seinen Mut mit Pfeil und Bogen unter Beweis stellen musste. Wenn der Schnee früh kam, konnte er vielleicht in einer Höhle Unterschlupf finden und den Sturm abwarten. Dann würde er auf seinem Appaloosa-Pferd schnell wie der Wind zur letzten Jagd reiten.

»Schließlich kehrten die Tapferen mit ihrer Beute auf dem Rücken der Pferde zurück. Alle versammelten sich, um sie zu begrüßen. Als die Tapferen ins Lager gingen, waren die Ältesten stolz. Die neue Gruppe hatte gute Arbeit geleistet; Nickershoe würde vielleicht eines Tages ihr Häuptling sein. Was war das für ein Fest, das sie veranstalteten, um das Ende der großen Jagd zu feiern!«

Dad erzählte mir, dass er als Junge von Nickershoe erfahren hatte, als er in den Bergen Südkaliforniens zeltete. Ich war mir nicht sicher, ob ich jemals so mutig wie Nickershoe sein könnte, aber wenn ich eines Tages eine Mutprobe machen würde, könnte ich es versuchen. Ich war mir sicher, dass es irgendwann einmal zu einer Mutprobe kommen würde, bei der ich tapferer sein müsste als je zuvor. Aber worin die Mutprobe bestehen und wann sie stattfinden würde, blieb ein Rätsel.

All diese Vorkommnisse ereigneten sich in den ruhigen 1950er-Jahren, einer Zeit, die Jahrhunderte zurückzuliegen scheint. Sind wir seitdem nicht einen weiten Weg vorangekommen, vor allem was die Einstellung zu psychischen Krankheiten angeht? Erleben wir nicht, dass die Stigmatisierung von Menschen mit psychischen Störungen ganz schnell zurückgeht, ebenso wie die Einstellung zur Schwulenehe sehr rasch positiver geworden ist?

Wenn das nur der Fall wäre. Einerseits weiß die Öffentlichkeit weitaus mehr über psychische Krankheiten als früher. Schließlich ist es nichts Besonderes mehr, dass auf der Highschool Psychologie unterrichtet wird, und psychische Krankheiten sind nicht mehr so geheimnisumwoben, wie sie es früher einmal waren. Viel mehr Menschen in den Vereinigten Staaten können Symptome von affektiven Störungen und Angststörungen, psychotischen Zuständen und Formen von psychischen Krankheiten im Kindesalter besser erkennen als je zuvor.

Zugleich zeigen mehrere groß angelegte Untersuchungen, dass die Einstellung der Öffentlichkeit zu psychischen Krankheiten, die in den 1950er-Jahren so erbärmlich war, seit dieser Zeit im Wesentlichen unverändert geblieben ist – dies bedeutet, dass der Wunsch, auf Distanz zu bleiben, weiterhin groß ist. Und dreimal so viele Menschen wie vor sechzig Jahren glauben heute, dass psychische Krankheiten zwangsläufig mit Gewalt verbunden sind. In zentralen Punkten haben wir es eigentlich sogar mit einer Rückwärtsentwicklung zu tun.

Ein wesentlicher Faktor ist die intensive Auseinandersetzung mit schrecklichen Gewalttaten in den Medien. Fotos von irre aussehenden Killern sind zum öffentlichen Gesicht der psychischen Störung geworden und vermitteln das Bild, dass psychische Krankheiten automatisch zu Aggressionen führen. In Wirklichkeit sind Menschen mit psychischen Erkrankungen weitaus häufiger Opfer von Gewalt als andere – aber mit seltenen Ausnahmen begehen sie nicht mehr aggressive Akte als andere Menschen. Doch dieser Punkt wird fast nie in den Medien erwähnt.

Die Geschichte der psychischen Erkrankungen und ihrer Behandlung ist zyklisch verlaufen. Am Ende des 18. und zu Beginn des 19. Jahrhunderts kam es in Europa zu einer Bewegung, die sich bald auch auf die Vereinigten Staaten ausweitete. Ziel war es, Menschen mit chronischen psychischen Störungen – von denen man oft meinte, sie seien von bösen Geistern besessen – in den unmenschlichen »Irren-häusern« von Ketten und Fesseln zu befreien und sie in eine ländliche Umgebung als Rückzugsort zu verlegen, in denen sensible, gut ausgebildete Pflegekräfte arbeiteten. Diese Praxis wurde als Moralische Behandlung bezeichnet, ein klarer Versuch, Menschen, die vom Weg abgekommen wa-ren, durch ein ruhiges, therapeutisches Umfeld fernab vom Alltagsstress wieder zu gesitteten Menschen zu machen.

Wie so oft bei Reformen, mit denen die besten Ab-sichten verfolgt werden, wurden diese Rückzugsorte immer größer, und die medizinische Behandlung stand immer stär-ker im Vordergrund. Im Laufe des 19. Jahrhunderts zielte die staatliche Gesetzgebung, als die industrielle Revoluti-on in Gang gekommen war, auf Kosteneinsparungen und den Schutz der Allgemeinheit ab. Dies versuchte man da-durch zu erreichen, dass man, gewöhnlich weit entfernt von städtischen Zentren, riesige Institutionen schuf unter dem vermeintlichen Edikt der Moralischen Behandlung. Nach 1865 bestimmten diese riesigen öffentlichen Einrichtungen das Bild der Behandlung schwerer psychischer Erkrankun-gen. Dad erlebte das ganze Grauen der »Fürsorge«, die sie anboten. Obwohl er in einem bürgerlichen Elternhaus auf-gewachsen war, das sich der Prohibition verschrieben hatte, und den Status eines Professors erlangt hatte, gab es bei der Zwangseinweisung in die Psychiatrie keine Klassenunter-schiede. Brutalität war weit verbreitet.

In den 1970er-Jahren hatte die Deinstitutionali-sierung schließlich zur Schließung fast aller öffentlichen psychiatrischen Einrichtungen geführt. Damit sollten die gemeindenahe Versorgung und die Humanisierung der Psy-chiatrie gefördert werden. Wer könnte etwas gegen eine solche Entwicklung haben? Doch diese gemeindenahen Alternativen wurden nie ausreichend mit Finanzen ausge-stattet. Tatsächlich neigen viele zu der Auffassung, dass die Deinstitutionalisierung tatsächlich eine Reinstitutionali-sierung war. Denn eine große Anzahl von Menschen mit einer psychischen Krankheit siechte in Zuchthäusern und Gefängnissen oder in schlecht mit Personal ausgestatteten, isolierten städtischen »Gemeindezentren« dahin. Darüber hinaus haben zu viele der heutigen Obdachlosen chronische Formen von psychischen Störungen, die Ängste vor einer Ansteckung schüren – als ob eine schwere psychische Störung durch engen persönlichen Kontakt übertragen werden könnte – und die Überzeugung fördern, dass jeder Mensch mit einer psychischen Krankheit unfähig und potenziell auszunutzen sei.

Welche tieferen Gegebenheiten liegen der Einstellung zu psychischen Krankheiten zugrunde? Eine Ansicht lautet, dass die eigene Stabilität gefährdet ist, wenn Menschen auf Personen treffen, die um ihr psychisches Gleichgewicht ringen. Wenn sie an die Zerbrechlichkeit des Lebens oder an ihre eigene durchaus nicht perfekte Selbstbeherrschung erinnert werden, versuchen viele Beobachter, die Quelle dieser Erkenntnis auf Abstand zu halten. Mehr noch, Krankheiten, die geheimnisumwoben sind, wie noch vor einigen Generationen Krebs oder wie Lepra, bevor deren bakterieller Ursprung erkannt wurde, werden in starkem Maße gefürchtet und stigmatisiert. Heute ist Brustkrebs eine »Angelegenheit«, die Gegenstand großer Spendenkampagnen ist. Leprakolonien gehören der Vergangenheit an, da Menschen mit der Hansen-Krankheit (wie man Lepra heute nennt) modernste Antibiotika erhalten. Doch psychische Krankheiten werden immer noch als das Ergebnis von Irrationalität, schwachem persönlichen Willen, Unberechenbarkeit oder unpassender Erziehung gesehen, und man bringt ihnen eher Verachtung und Empörung als Mitgefühl entgegen. Wie Susan Fiske, sozialwissenschaftlich ausgerichtete Neurowissenschaftlerin von der Princeton University, feststellte, werden Menschen mit psychischen Störungen typischerweise als die »Untersten der Unteren« angesehen, denen man sowohl einen Mangel an Wärme als auch ein Kompetenzdefizit attestiert.

Da ist es kein Wunder, dass durch die Vermittlung von Sachinformationen über psychische Krankheiten die soziale Distanz größer werden kann. »Fakten« fördern Stereotype, während die Information, die vermittelt werden muss, die ist, dass es große Möglichkeiten hinsichtlich Bewältigung und Genesung gibt, wenn ausreichend Behandlungsmöglichkeiten zur Verfügung gestellt werden. Das Hauptziel eines jeden freundlichen Kontakts mit den Betroffenen muss darin bestehen, dass man ihr Menschsein betont. Mit mehr Offenheit und Gesprächsbereitschaft kann die psychische Krankheit ihren rechtmäßigen Platz auf der nationalen Agenda einnehmen. Mit Zugang zu einer wirksamen Behandlung können Menschen im gesamten Spektrum der psychischen Störungen wieder gut und erfolgreich leben. Doch der Weg dorthin ist weit und steinig.

* * *

Ende der 1950er-Jahre hatte meine Mutter einen Scheideweg erreicht. Wenn mein Vater aus einer Episode zurückkehrte, wusste sie nichts von dem, was im Einzelnen passiert war. Was, wenn er beim nächsten Mal nicht mehr wiederkam? Wohin würde die Familie gehen, was auch immer davon übrig war? Als sie und ich anfingen, ernsthaft miteinander zu reden, erzählte mir Mom, dass Dad, als sie sich kennenlernten, sehr wenig von seiner Vergangenheit preisgegeben hatte, nur dass er auf der Highschool und an der Princeton University »einige Probleme« hatte. Dieser Satz war im Prinzip alles, was sie wusste. »Steve, damals sprach noch niemand über psychische Krankheiten«, sagte sie. Das Stigma war schlimm.

Nachdem sie geheiratet hatten, kam die Wahrheit zum Vorschein, besonders als Mom mit mir und dann mit Sally schwanger wurde. Jedes Mal artete alles vor ihren Augen zu einer ausgewachsenen Manie aus. Es ist bekannt, dass Frauen mit affektiven Störungen ein hohes Risiko für eine postpartale Depression aufweisen, also für eine Depression nach der Geburt eines Kindes. In der Tat wird diese Diagnose heute als ein zentrales Gesundheitsproblem anerkannt. Weit weniger bekannt ist jedoch, dass Männer mit einem genetischen Risiko für eine bipolare Störung oft die entsprechenden Symptome entwickeln, wenn ihre Partnerinnen schwanger werden. Offensichtlich gibt es hier keinen direkten hormonellen Zusammenhang wie bei der postpartalen Depression von Frauen. Ist Schlafmangel ein Auslöser – oder vielleicht eine existenzielle Angst davor, nach Jahren eines zyklisch wiederkehrenden Wahnsinns ein Kind auf die Welt zu bringen?

Meiner Meinung nach hat Mom in den ersten zehn Jahren ihrer Ehe mindestens sechs von Dads Episoden miterlebt. Jedes Mal wurde ihre Angst größer. Am Ende des Jahrzehnts zog sie Bilanz und machte mit einem Anwalt einen Termin aus. Obwohl sie es für sich behielt, wollte sie die Möglichkeit einer Scheidung für den Fall erkunden, dass Dad nie wieder zurückkehrte oder zu geschwächt wäre. Sie schmiedete auch Pläne, zur Hochschule zurückzukehren und sich dort eine Stelle zu suchen, falls ihr Einkommen die einzige Finanzquelle sein würde, um die Familie zu unterhalten.

»Das war ein teurer Anwalt«, sagte sie zu mir. Doch als sie in das gut ausgestattete Büro in der Nähe der Innenstadt von Columbus kam, erstarrte sie. Sie hatte sich überlegt, was sie sagen wollte. Aber als sie an der Reihe war, konnte sie kaum sprechen. Sie wusste, dass das Gespräch wegen des Anwaltsgeheimnisses vertraulich war, konnte das eigentliche Problem aber immer noch nicht beschreiben: die periodischen Ausbrüche einer schweren psychischen Krankheit bei ihrem Mann. Stattdessen redete sie in vagen, allgemeinen Worten über die Möglichkeit einer Trennung.

»Der Anwalt muss sich gefragt haben, was mit mir los war, als ich nicht auf den Punkt kam«, sagte sie. »Ich hatte den Termin nicht genutzt.« Sie fasste alles zusammen, indem sie mir sagte, dass psychische Erkrankungen damals tabu waren. Ihre Bitterkeit durchdrang jedes Wort. Man kann sich nur schwer ein deutlicheres Beispiel für ein Stigma vorstellen.

In den folgenden Monaten gegen Ende der 1950er-Jahre wurde Dad wieder stabiler. Mom und er beauftragten einen Architekten, ein neues Haus zu entwerfen, und Mom ließ allmählich von ihrer stillschweigenden Vorstellung ab, dass eine Trennung notwendig sei. Das neue Haus war ein Votum für den Fortbestand der Familie, das in blindem Glauben erfolgte.

Als ich in der zweiten Klasse war, fuhren wir manchmal zur Baustelle. In der Nähe ragte ein riesiger zylindrischer Wasserturm über das Ackerland; er sah aus wie ein riesiges Raumschiff, dessen spindelförmige Beine ein riesiges Mutterraumschiff auf der Erde festhielten. Sally und ich taten so, als wären wir Entdecker. Wir gingen auf dem Fundament des Hauses spazieren, durchquerten die Holztüren und kletterten über die im Bau befindlichen Wände.

Als wir mit dem Auto zurück zur Wyandotte Road fuhren, sahen wir neben dem großen Parkplatz für das neue Einkaufszentrum in der Nähe des Wasserturms farbige Lichterketten. »Können wir uns das ansehen, Dad?«, schrien wir wie im Chor. Als er mit dem Auto wendete, erkannten wir die Silhouetten von Achterbahnen und bettelten darum, dorthin gehen zu dürfen. Die provisorische Kirmes roch nach Staub, Metall, Schweiß und dem Benzin, mit dem die Motoren der Fahrgeschäfte angetrieben wurden. Wie rosa und violetter Kleister klebte Zuckerwatte an unseren Händen, während die Karussells durch die Luft wirbelten und sich drehten.

Im Hochsommer kam der riesige Lieferwagen, und einige Männer packten alles zusammen. Unser neues Haus an der Kirkley Road hatte zwei Stockwerke, die frische weiße Farbe bildete einen Kontrast zur tiefschwarzen Einfahrt. Im Inneren befand sich Dads neues Arbeitszimmer, das von einem Innenarchitekten für ihn entworfen worden war, mit goldfarbenen Einbauregalen direkt an den Wänden. Unsere neue Highschool sollte im großen Häuserblock unmittelbar hinter unserem eigenen Wohnviertel gebaut werden.

Aber kurz bevor die Schule anfing, bemerkte ich, dass Dad wieder einmal fort war. Ich habe mir ausgemalt, dass er in ein paar Monaten zurück sein würde – wie letztes Mal. Doch ich hatte eigentlich keine Ahnung, nur eine Hoffnung. An meiner neuen Schule kam ich in die dritte Klasse, und bei der Rückkehr nach Hause fragte ich mich jeden Tag, wo er denn sei. Doch es kam weder ein Anruf noch ein Brief. Dad war in einem schwarzen Loch verschwunden.

So langsam begann für mich eine Welt zusammenzubrechen. Es war ein Kampf um die Aufrechterhaltung meiner Moral.

Vielleicht hatte ich etwas getan, wodurch Dad wieder verschwunden war. Aber was? Nach ein paar Wochen brauchte ich dringend einige Antworten. Ich musste herausfinden, wie ich Mom diese Fragen stellen konnte.

Ich nahm alle Kräfte zusammen und suchte nach dem richtigen Moment.

4. Der Blick vom rechten Spielfeld aus

Nachdem mir meine Mutter gute Nacht gesagt hatte, versuchte ich, in meinem neuen Schlafzimmer auf dem oberen Teil des Etagenbetts einzuschlafen. Ich schloss meine Augen, so fest ich konnte, und hoffte vergeblich, dass mich der Schlaf übermannen würde. Mein Vater blieb das ganze Schuljahr über verschwunden, und weil ich so viel an ihn denken musste, war es mir nicht möglich, mich zu entspannen.

Irgendwo im Nebel zwischen Wachheit und Schläfrigkeit sah ich etwas in einiger Entfernung, als ob es auf die gegenüberliegende Wand im Schlafzimmer projiziert worden wäre. Zuerst konnte ich es nicht erkennen, aber bald wurde es klarer: eine große silberne Maschine, die in der Luft schwebte und leise surrte. Aus einer Öffnung an der Vorderseite flatterte ein weißes Band langsam heraus. Wie ein Geisterbild schwebte das Band durch die Luft. Als es nach unten wehte, wurden unter seinen Falten und Schlaufen Schatten sichtbar. Immer im gleichen Tempo tauchte das Band auf und füllte den Raum vor mir aus. Es war das Band der Zeit, der ewigen Zeit.

Es hat nie aufgehört.

Dad hatte mir von der Unendlichkeit erzählt. Sie sei, sagte er, mehr als Googol (eine Zahl mit hundert Nullen), mehr als Googolplex (10 hoch Googool). »Es handelt sich nicht einmal um eine Zahl«, brachte er mir nahe, »es ist ein Konzept jenseits der Zahlen.« War das Universum unendlich? Oder unendlich endlich? Mir war ganz wirr im Kopf, als er diese Fragen aufwarf.

Aber die Ewigkeit war viel beängstigender. Ich habe ständig an die Zeit gedacht: Wie wenig Zeit war da, um alles zu erledigen; wie langsam verging sie, wenn ich an meine Fragen dachte, die nie beantwortet wurden. Doch wenn die Zeit nie stehen blieb, was bedeutete etwas dann? Bruchrechnung ergab keinen Sinn mehr. Was bedeutete es, ein Drittel des Weges irgendwohin zu fahren, ein Zehntel, ja selbst ein Hundertstel? Wenn die Zeit ewig ist, kann man dem Ende nie näher kommen. Wie weit man auch gehen mag, es strömt genau so viel von dem Band heraus, also ist man genau da, wo man angefangen hat. Bei der Ewigkeit gibt es keinen Fortschritt, nur den vergeblichen Versuch, eines Tages etwas zu erreichen. Nichts hatte im Vergleich zur Ewigkeit der Zeit irgendeine Bedeutung.

Am Ende begann ich wegzudriften. Früher war ich in der Schule begeistert, wenn mein Lehrer einen weiteren Test oder eine Arbeit zurückgab. Aber jetzt, wo sich jeder Tag dahinzog, hatte ich das Gefühl, es würde sich ein Mullverband um mich wickeln und mich von der Welt isolieren.

Einige Nächte war mein Kopf voller Gedanken, von denen ich nicht ablassen konnte, besonders Schimpfworte wie *gottverdammt* und *zur Hölle noch mal*. Ein kleines Lied wiederholte sich: *verflixter, verdammter Gott, verflixter, verdammter Gott*. Egal, wie sehr ich mich auch abmühte, die Wörter kamen immer wieder. Was würde passieren, wenn Gott diese schrecklichen Worte hören würde?

Als ich dalag und versuchte, mich zu beruhigen, begann ich, mich zu fragen, ob ich ausreichend gepinkelt hatte. Wenn ich noch einmal versuchen würde, die letzten Tropfen herauszudrücken, könnte ich mich vielleicht endlich entspannen und einschlafen. Ich setzte mich aufrecht in mein Etagenbett, kletterte die Leiter hinunter und ging über den Flur zu unserem Badezimmer mit seinen Doppelwaschbecken und seinem grünlich blauen Fliesenboden. Angestrengt versuchte ich, ein Rinnsal in die Toilette fließen zu lassen, und marschierte zurück ins Bett. Aber innerhalb weniger Minuten begann ich mich zu fragen, ob da vielleicht noch etwas in meiner Blase war, und durchlief den ganzen

Prozess noch einmal. Ich wusste nicht, dass es nur flüchtige Erleichterung bringt, Zwänge auszuführen, wenn man sich auf grüblerische Gedanken einlässt – das Pinkeln, um die Angst loszuwerden, mich nicht richtig entleert zu haben. In einem endlosen Kreislauf kehren die Zwangsgedanken mit Getöse zurück, und zwar immer stärker.

Ich konnte Mom nicht sagen, wie bestürzt ich war, wenn sie diesen Blick in ihrem Gesicht hatte und mich wissen ließ, dass sie es nicht ertragen konnte, mich unglücklich zu sehen. In meinem ganzen Leben war ich noch nie einsamer. Manchmal hatte ich Lust, Dinge zu zerstören. Wusste denn niemand, wie sehr ich mich anstrengte? Es wurde von Tag zu Tag schwieriger, immer nur so zu tun, als ob. Ich habe am Ende beschlossen, dass ich einfach etwas über Dad herausfinden musste.

Im Herbst saß Mom an einem hellen Nachmittag am Küchentisch. Durch die Glasschiebetür konnte man in den Garten blicken. Da sah man unsere unbelaubten neuen Bäume und die Rasenflächen, die sich allmählich gelbbraun verfärbten. Im Haus war es totenstill. Zögernd zwang ich mich, auf Mom zuzugehen.

»Ja, Stevie«, sagte sie und sah mich an, »was gibt's?«

Jetzt oder nie. Ich atmete die Luft tief ein. »Mom, ich habe eine Frage. Wo ist Dad?«

Ihr Lächeln war schnell dahin. Sie schien nicht wütend zu sein, aber ihr Blick war trotzdem sehr ernst. Das sind Sekunden, die eine Ewigkeit dauern können. Mit ganz klarer Stimme sagte sie schließlich: »Dein Vater ruht sich in Kalifornien aus. Wir wissen nicht, wann er zurückkommt.« Sie hielt meinen Blick aus. »Es ist das Beste«, schloss sie, »wenn du keine Fragen mehr stellst.«

Ich wiederholte ihre Worte in meinem Kopf und brachte mit erstickter Stimme eine Erwiderung heraus: »Er ruht sich aus?«

Sie nickte. Das war es. Mit gesenktem Kopf ging ich langsam wieder nach oben.

Ich stellte mir vor, wie Dad viele Nickerchen machte und seinen Geist für all die Bücher, die er las, und all die Ideen, die er hatte, in Form hielt. Ich versuchte, glücklich darüber zu sein, dass er sich ausruhte. Aber wo genau in Kalifornien war er? Warum haben wir nie von ihm gehört? An diesem Abend im Bett schwebte das Band der Zeit noch einmal aus der Maschine und faltete sich sanft ineinander. Es floss endlos.

Unsere Lehrerin in der dritten Klasse, Miss Searler, sagte uns zu Beginn des Schuljahres, dass dies ihr erstes Jahr als Lehrerin sei. Sie war jung, hatte große Augen und ein rundes Gesicht mit einem eifrigen Blick, der mich dazu brachte, all ihre Fragen zu beantworten. Nach dem letzten Läuten am Nachmittag, als die Kinder aufbrachen, bat mich Miss Searler, noch einen Moment dazubleiben. Die leeren Tische bildeten gerade Reihen, Arbeitsmappen säumten die Regale. Hoch oben war die amerikanische Flagge zu sehen, darunter die grünen Vinylstreifen mit den Buchstaben des Alphabets in Druckschrift und in Schreibschrift. Handschrift war mein schlechtestes Schulfach. Ich habe den Stift zu stark auf das Blatt gedrückt, wirklich zu sehr, sodass die Bleistiftmine fast abbrach, wenn ich schrieb oder zeichnete. Auch heute noch sehe ich die tiefdunklen Buchstaben und Wörter, die ich auf dem linierten Papier geschrieben habe. Bleistiftreste klebten dick auf dem Blatt. Ich spüre ihn auch heute noch, den Schmerz in meinem rechten Schulterblatt von all dem, was ich unterdrückte, wodurch die Muskeln und Sehnen dauerhaft verkrampfen.

Die Nachmittagssonne schien schräg durch das hohe Fenster, als Miss Searler mich mit der ganzen hoffnungsvollen Erwartung der Welt im Gesicht anblickte. »Steve, ich habe eine Frage an dich.«

»Okay«, antwortete ich und hoffte, dass es nicht lange dauern würde, bis ich nach draußen käme.

»Wo ist dein Dad? Wir haben ihn lange nicht gesehen.«

Für ein paar Sekunden stockte mir der Atem. Wusste sie etwas? Oder war sie nur neugierig? Ich blickte in ihre großen Augen: Sie wollte wirklich eine Antwort. Ich erinnerte mich plötzlich daran, dass die Schule vor einer Woche wieder begonnen hatte. Deshalb fragte sie sich vielleicht nur, warum er nicht da war. Fast alle meine Klassenkameraden hatten zwei Elternteile.

Ich schluckte. »Miss Searler, mein Dad ist in Kalifornien«, sagte ich und versuchte, selbstsicher zu klingen. »Er ruht sich dort aus.«

Während sie darüber nachdachte, was ich gerade gesagt hatte, lächelte sie immer noch, aber das Aussehen ihrer Augen veränderte sich leicht. Blinzelnd neigte sie ihren Kopf leicht nach rechts, ihre Unterlippe begann sich gegen ihre Oberlippe zu schieben. »Wirklich?«, fragte sie und versuchte, einen heiteren Ton in ihrer Stimme beizubehalten, aber das fiel ihr bei dieser Mundhaltung nicht leicht.

»Ja, so hat es mir meine Mom gesagt.«

»In Ordnung«, erwiderte sie. »Aber weiß irgendjemand, wann er zurückkommt?«

Ich dachte nach, aber es kam keine Antwort heraus. »Ich weiß es nicht«, sagte ich schließlich leise.

Nach einer unangenehmen Pause fragte Miss Searler nach irgendetwas anderem, vielleicht nach einer Hausaufgabe. Ich antwortete leicht hölzern, verabschiedete mich und ging die Treppe hinunter zum Spielplatz. Lange dachte ich über ihren Gesichtsausdruck nach: diese Veränderung an ihren Augen, die leichte Schiefhaltung ihres Mundes, als sich ihr Gesichtsausdruck von hoffnungsvoll in Richtung zweifelnd veränderte.

Schließlich erzählte ich Mom, dass ich jede Nacht auf die Toilette gehen musste, da sie sich wunderte, warum ich so viel auf dem Flur hin und her ging. Mit einem besorgten Blick rief sie unseren Kinderarzt an und machte einen Termin bei einem Facharzt aus.

Eine Woche später fuhren wir zur Praxis in der Nähe

der Innenstadt. Die Schwester bat mich, einen hellgrünen Kittel anzuziehen. In der Umkleidekabine zog ich den größten Teil meiner Kleidung aus und steckte meine Arme durch die dünnen Riemen. »Nein, kleiner Mann«, sagte sie, als ich heraustrat. »Du musst es andersherum anziehen. Was wie die Hinterseite aussieht, ist eigentlich die Vorderseite. Ich kann dir helfen, es zuzubinden, wenn du fertig bist.« Bei dem Versuch, mich nicht zu blöd anzustellen, habe ich es schließlich geschafft; aber in dem Kittel bin ich mir richtig dünn vorgekommen.

Ich schluckte etwas von einer nach Kreide schmeckenden Flüssigkeit aus einem Pappbecher und legte mich auf einen Tisch, über dem ein riesiges, hellgrünes Röntgengerät auftauchte. Nach ein paar Bildern bewegte man mich für Aufnahmen aus verschiedenen Perspektiven. Ich hielt den Atem an, damit die Bilder nicht unscharf wurden. Als ich endlich fertig war, zog ich mich wieder an.

Auf dem Rücksitz des Autos während der Heimfahrt fiel mir nichts ein, was ich zu Mom sagen könnte. Ich blickte auf die North High Street und die niedrigen Backsteingebäude unter dem schiefergrauen Himmel, bevor wir links am Football-Stadion der Ohio State University vorbei zu unserem Haus fuhren. Neben mir konnte ich fast fühlen, wie diese Giftballons hochschwebten. Das tödliche Gas im Inneren drängte darauf, freigesetzt zu werden.

Ein paar Tage später sagte Mom, dass der neue Arzt angerufen habe, um ihr zu sagen, dass die Röntgenbilder nichts ergeben hatten. Sie sah etwas verwirrt aus, ich war jedoch überhaupt nicht überrascht. Ich wusste, dass das Problem eher in meinem Kopf als irgendwo anders in meinem Körper zu finden war.

Alle paar Wochen verbrachten Sally und ich die Nacht bei Großmutter. Es war schon lange unser Zufluchtsort in jenen Zeiten, in denen die Dinge zu Hause jenseits dessen waren, was wir wissen konnten und unbeherrschbar wurden. Großmutter nahm uns mit ins Kino – in die Elvis-Filme, die sie liebte, oder, wenn sie uns etwas über Religion zeigen wollte, in *Die zehn Gebote*, einen Film, von dem ich dachte, er würde nie aufhören. Die Religion hatte einen bestimmenden Einfluss auf das, was Großmutter dachte. Im kleinen Vorraum in der Nähe ihres Schlafzimmers hielt sie uns nach der Bibellesung kleine Vorträge. Eines Nachmittags erteilte sie uns eine Lektion, die wir als sehr streng empfanden.

»Die Bibel sagt, dass es viele Dinge gibt, die man tun kann und die vergeben werden können«, sagte sie. »Aber bestimmte Worte sind das Schlimmste. Wenn du den Namen des Herrn missbrauchst, wirst du auf ewig verdammt sein.« Sally und ich erschraken plötzlich und fragten uns, was das nur bedeuten könnte. »Du wirst auf immer in die Hölle kommen«, antwortete sie nachdrücklich. »Die Flammen sind heißer als alles auf der Welt; das Brennen wird euch stärker wehtun, als ihr euch das jemals vorstellen könnt. Ihr könnt vieles tun, und es wird euch vergeben werden. Aber ihr dürft nie den Namen des Herrn missbrauchen.«

Ich war fassungslos und konnte es nicht glauben. In diesen Gesängen und Liedern, die ich mir jede Nacht im Bett vorsang, war jede Zeile eine Gotteslästerung, und ich würde für immer in der Hölle landen. Obwohl ich versuchte, mir mein Grauen nicht ansehen zu lassen, litt ich unter schlimmsten Qualen.

Als Sally und ich das nächste Mal zu Großmutters Haus gingen, setzte ich meinen Plan in die Tat um. Ich stellte sicher, dass sie in der Küche beschäftigt waren, und ging nach oben in den Vorraum, von dem aus man über den Garten und die Allee hinausblicken konnte. Ich konnte da oben in der Nähe des Heizkörpers liegen, wenn ich an Thanksgiving oder Heiligabend zu viel gegessen hatte, aber heute war keine Zeit zum Ausruhen. Ich nahm meinen ganzen Mut zusammen und ging direkt in Großmutters Schlafzimmer. Dort fand ich ihre Bibel mit ihrem kieselartigen, weich-schwarzen Einband und den Seiten aus dünnem, durchscheinendem Papier; sie lag auf dem Ständer neben ihrem Bett. Ich setzte mich an Großmutters Schreibtisch, der nach Haarbürste und Parfüm roch, und suchte im Alten Testament nach der Stelle, in der es darum ging, dass jemand den Namen des Herrn missbraucht. Zu meinem Erstaunen fand ich sie innerhalb weniger Minuten. Meine Welt geriet ins Schwanken. Genau dort in der Bibel stand das, was Großmutter gesagt hatte: nämlich, dass es unverzeihlich sei, den Namen des Herrn zu missbrauchen. Ich starrte leer vor mich hin. Meine einzige Hoffnung bestand darin, dass ich mich in der Schule und zu Hause noch mehr anstrengen würde, was am Ende vielleicht ein wenig zählte. Aber was würde es bringen? Mein Schicksal war besiegelt.

* * *

Nachdem wir ein trostloses Weihnachtfest ohne Dad verbracht hatten, überraschte mich Mom im Januar mit der Aufnahme eines Songs, der mit 45 Umdrehungen pro Minute abgespielt wurde und den ich vom Radio her kannte und mochte: »Big Bad John« von Jimmy Dean. Sie hatte die Platte gekauft. Ich legte sie schnell auf den Plattenspieler im Wohnzimmer. Vor dem Fenster sah man viel Schnee. Ich legte die Vinylplatte auf den Stapelhalter, als der obere kleine Stapelarm herüberklappte und die Platte auf den Plattenteller aus Gummi hinunterdrückte; der Tonarm schwenkte zur Seite und senkte sich auf die schwarzen Rillen. Nach einem leisen Rauschen setzte das Lied für ein oder zwei Sekunden ein. Doch plötzlich hörte die Musik auf, es gab eine elektrostatische Entladung nach der anderen. Ich versuchte es noch einmal, aber der Tonarm hatte noch einmal einen Aussetzer.

»Oh, Gott«, sagte ich mit einem entnervten Seufzer. Konnte nicht einfach etwas mal klappen? Aber als ich mich umblickte, wurde mir klar, dass Mom in der Zwischenzeit leise die Treppe hinuntergegangen war und den Vorfall miterlebt hatte. Ihr Gesicht war vor Enttäuschung erstarrt. Und wieder hatte ich den Namen des Herrn missbraucht, nicht nur, als ich im Bett lag und nicht anders konnte, sondern aus eigenem Antrieb und mit lauter Stimme.

Würde man am Ende möglicherweise erkennen, wie niedergeschlagen ich in der Schule und zu Hause war? Doch angesichts meiner Sünden war ich mir sicher, dass nichts davon von Bedeutung war.

Jahre später erzählte Mom Sally und mir von ihrer Kindheit während der großen Wirtschaftskrise, vor allem von der Zeit, als sie so gerne das neue Brettspiel Monopoly besessen hätte. Großmutter hatte jedoch klargestellt, dass es bis Weihnachten, ein halbes Jahr später, keine Geschenke geben würde. Nachdem sie vergeblich darum gebeten hatte, dachte Mom nach und schmiedete einen Plan. Sie sammelte Pauspapier, kleine Haushaltsgegenstände für die Figuren, Tonpapier für die Ereignis- und Gemeinschaftskarten, farbiges Papier für das Geld und Karton für die Eigentumsurkunden und konstruierte mit der Hand ihre eigene Version, eine genaue Nachbildung des Originalspiels. Als Vorbild dafür nutzte sie die echte Version, die es im Haus eines Freundes gab.

Sie hatte es all die Jahre aufbewahrt. Das handgefertigte Spiel lag direkt in unserem Schrank im neuen Wohnzimmer. Als Mom es herausnahm, um es uns zu zeigen, konnten Sally und ich kaum glauben, wie echt es aussah. Doch ich schämte mich auch. Verglichen mit der Geduld, die Mom aufgebracht hatte, musste ich das verwöhnteste Kind sein, das man sich vorstellen kann. Warum sollte ich mich überhaupt beklagen? Ich vergaß – sofern ich es damals überhaupt wusste –, dass Schmerz nur schwer zu vergleichen ist. Was ich damals gebraucht hätte, war auch nur ein Quäntchen Realität. Stattdessen lebte ich in einer Scheinwelt, in der alles in Ordnung gewesen wäre, wenn die Familie einfach die Augen geschlossen hätte. Wir lebten in der Schattenwelt eines Stigmas.

In der frostigen Kälte des Februars wollten Mom und meine Großmutter an einem Samstagmorgen Sally und mich zu einem Kinderkonzert des Sinfonieorchesters von Columbus mitnehmen. Ich war auf einmal ganz aufgeregt und schlief am Vorabend früher ein als sonst. Als ich erwachte, leuchtete ein schwaches Licht hinter meinem Vorhang; das lag am starken Schneefall, der die Einfahrt und den Hof weiß einhüllte. Der Himmel über der Schneedecke war in mattem Grau. Alles draußen hatte ein urtümliches Aussehen. Nach einem schnellen Frühstück zog ich meine Stiefel, meine Handschuhe und meinen Mantel an und rannte zur Garage, um eine Schneeschaufel zu holen. Es gelang mir, den Weg freizuschaufeln, damit Großmutter mit dem Auto herauskam!

Der Schnee war pulvrig und leicht von der Einfahrt wegzuschieben, die weiße Landschaft sah rundum majestätisch aus. Mir fiel sofort ein Spiel ein: Ich rannte in meinen Stiefeln und verwendete die Schaufel vor mir wie einen Pflug. Dabei türmte sich der Schnee vor mir auf und stieb dann zu beiden Seiten davon. Nachdem eine Bahn fertig war, drehte ich mich um, damit ich mit einer weiteren Bahn beginnen konnte. Zuerst war mir bitterkalt, doch bald wurde mir wärmer, und meine Beine bewegten sich heftig. Wie Boote, die im Hochwasser dahingleiten, schwebten ein paar Autos auf unserer Straße vorbei, ihre Reifen summten über die vereiste Schneedecke.

Ich drehte mich um und setzte zu einer neuen Bahn an, auf der ich wieder schneller wurde. Aber einen Augenblick später hörte ich ein knackendes Geräusch, als mir etwas gegen den Mund schlug. Ich hatte ein stechendes Gefühl an den Lippen, hielt kurz an, und die Schaufel flog mir aus der Hand. Dadurch kam es auf der halb geräumten Einfahrt zu einem leichten Klirren. Verblüfft stellte ich fest, dass ich mit der Schaufelkante eine Eisfläche unter dem Schnee getroffen haben musste, wodurch sich der Metallgriff in mein Gesicht gebohrt hatte. Mit der Zunge spürte ich etwas Seltsames im Mund.

Als ich mit blutenden Lippen ins Badezimmer stürmte, bekamen Mom und Sally den Schlamassel mit. Vielleicht, so betete ich leise, hatte ich mich nur geschnitten. »Oh nein, Steve«, schrie Mom und schnappte nach Luft, während sie in meinen Mund sah. »Dein Vorderzahn ist abgebrochen!« Ich sah in den Spiegel und konnte es nicht glauben: Eine Ecke meines Vorderzahns fehlte.

»Es ist keine große Sache!«, wendete ich ein, um die Bestürzung zu beenden. Aber Mom war außer sich. »Dein schöner bleibender Zahn – er ist für immer ruiniert!«, schluchzte sie. Wie hatte sich alles so schnell verändert – von diesem begeisterten Gefühl draußen beim Schneeräumen zum Geschehen hier drinnen?

Einen Moment später kam Großmutter. Als sie die Geschichte hörte und meinen Zahn genauer ansah, schüttelte sie schaudernd den Kopf. Als ich mich in meinem Schlafzimmer umzog, hörte ich Großmutters Stimme auf der anderen Seite des Flurs. »Na ja, Alene, der Zahnarzt kann das in Ordnung bringen. Aber es ist die Aufgabe eines Mannes, den Schnee wegzuschaufeln! Wäre Virgil hier, wäre das nie passiert.« Und sie fuhr fort. »Wo *ist* er überhaupt? Warum ist er nicht zu Hause?«

Mir wurde heiß am ganzen Körper. Ich wollte mein Zimmer verlassen und ihnen sagen, dass sie sich um den Zahn keine Sorgen mehr machen sollten. Und bitte keinen weiteren Streit um Dad: Er ruht sich nur in Kalifornien aus! Doch ich habe nichts dergleichen gemacht.

Wie konnte ich damals wissen, dass Mom ständig Dads Verschwinden in psychiatrischen Kliniken vertuschte? Was war Wahrheit? Was war Halbwahrheit? Alle spürten die Belastung durch Scham und Vertuschung.

Als sie sich endlich beruhigt hatten, riefen sie mich, um sich den Zahn noch einmal anzusehen, und entschieden dann, dass der Zahnarzt die Zahnecke abschleifen könnte. »Lass uns schnell einen warmen Mantel anziehen und losfahren«, sagte Großmutter.

Nach der Fahrt in die Innenstadt überquerten wir den matschigen Parkplatz und schlossen uns aufgeregten Familien an, die den Flur vor dem riesigen Wartezimmer bevölkerten. Aber ich war überhitzt und völlig erschöpft. Als ich mich in den gepolsterten Stuhl fallen ließ, konnte ich es gar nicht erwarten, am Montag wieder in der Schule zu sein. Ich war jetzt sicher, dass eine Katastrophe drohte, wenn ich zu aufgeregt wurde. Das Leben lief viel besser, wenn ich versuchte, überhaupt keine Gefühle zu haben.

Im Frühjahr hatte ich einen neuen Freund gefunden, Brian, der immer etwas Nettes zu sagen hatte. Der Garten und die Allee des Hauses, in dem er wohnte, grenzte an ein Maisfeld, das Teil der landwirtschaftlichen Fakultät der Universität war und an dessen Seite es Gewächshäuser gab. Die Baseball-Saison rückte näher, also haben wir zusammen Baseball geübt. Wir hatten beide etwas Angst, dass ein zu weit geschlagener Ball die Glasscheiben dieser niedrigen Gewächshäuser im Garten seines Hauses zerschlagen könnte.

An einem warmen Morgen im April beobachtete ich die Bahn des von ihm geworfenen Balls, der mir entgegenkam. Ich holte mit dem Schläger weit aus, erinnerte mich daran, wie Dad mir beigebracht hatte, zu warten und dann meine Arme zu strecken, und schlug mit dem Schläger fest gegen den Ball. Einen Moment später hörten wir, wie Glas splitterte.

»Es ist okay«, sagte seine Mom, nachdem wir ins Haus gestürmt waren, um es ihr zu sagen, »so etwas kann passieren.« Den Ball konnten wir auf keinen Fall zurückbekommen, aber es gab einen Ersatz. Ich seufzte erleichtert.

Immer wenn ich bei ihm zu Hause war, waren nur seine Mom und seine Schwester anwesend. Nachdem wir noch etwas Baseball gespielt hatten, saßen Brian und ich eine Woche später im Schatten und tranken Limonade. Er blickte zum Horizont und sagte, sein Dad sei vor zwei Jahren gestorben. »Mein Daddy ist im Himmel«, meinte er.

»Meine Mom sagt, dass wir alle eines Tages wieder mit ihm zusammen sein werden.« Er blickte nach oben, während er redete, als ob er die Stelle sehen würde, wo sein Dad jetzt wohnte.

Ich schluckte heftig. Obwohl er mir sehr leidtat, fiel mir nichts ein, was ich sagen konnte. Ich hatte ja noch einen Dad, oder? Doch was sollte ich über *ihn* sagen? Dass er sich in Kalifornien ausruhte? Ich fand keine Worte, um Brian oder mich selbst zu trösten.

Brian war durch den Tod seines Vaters zum Waisen geworden, aber ich? Soweit ich wusste, war Dad weder lebendig noch tot. Wenigstens hat Brian verstanden, wo sein Dad war.

Nach diesem Frühjahr haben er und ich andere Freunde gefunden. Wieder einmal war ich schweigend erstarrt.

Alle Jungen waren beim Baseball-Verein Cub Scout, also flehte ich Mom an, mich dort anzumelden. Ich bin sicher, sie dachte, das würde mir helfen, über die lange Abwesenheit von Dad hinwegzukommen. Alle Mannschaften waren nach Indianerstämmen benannt. Wir waren die Osage, die hellgelbe T-Shirts mit dunkelblauen Nummern trugen. Die anderen Jungen schienen beim Training und bei den Spielen immer ihre Väter dabeizuhaben, nur ich fuhr allein mit dem Fahrrad zum Sport und wieder nach Hause.

Die Liga war für die dritte, vierte und fünfte Klasse, sodass die Jungen der dritten Klasse wie ich normalerweise die kleinsten Kinder und schlechtesten Spieler waren. Wegen meines Geburtstags im Dezember war ich der jüngste Drittklässler von allen. Aber die Regeln besagten, dass jeder mindestens zwei Innings (ein Spielabschnitt im Baseball) spielen muss. Die Trainer hofften, dass während unserer begrenzten Zeit auf dem Spielfeld keine Bälle zu uns kommen würden, und beteten, dass wir nicht vorlaufen würden, um mit irgendjemandem auf der Base (eine Ecke des Spielfelds) den Ball zu schlagen.

An einem warmen, dunstig-goldgelben Maiabend waren wir im vierten Spielabschnitt und lagen mit einem Run (Punktgewinn durch Laufen über alle Bases) vorn. Unser Trainer sah mich auf der Bank und platzierte mich mit einem Seufzer im rechten Teil des Spielfelds, wo fast keine Bälle geschlagen wurden. Ich eilte nach vorn und bemerkte die milchige Sonne tief am Himmel und die rotbraunen Ziegel unserer Schule im Hintergrund. Ich roch das frisch geschnittene Gras, weißen Klee vermischt mit den grünen Blättern. Ich hörte den Gesang unserer Spieler im Innenfeld: »He, Schlagmann; he, Schlagmann, Schlagmann! Schwing den Schlagstock!« Vielleicht würde der Spielabschnitt schnell vorübergehen.

Ein paar der gegnerischen Spieler machten Hits (die werden erzielt, wenn der Schlagmann nach einem erfolgreichen Treffer eine Ecke des Spielfelds erreicht) oder konnten vorlaufen. Es gab einen Ausweg: Wenn zwei Läufer auf der Base sind. Bitte, bitte, habe ich den Ball angefleht, komm nicht in meine Richtung. Aber ein linkshändiger Schlagmann kam auf die Plate (ein kleines Quadrat in der Mitte des Spielfelds). Mir schauderte, weil ich wusste, dass Linkshänder den Ball ins rechte Feld werfen würden. Er sah stark aus und machte ein paar heftige Schwünge zum Aufwärmen. Als unser Werfer den Ball hineinwarf, sah ich ihn zuerst: Wie ein weißer Blitz kam etwas vom Schläger. Einen Augenblick später folgte der Ton: KRRRACK. Der Ball streifte über den Kopf des zweiten Baseman und hüpfte vor mir auf den Boden. Die Anhänger der gegnerischen Mannschaft begannen zu jubeln.

Ich rannte nach rechts, um den Ball zurückzuholen. Laufen war für mich kein Problem, denn in gewisser Weise war ich sogar schnell. Aber als ich den Ball erreichte und ihn aus dem Handschuh zerrte, passierte etwas Seltsames: Ich war wie erstarrt. Mein rechter Arm blieb angespannt über meinem Kopf hängen, aber der Ball klebte an meinen Fingern.

Ich sah den aschfahlen Himmel über mir, als die gegnerischen Läufer jeweils um ihre Base liefen und dabei die Beine ausschüttelten. Die Fans der gegnerischen Mannschaft schrien nun: Die Hopis waren dabei, die Führung zu übernehmen!

»Wirf ihn rein!«, riefen meine Trainer aus einer fernen Ecke des Universums zu mir herüber. Die Spieler im Innenfeld signalisierten mir verzweifelt, dass ich etwas tun müsse, irgendetwas. Aber ich stand einfach da, der Ball befand sich schockgefrostet in meiner Hand über meinem Kopf. Inzwischen hatten beide Baserunner Punkte erzielt. Der Schlagmann lief rund um die dritte Base und kreuzte mit erhobenen Armen die Plate. Die Fans der gegnerischen Mannschaft hatten Freudentränen in den Augen.

Als ob ich aus einer Trance erwacht wäre, zog ich meinen Arm nach unten, rannte ins Spielfeld und warf den Ball von unten zu einem Spieler im Innenfeld, der ihn sich mit einer angewiderten Handgelenksbewegung schnappte. Unser Shortstop, also der Spieler zwischen der zweiten und dritten Base, warf seinen Handschuh in den Schmutz des Innenfelds. Voller Scham lief ich zurück ins rechte Feld. Vielleicht könnte ich mich ja einfach im Gras verstecken. Irgendwie tauchten die nächsten paar Schlagmänner plötzlich auf oder schlugen den Ball, und der Spielabschnitt war vorbei. Ich hielt die Hände vor das Gesicht, joggte zurück zu unserem Unterstand, zog meinen Handschuh aus und starrte vor mich hin. Niemand sah mich an, niemand sagte auch nur ein Wort.

Während des nächsten Spielabschnitts kam einer der Assistenztrainer zu mir auf die Bank und sagte ganz freundlich: »Nun ja, du wusstest nicht recht, was du da draußen tun solltest, oder?« Aber alles, was ich hätte tun sollen, war, den Ball zu werfen. Das wusste ich. Vor allem erinnere ich mich an das erstarrte Gefühl, als ich die Runner mit dem Ball in der Hand um die Base im Kreis laufen sah. Ich dachte still bei mir, dass ich die Demütigung nie wieder loswerden würde.

Nachdem wir verloren hatten, ging unser Team in die Mitte des Spielfelds, um unseren Konkurrenten gegenüberzutreten: »Zwei, vier, sechs, acht, wen schätzen wir vor allem? Hopi! Hopi! Hopi!« Sie machten dasselbe mit uns, aber ihr Lächeln war das von Siegern. Ich sprang auf mein rotes Fahrrad und fuhr nach Hause. Ein paar Minuten später stellte ich es leise am Hintereingang ab und ging nach oben.

»Wie war das Spiel, Steve?«, fragte Mom in der Küche.

»Wir haben verloren«, antwortete ich leise. Wenn ich ihr oder Sally genauer erzählt hätte, was gerade passiert war, hätten sie sich schlecht gefühlt und versucht, mich aufzuheitern, was alles für mich nur noch schlimmer gemacht hätte.

Bevor ich langsam einschlief, fragte ich mich, was Dad wohl zu meinem seelischen und körperlichen Versagen sagen würde, wenn er nur wieder zurück wäre. Die Dunkelheit um mich herum schien unaufhörlich zu sein.

* * *

An einem hellen Junimorgen ging ich hinunter zum Frühstück. Nachdem ich auf meinem Stuhl am Tisch Platz genommen hatte, bemerkte ich Dad nicht weit hinter mir, wie er am Herd kochte. Wie üblich war er beschäftigt und leicht gehetzt, schaufelte Sally und mir mit einem leichten Grunzen Rührei auf den Teller. Dann ging er schnell zum Toaster, um das Brot herauszuholen. Es war warm und eng in der Küche. Er trug sein geripptes Unterhemd und schwitzte bereits. Er schwitzte immer, wenn er sich anstrengte. Unter dem schweigsamen Philosophen kam eine zähe Intensität zum Vorschein.

Aber was hat er da gemacht? Ich konnte mich weder an irgendeine Art von Begrüßung noch an den Tag erinnern, an dem er eingetroffen war. Es muss eine Feier gegeben haben, selbst wenn es nur eine ganz kleine war, oder? Er war das ganze Studienjahr weg. Ich hatte die Hoffnung so gut wie aufgegeben.

»Ist das Essen in Ordnung?«, rief er und schaute über die Anrichte zu Sally und mir, während er mit Pfannen und Küchengeräten jonglierte. »Ja, es schmeckt gut«, sagten wir, während die Küche von gelbem Sonnenlicht durchflutet wurde.

Verglichen mit Moms bedachtsamem Stil waren Dads hastige Gesten etwas hölzern, aber die Vertrautheit mit ihnen hatte trotzdem etwas Beruhigendes. Ich wollte ihn fragen, ob er in Kalifornien genügend Ruhe gefunden hätte, aber er sagte nichts dergleichen und ich dann auch nicht. Wenn wir uns vom Drehbuch entfernen würden, was würde dann geschehen? Stattdessen fragte ich, ob er zur Uni gehen würde, und er sagte Ja. Wir trafen uns dann nachmittags wieder zu Hause, genau wie früher.

Wenn ich irgendeinen Plan hatte, dann war es der, dass ich mich bei meinen Schularbeiten und beim Sport so sehr anstrengen wollte, wie ich konnte, trotz meiner großen Schwächen bei Letzterem. Wenn ich mir Mühe geben würde, würde dann dadurch verhindert, dass Dad wieder wegging, und würde es die ewige Strafe abwenden, die mich erwartete? Wenn ich beschäftigt wäre, könnte er sich vielleicht auch noch etwas ausruhen. Die Last der Anstrengung schien manchmal so riesengroß zu sein, als stünde man am Fuße eines hoch aufragenden Berges, ohne dass man einen Weg nach oben erkennen konnte. Es blieb mir nur, mich blind nach vorn zu schleppen.

❊ ❊ ❊

Auch heute noch tauche ich manchmal in dieses Gefühl ein. Jedes Mal ist es dasselbe. Irgendeine Art von Ablehnung ist normalerweise der Auslöser – ein verpatzter Kontakt zu jemandem, dem ich mich nahe fühle; das erste Anzeichen für ein Scheitern eines meiner Projekte. Bevor ich es genauer weiß, mache ich den Gedankensprung, dass alles, was ich versucht habe, sinnlos ist. Wenn ich mich erneut im vertrauten, atemlosen Terrain meiner Kindheit bewege, suche ich verzweifelt nach Antworten, die ich nie bekommen werde.

Das Gift, eine giftige Dosis von Frustration und Verzweiflung, breitet sich in jeder Zelle meines Körpers aus. Es fühlt sich an, als hätte sich der Felsen unter meinen Füßen vom Festland gelöst. In einer kalten, schnellen Strömung werde ich ins Meer hinausgezogen und sehe, wie jeder, den ich kenne, aus meinem Blick entschwindet. Aber ich bin machtlos, ich kann ihr Zurückweichen nicht aufhalten.

Meine Arme sind zu dünn und können die Welt nicht mehr aufhalten. Ich bin genauso gelähmt, wie ich es damals beim Baseball im rechten Teil des Spielfelds war.

Für ein paar Stunden – manchmal dauert es einen oder zwei Tage – ist mein Gesichtsausdruck erstarrt. Jeder, dem ich begegne, fragt sich, was mit mir nicht stimmt, da meine gewohnte Energie wie verflogen ist. Ich stecke in einem Strom des Nichts, wo es mir an Kraft fehlt, wieder mit mir selbst oder mit anderen Kontakt aufzunehmen. Es ist wie bei diesen »Kippfiguren« der Gestaltpsychologie, etwa der schwarzen Vase vor dem weißen Hintergrund. Sie verwandelt sich plötzlich in zwei weiße Gesichter, die sich gegenseitig anstarren. Im einen Augenblick empfinde ich meine Welt als eine Welt voller Leben und Schwung, aber wenn mir der Boden unter den Füßen wegrutscht, schwindet plötzlich alle Hoffnung. Ich bin in meinen persönlichen Kreis der Hölle eingetreten.

Ich bin dem Wahnsinn so nahe, wie ich ihm kommen kann. Ich mag der Pistolenkugel ausgewichen sein und habe keine affektive Störung auf psychotischem Niveau entwickelt, aber mein Absturz ist nicht aufzuhalten.

Mir ist jetzt klar, dass ich immer direkt vor dem Abgrund stand. Er tat sich auf durch das frühe Schweigen und das Spielen von Rollen und wurde durch meine verzweifelten Bemühungen, nicht an den Abgrund zu denken, nie ganz überwunden.

Wie komme ich wieder in den Normalzustand zurück? Durch ein Musikstück, eine warme Erinnerung oder vielleicht ein Signal von meiner Ehefrau Kelly, dass wir uns immer noch stark miteinander verbunden fühlen und dass alles in Ordnung ist. Sauerstoff strömt in meine Maske, und das Gift wird allmählich aus meinem Körper gespült. Aber der nächste Absturz ist schon absehbar.

Man sollte meinen, ich hätte es längst herausgefunden. Trotzdem bin ich jedes Mal überwältigt, rutsche kopfüber an einen Ort, von dem man nie zurückkehrt. Ich bin mir am Ende sicher, dass alle Bewegungen aufhören werden. Irgendwo tief in mir drin fehlen immer noch einige grundlegende Teile.

Vielleicht, denke ich manchmal, hätte sich das alles ändern sollen, als Dad und ich unsere regelmäßigen Gespräche über sein Leben führten. Das war nach unserem anfänglichen Gespräch während meiner ersten Frühjahrssemesterferien. Doch unser Pakt – unser nicht schriftlich fixierter Vertrag – bestand darin, dass er über seine Episoden, Diagnosen und Krankenhausaufenthalte sprach, während ich dort saß und gelegentlich eine Bemerkung machte. Es handelte sich um eine recht einseitige Kommunikation.

Trotzdem habe ich dieses erste Gespräch als meine zweite Geburt angesehen: meine psychische Geburt, wie es mein Therapeut einmal formuliert hat. Diese 30-minütige Sitzung in seinem Arbeitszimmer und diejenigen, die im nächsten Vierteljahrhundert folgen sollten, ließen in mir meine Lebensaufgabe entstehen: Psychologie zu studieren, psychische Krankheiten zu verstehen und die enorme Last der Stigmatisierung abzubauen, die das gesamte Vorhaben im Keim erstickt.

Dennoch trug ich allein die Last, den Ausweg zu finden. Dads erdbebenartige Erschütterungen hatten einen beherrschenden Einfluss auf unsere Familie, während ich versuchte, die Kontrolle zu bewahren und meine eigenen quälenden Ängste unter der Decke zu halten. Ich konnte nicht ganz zugeben, wie betroffen ich war. Das ist ein häufiges Thema bei Kindern in Familien, über denen der Schatten einer psychischen Störung der Eltern liegt. Ohne eine echte Erfahrung, dass es vorwärts geht und es aber auch Rückschläge gibt, hielt ich jedes Mal den Atem an und fragte mich, was ich sonst noch über meine gequälte Familie in Erfahrung bringen würde.

Der Durchbruch zu einer offeneren Lebensweise würde Jahrzehnte in Anspruch nehmen. Es war das schwierigste Projekt meines Lebens: meine eigene Scham und mein Stigma zu überwinden.

Ich befinde mich immer noch mitten in diesem Prozess.

5. Wunder der modernen Medizin

Warum hatte Dad diese ersten Semesterferien im April 1971 dazu ausgewählt, mich über seine Vergangenheit zu informieren? Hätten sich er und Mom mir gegenüber nicht früher öffnen können, um all die Jahre des Sichabschließens nach außen zu beenden? Ich bekam die Antwort während eines meiner Gespräche mit Dad, als ich im College war. Mit einem wehmütigen Blick sagte er, er habe sich, als Sally und ich noch recht klein waren, sehr damit herumgequält, was er uns über seine Psychosen und Krankenhausaufenthalte erzählen solle. Er fragte bei seinen Ärzten nach, ob wir nicht zumindest *etwas* darüber wissen sollten, vor allem, als wir älter wurden.

Doch Dr. Southwick, der Psychiater, der ihn behandelte, beantwortete, ohne zu zögern, Dads traurige Frage. »Sprechen Sie *nie* mit Ihren Kindern über psychische Krankheiten«, sagte er zu Dad, »alles Wissen dieser Art wird sie für immer zerstören.« Ohne Einschränkung und vom Doktor so angeordnet war das gesamte Thema tabu. Auch Mom war Teil dieser Vereinbarung.

Apropos Stigma! In den 1950er-Jahren untersagte es die Psychiatrie als Berufsstand, dass die Familienangehörigen etwas von den Krankheitsformen eines Patienten wussten, die ärztlich behandelt wurden. Würde ein Onkologe einen Patienten anweisen, Familienmitgliedern niemals etwas von seinem Krebs zu erzählen, auch den Kindern nicht? Oder würde ein Kardiologe so etwas in Bezug auf eine Herzkrankheit machen? Das wäre undenkbar.

Aber psychische Erkrankungen waren so beschämend, dass ein Verbot aller Diskussionen als therapeutisch sinnvoll angesehen wurde. Das Rollenspiel unserer Familie war ein für alle Mal so ausgemacht, professionell gutgeheißen – sogar angeordnet.

Diese Haltung ist verblüffend und im wahrsten Sinne des Wortes gefühllos. Stigma ist eine andere Art Wahnsinn, die schlimmste Art von allen, es geht weit über die psychische Krankheit selbst hinaus. Erzwungenes Schweigen, das durch Scham motiviert und bis vor Kurzem von der psychiatrischen Fachwelt befürwortet wurde, hat katastrophale Folgen für alle Beteiligten. Natürlich ist die Offenlegung gegenüber der Familie, Freunden oder Kollegen immer eine Frage des richtigen Zeitpunkts, der Urteilskraft und der Vorsicht. Aber es muss ein Kampf dagegen geführt werden, dass stillschweigend angenommen wird, die Öffnung nach außen sei eine Katastrophe und dürfe niemals stattfinden.

Als ich 18 Jahre alt war, dachte mein Vater vielleicht, dass ich kein Kind mehr sei, sodass eine Enthüllung des Geheimnisses zu diesem Zeitpunkt nicht gegen den medizinischen Rat verstoßen würde, der ihm erteilt worden war. Oder vielleicht war es nicht mehr möglich, weiterhin etwas vorzutäuschen. Angesichts der Tatsache, dass unsere Gespräche von einer einseitigen Kommunikation geprägt waren, habe ich nie nachgefragt. Aber wenn ich die Geschichte rekonstruieren könnte, was hätte unsere Familie vor all den Jahren über Dads Gesundheitszustand sagen können? Ich kann es mir eigentlich wegen des Drahtseilakts, den wir jeden Tag vollzogen haben, nicht recht vorstellen. Aber schon irgendetwas zu sagen, hätte mich vom Abgrund der Schuld, der Wut und des Schreckens ferngehalten, die meine ständigen Begleiter waren und die mir praktisch nicht bewusst waren.

Mein Kollege an der Harvard Medical School, der bekannte Kinderpsychiater William Beardslee, hat eine Form der Familientherapie für Situationen entwickelt, in denen ein oder beide Elternteile eine schwere affektive Störung haben, wie eine Depression oder eine bipolare Erkrankung.

Abgesehen von der individuellen Behandlung, die diese Eltern benötigen, die in der Regel Medikamente und psychologische Interventionen beinhaltet, konzentriert sich diese Therapie auf die stark ausgeprägte Tendenz, das Geschehen innerhalb der Familie zu verbergen. Mit anderen Worten, es geht unmittelbar um Schweigen und Stigma.

Während des 16-wöchigen Therapieprogramms ermutigt der Therapeut die Eltern – zunächst, ohne dass die Kinder dabei sind –, eine klare Sprache zu finden, um die Erfahrungen der Familie fassbar zu machen. Verständlicherweise wehren sich die meisten Eltern zunächst dagegen, den Kindern etwas davon zu erzählen: *Sie sind zu jung, um das zu verstehen. Würde es ihnen nicht einfach wehtun? Warum sollten wir uns zu einem so schambesetzten Thema offen äußern?* Doch mithilfe von Anregung und Coaching durch den Familientherapeuten entwickeln die Eltern ein Narrativ, eine Erzählung, die ihre Kinder verstehen können. Schließlich trifft sich die ganze Familie, und der Therapeut unterstützt die Eltern dabei, über die Abwesenheit der Mutter, die Wut des Vaters, das Trinkverhalten der Familie, die Auszeiten von der Arbeit oder worum es auch immer im Einzelnen gehen mag, zu sprechen.

Das übergeordnete Ziel besteht darin, zu verhindern, was typischerweise passiert, nämlich dass sich die Kinder selbst die Schuld geben. In der Tat, wenn Familien Probleme haben, aber nichts angesprochen wird, nehmen Kinder normalerweise die Schuld auf sich, indem sie den Konflikt *internalisieren* (also nach innen verlagern). Diese Haltung mag rätselhaft erscheinen, aber zumindest behält das Kind eine gewisse Kontrolle über die Situation – und diese Perspektive ist wahrscheinlich besser, als zu glauben, dass die Welt ein grausamer, von Zufälligkeiten geprägter Ort ist. Doch eine solche Verantwortung lässt offensichtlich die Wahrscheinlichkeit größer werden, dass sich das Kind selbst Vorwürfe macht und sich die Schuld zuschreibt; sie erhöht das spätere Risiko für eine Depression. Wenn eine offene

Diskussion über die reale Situation in der Familie stattfinden kann, ist es möglich, zu verhindern, dass dieser Prozess der Internalisierung einen kritischen Punkt erreicht.

Kinder in Familien, die an einer solchen Form der Familientherapie teilnehmen, weisen unmittelbar danach eine bessere Funktionsfähigkeit auf als Kinder nach traditionelleren Familieninterventionen: Sie zeigen eine bessere soziale und schulische Leistung und sind insgesamt besser angepasst. Mehr noch – und das ist noch faszinierender –, ihr Risiko, innerhalb der nächsten vier Jahre eine affektive Störung zu entwickeln, ist deutlich verringert. Die Auswirkungen sind bemerkenswert: Obwohl einerseits das Risiko für psychische Krankheiten teilweise über Gene vermittelt wird, und zwar in starkem Maße bei bipolaren Störungen, hängt die Weitergabe über die Generationen hinweg zum anderen mit der Kommunikation zusammen. Auch in unserem biochemischen Zeitalter ist es wichtig, das Schweigen zu brechen.

* * *

Als ich im zweiten Studienjahr auf dem College war, sprach ich zu Hause bei einem weiteren Familienbesuch mit Dad über seine zweite große Episode, zu der es kam, kurz nachdem er in Princeton seinen Doktor gemacht hatte, und die ihn in die Klinik von Byberry führte. Ein besonderes Ereignis war da erwähnenswert: Eines Sonntags war der einzige Gottesdienst, der in der Klinik angeboten wurde, eine katholische Messe. Er müsse sich wohl ziemlich gut gefühlt haben, dachte Dad im Nachhinein. Denn er machte von den Bänken aus einen lauten Witz über den Priester, seinen Abendmahlskelch und das, was er dem versammelten Klinikpersonal und den Patienten antat: »Er verarscht uns!«, hatte Dad den anderen Kirchgängern zugerufen.

Wenn Menschen manisch sind, begreifen sie Humor und Ironie auf eine nicht herkömmliche, oft sexualisierte Weise, und sie haben in der Regel keine Hemmungen, den anderen ihre Sichtweise mitzuteilen. Aber das Publikum war eher empört als amüsiert. Am selben Abend machte Dad so weiter; seine Mitpatienten nahmen ihn gefangen, wobei einer der Wärter Wache hielt, und brachten ihn in den Raum für die Ergotherapie. Als sie die Tür verschlossen hatten, stellten sie ihn vor ein Seitpferd und schlugen ihn. Das wurde zu einem wöchentlichen Ritual. In der Zeit danach waren seine Wunden nur noch von seiner zerlumpten Patientenkleidung bedeckt.

Ich war verblüfft und hörte schweigend zu. Aber ich fragte mich auch insgeheim, ob das die Wahrheit oder Teil einer Wahnvorstellung war, bei der Dads Schizophrenie – die Krankheit, die ihm 35 Jahre lang als Diagnose anhaftete – das Sprechen für ihn erledigte. Ich wollte alles glauben, was er mir sagte, aber vielleicht waren seine Erinnerungen von seinem Wahnsinn beeinflusst.

Es war in der Klinik von Byberry, fuhr Dad fort, als er zum ersten Mal Barbiturate zusammen mit der Insulinschocktherapie bekam, um ihn zur Ruhe kommen zu lassen. Diese frühe Behandlungsform bestand darin, dem Patienten genügend Insulin zu geben, um ein vorübergehendes Koma oder sogar Krampfanfälle herbeizuführen. Denn nach einer inzwischen in Verruf geratenen Theorie sind Menschen mit Epilepsie immun gegen Schizophrenie. Diese Behandlungsform war in den 1940er-Jahren in den Vereinigten Staaten stark verbreitet, vor allem weil Patienten mit Schizophrenie auf die traditionelle Therapie mithilfe von Gesprächen nicht ansprachen und weil die Elektrokrampftherapie – die direkte Herbeiführung von Anfällen durch starke Stromstöße am Schädel – noch nicht sehr häufig verwendet wurde. Die Elektrokrampftherapie ging mit einer Reihe spezieller Nebenwirkungen einher, vor allem in Bezug auf das Gedächtnis, womit Dad (und Mom) während seiner Episoden und Krankenhausaufenthalte in den 1950er-Jahren Erfahrung machen sollten. Die Elektrokrampftherapie kann bei schweren Depressionen eine ausgesprochen wirksame Behandlung sein, wenn sie richtig durchgeführt wird; damals jedoch kam sie oft in barbarischer Weise zur Anwendung. Am Ende konnte man bei der Insulinschocktherapie keinen wirklichen Nachweis für den Nutzen liefern, sie ging mit dem Risiko potenziell schwerer Nebenwirkungen einher und versetzte die Patienten nach dem Aufwachen in Schrecken. Alles in allem waren Dads Berichte über die Klinik in Byberry haarsträubend.

Während meines Studiums in Südkalifornien besuchte ich mit Ende zwanzig ein Familientreffen im Haus von Randall, Dads um fast fünf Jahre älteren Bruder. Randall war derjenige, der die Encyclopedia Britannica von der ersten bis zur letzten Seite gelesen hatte, während er als Kind eine gewisse Zeit im Bett verbringen musste. Er war ein schneller, nervöser und manchmal ängstlicher Mann mit einem lebhaften Verstand, der sich sehr für sein von ihm gewähltes Fachgebiet der internationalen Wirtschaft interessierte. Weil er um mein Interesse an der Psychologie und der psychiatrischen Krankengeschichte seines jüngeren Bruders wusste, nahm er mich beiseite und begann mit einer etwas längeren Geschichte. Während er sprach, konnte man an seinem Gesicht die Intensität seiner Erinnerung ablesen.

Im Winter 1945 arbeitete er in Washington, bevor er Berater des Federal Reserve Board und später angesehener Professor wurde. Im weiteren Verlauf des Winters, erzählte er, drangen die Alliierten nach der brutalen Ardennenschlacht auf dem Weg durch Europa gen Osten vor. An der Ostfront kam die russische Armee immer näher an Berlin heran. Jeden Tag erwartete man die Nachricht vom bevorstehenden Sieg. Im März erhielt er jedoch einen Anruf des langjährigen Dekans von Princeton, bei dem Randall einige Jahre zuvor promoviert hatte. Zu seiner völligen Überraschung war der Dekan in Tränen aufgelöst. Weil er wusste, dass sein jüngerer Bruder Junior dort gerade seinen Doktor gemacht hatte, schaltete Randall auf volle Alarmbereitschaft.

»Ihr Bruder Virgil ist ins Philadelphia State Hospital, genannt Byberry, eingeliefert worden«, berichtete der Dekan düster. »Man sagt, dass sein Verhalten kurz nach seinem Abschluss recht bedenklich war.« Von den Gefühlen des Dekans bewegt, erinnerte sich Randall an den September 1936, als er seinen jüngeren Bruder in Pasadena mit gespreizten Beinen auf dem Straßenpflaster unter dem Verandadach liegen sah. War so etwas schon wieder passiert? War es möglich, dass sich Junior tatsächlich erneut in einer psychiatrischen Klinik befand?

Erschüttert ging Randall zu seiner Vorgesetzten, einer Generalin, und bat sie um die Erlaubnis, eine Reihe der heiß begehrten rationierten Benzingutscheine zu kaufen. Sein Ziel bestand darin, jeden Sonntag, seinen einzigen freien Tag, damit zu verbringen, nach Philadelphia zu fahren, um seinen Bruder zu besuchen. Der Kontakt nach Norwalk war vor acht Jahren bestenfalls sporadisch gewesen. Dieses Mal sagte Randall mir mit Nachdruck, sei es anders gewesen. Jeden Sonntag stand er frühmorgens auf und machte die lange Fahrt zu der riesigen Einrichtung auf dem Land. Er hatte den Plan, Junior Gesellschaft zu leisten und sein Verhalten zu beobachten. Er könnte vielleicht eine vorzeitige Entlassung seines Bruders dadurch erreichen, dass er seine Notizen über die wöchentlichen Fortschritte an die Mitarbeiter der Klinik weitergab.

Die ersten Besuche fanden in einer angespannten Atmosphäre statt, da sein Bruder deutlich gestört war. Randall war lange ohne Hoffnung. Doch Ende April war ein Hoffnungsschimmer erkennbar, als Juniors Beschäftigung mit Sünde, Religion, Telekinese und Faschismus nachzulassen schien. Aus Washington schickte Randall ein Telegramm an den Leiter der Station und bat darum, dass sein Bruder tagsüber die Einrichtung verlassen dürfe, damit die beiden gemeinsam außerhalb der Klinik zu Mittag essen könnten. Randalls Beobachtungen konnten vielleicht dazu führen, dass sein Bruder schneller entlassen wurde.

Als dem Antrag stattgegeben wurde, kam er voller Optimismus kurz vor zwölf Uhr an. Als er durch den imposanten Eingangsflur ging und einen Platz im Wartebereich fand, musterte er die Gesichter. Aber als Junior auf ihn zukam, blickte er seltsam wie durch einen Schleier. Randall versuchte, weiterhin zuversichtlich zu sein – schließlich hatte Junior die Einrichtung seit über sechs Wochen nicht mehr verlassen –, und sie gingen zum Parkplatz, der bis auf die Autos der Mitarbeiter fast leer war. Es waren nämlich nicht so viele Besucher in dieser eindrucksvollen staatlichen psychiatrischen Anstalt.

Als er seine Erzählung fortsetzte, sah Randall verwirrt aus und erinnerte sich an die wachsende Besorgnis, die er an diesem Sonntagnachmittag mehr als drei Jahrzehnte zuvor empfunden hatte. Etwas stimmte hier nicht. Sein Bruder blieb angespannt und zurückhaltend, als sie ins Auto stiegen. Auf dem schmalen Highway entdeckte Junior schnell ein Straßenschild und dann eine Plakatwand, auf der etwas in Deutsch stand. Da schrie er mit schriller Stimme einige deutsche Wörter.

»Was ist los?«, begann Randall.

»Es besteht Gefahr«, antwortete sein Bruder auf Englisch, und seine Stimme spiegelte eine tödliche Bedrohung wider. »Welche Gefahr?«, entgegnete Randall und versuchte, seine Verzweiflung zu verbergen. »Wir sind mit Erlaubnis der Klinikleitung draußen und fahren zum Mittagessen. Wir haben gerade Byberry verlassen. Erinnerst du dich?«

Aber Juniors Blick verkündete Unheil. »Hör auf mit deinen Lügen. Wir haben ein Konzentrationslager in Deutschland verlassen. Wie kannst du nur daran denken, mir bei der Flucht zu helfen?«

Randall rang mit sich, ruhig zu bleiben. »Junior, das ist absurd. Wir sind etwas außerhalb von Philadelphia in Pennsylvania. Komm zur Besinnung«, bettelte er.

»Ruhe«, warnte Junior im Kommandoton, bevor er weitere deutsche Verlautbarungen herausgab und dann, ins

Englische zurückfallend, warnte, dass ein Suchtrupp losgeschickt würde, sollte er vermisst werden. Die idyllische Fahrt wurde schnell zum Albtraum, aber Randall drängte darauf, doch bitte vernünftig zu sein.

»Wir sind in der Nähe von Byberry, Junior. Es gibt kein Konzentrationslager weit und breit.«

»Wir müssen zurück«, rief Junior. »Wir werden beide erschossen, wenn ich mich außerhalb des Lagers befinde!«

Verzweifelt versuchte Randall noch einmal, etwas dagegen zu sagen, aber sein Bruder hielt nichts davon. Randall warf seine Hände in die Luft, fand eine Querstraße, kehrte um und fuhr langsam zurück zur Klinik. So viel zu den Fortschrittsberichten dieser Woche, dachte er erbittert.

Nachdem das Auto auf dem Parkplatz abgestellt war, rannte Junior schnell zum Eingang. Zurück in den Gängen vermied er den Blickkontakt mit dem Klinikpersonal. Randall ging schnell hinterher, aber der Besuch war eindeutig vorbei. In Juniors Augen würde jede weitere Kommunikation mit einem Komplizen die Gefahr vergrößern. Verzweifelt rief Randall hinter ihm her, dass er in einer Woche zurückkommen würde, war sich aber nicht sicher, ob sein Bruder es überhaupt gehört hatte.

Randall und ich waren eine gewisse Zeit in einem Nebenraum, weit weg vom Rest der Leute. Es war an der Zeit, sich wieder der Gruppe anzuschließen. Zusammenfassend sagte er, dass die Rückfahrt auf der Straße von Byberry nach Washington endlos war.

※ ※ ※

Ich war jetzt in der vierten Klasse, und Dad war für ein paar Monate zurück. Mein psychischer Zustand war besser als im Jahr zuvor nach seiner scheinbar endlosen Abwesenheit. An einem kühlen Herbstnachmittag zog er mich in die Einfahrt, sobald er vom Campus kam. »Streck deine Hände vor dir aus«, sagte er und hielt inne, während ich meine Arme hob. »Das war's; mach einen Ball aus Luft.« Er begann eine Art von naturwissenschaftlichem Unterricht, vielleicht auch eine tiefer gehende Lektion. Bei ihm war so etwas immer schwer zu unterscheiden.

»Wie viele Luftmoleküle, wie viele Sauerstoff- oder Stickstoffatome, aus denen diese Moleküle bestehen, befinden sich in deinen Händen? Kannst du es erraten?«

Ich wusste, dass die Atome klein sind. »Ähm, vielleicht Millionen?«

Dad schüttelte den Kopf. »Noch viel mehr«, antwortete er, und da war ein Erstaunen, das aus seinem Blick sprach. »Die Antwort liegt wahrscheinlich näher bei Billiarden, vielleicht sogar bei Trillionen. Stell dir vor! Mehr als die Sandkörner an einem riesigen Strand, an vielen Stränden.« Er fuhr fort, indem er ausführte, dass der größte Teil eines Atoms ein leerer Raum sei; der Kern und die Elektronen seien winzig im Vergleich zum riesigen Bereich dazwischen. Das sei wie bei den Planeten, die eine Sonne umkreisen. »Schon Einstein hat gesagt, dass der Atomkern so etwas ist wie die Fliege in einer Kathedrale«, fuhr Dad fort, und ich war jetzt schon fern von aller Alltagswelt. »Die Welt um uns herum ist voller Wunder«, schloss er, »sie entzieht sich unserer Beobachtung.«

Beim Small Talk eines Familientreffens konnte Dad mit einem angespannten Gesichtsausdruck höflich über das Wetter oder das parlieren, was zum Abendessen serviert werden könnte. Doch wenn er über die Wissenschaft oder über andere Epochen der Geschichte sprach, hörte man einen leisen Jubel aus seiner Stimme heraus. Eine Variante seiner Person wirkte, als sei er auf hoher See verloren gegangen und kämpfe nun darum, seine Präsenz auf der Welt zu erhalten, die von allen anderen bewohnt wurde. Doch die andere Variante suchte – leidenschaftlich und überzeugend – danach, was an unserem Dasein wesentlich ist. Als ich an seine beiden Seiten dachte, lief mir ein Schauer den Rücken herunter, obwohl ich nicht genau sagen konnte, warum. Ich verstand noch nicht, dass sein erstes, unbeholfenes Selbst seiner Meinung nach mit dem grundlegenden Makel behaftet war, anders als der Rest der Menschheit und fehlerhaft bis ins Mark zu sein. Er empfand sich als abweichenden Patienten mit einer psychischen Störung.

Mom war jetzt viel stärker beschäftigt als zuvor, da sie an die Ohio State University zurückgegangen war, um einen zweiten Masterabschluss und einen Lehramtsabschluss zu machen mit dem Ziel, Englisch und Geschichte an der Junior-Highschool zu unterrichten. Ich hatte keine Ahnung von ihrem tieferen Grund dafür, dass sie das machte, oder von ihrem ergebnislosen Besuch bei einem Anwalt vor ein paar Jahren. Tatsächlich schien ihre Entscheidung von fortschrittlichen Gedanken getragen zu sein, nachdem ja nun die Sechzigerjahre begonnen hatten: ein Schritt in Richtung Frauenrechte. Draußen im Garten sah ich bei warmem Wetter Dad neben ihr am Gartentisch sitzen, wie sie sich eingehend mit dem Text über Transformationsgrammatik aus ihrem sprachwissenschaftlichen Seminar beschäftigten. Geduldig erklärte er die Feinheiten von Chomskys Analyse, die Diagramme darin sahen aus wie Spinnennetze. Ihre Köpfe und Oberkörper neigten sich, als sie sich gemeinsam intensiv konzentrierten, einander zu.

Damals strebte ich eine Punktlandung auf Unternehmungen, auf Schule und Sport an. Wie bei einer mittelalterlichen Karte der flachen Erde hörte die Welt jenseits der kontrollierten Grenzen dieser drei Aktivitäten auf zu existieren. Überall sonst lauerte das Unaussprechliche. Jenseits meines kontrollierten Lebens wartete etwas auf mich, aber ich konnte mir nicht vorstellen, was.

Die Nächte waren immer noch schwierig. Mir kamen keine Schimpfwörter mehr in den Sinn wie im Jahr zuvor, als Dad nicht da war. Aber ich hatte Angst, schlimm krank zu werden, wenn ich nicht schlafen könnte. Die Angst hatte mich im Griff wie ein chronisches Fieber. Ich dachte mir, dass ich vielleicht Ruhe bräuchte, genau wie Dad. Eines Abends im Spätherbst schlief ich schnell ein, aber mitten in der Nacht saß ich aufrecht im Bett, und mein Herz klopfte. Ich war angeschlagen, und im verwirrten Zustand der frühen Stunden war ich überzeugt davon, dass ich überhaupt nicht geschlafen hatte. Ich war wie erschlagen von dem Glauben, dass mein Herz aufhören würde zu schlagen, wenn ich noch länger dort liegen bleiben würde. Ich sprang vom Etagenbett herunter, rannte über den Teppich und schlug hart mit dem Kopf gegen die Schlafzimmertür meiner Eltern. Wegen Sally, die nebenan in ihrem Zimmer schlief, hätte ich ruhig sein sollen, aber ich konnte nicht anders.

»Mom! Dad!«, rief ich schluchzend, »ich werde krank. Helft mir!« Es kam keine Antwort; ich habe noch einmal gehämmert. »Bitte helft mir. Ich könnte sterben.«

Nach einem Moment hörte ich ein leises schlurfendes Geräusch. Dad machte langsam die Tür auf und schaute verschlafen hinaus. Er trug einen Pyjama und flüsterte: »Was ist denn?«

»Ich war die ganze Nacht wach. Ich kann nicht schlafen. Ich glaube nicht, dass ich weiterleben kann.«

Er hielt inne, drehte sich um und sprach leise nach hinten in Richtung Mom. Dann wies er mir mit einer Geste den Weg zurück in mein Schlafzimmer und folgte mir. Nachdem ich die Leiter zu meinem Etagenbett hochgeklettert war, strich er mir über die Stirn.

»Sag mir noch einmal, was dich bedrückt«, bat er mich leise. Halb würgend kam es aus mir heraus: »Ich war die ganze Nacht wach, ich kann nicht schlafen. Vielleicht sterbe ich am Morgen.« Ich fing wieder an zu schluchzen.

Er dachte einen Moment nach. »Kein Grund zur Sorge«, sagte er ruhig, aber mit Überzeugung. »Einfach nur ausruhen hilft dem Körper; es ist vielleicht zu 70 Prozent so gut wie zu schlafen.« Er sammelte Kraft und fuhr fort:

»Du weißt es vielleicht nicht, Steve, aber du lebst in einer Zeit der Wunder. Selbst wenn du krank wirst, können Ärzte jetzt viele Krankheiten mit neuen Medikamenten behandeln.« Als er ein Junge war, fuhr er fort, gab es keine

Antibiotika und andere Medikamente, die wir heute haben. Viele Menschen starben, einige tragischerweise jung. Er erinnerte mich daran, dass mein Großonkel Corwin in einem Forschungsteam die Mechanismen entdeckt hatte, die der Wirkung von Antibiotika bei der Behandlung von Tuberkulose zugrunde liegen. »Stell dir die Zeit vor, bevor es solche Medikamente gab«, fuhr er fort, »die Sterblichkeit war dramatisch hoch.«

Er fasste das bisher Gesagte zusammen: »Bei den heutigen Fortschritten, bei diesen Wundern der modernen Medizin – wenn du gut auf dich aufpasst, wirst du wahrscheinlich hundert Jahre alt!« Blitzschnell öffnete sich die Decke über mir, wie die Decke über dem Astronomen in meiner Erstklässlerzeichnung; das Sternenlicht strömte durch die Öffnung des Observatoriums herein. Hundert Jahre!

Dad fing an, über weitere Entdeckungen zu sprechen, aber ich war schon dabei, einzudösen. Er sagte mir bald Gute Nacht und ging über den Teppich zurück. Halb im Schlaf ging mir die Zahl durch den Kopf. Es war vielleicht nicht die Ewigkeit, aber hundert Jahre schienen mir eine ziemlich lange Zeit zu sein.

Als Erwachsener begann Dads Interesse an den Wundern der modernen Medizin, die er beschrieben hatte, Eingang in mein Denken zu finden. Zweifellos fragte er sich, warum ihm derartige Wunder nie zur Verfügung gestanden hatten. Warum kamen seine mysteriösen Episoden so unerwartet, warum waren sie so beschämend – und warum waren sie so weit entfernt von jeder ausreichenden medizinischen Versorgung? Er hatte, wie er mir in seinen späteren Jahren sagte, das Gefühl, dass keiner seine Notlage verstand und dass er es nicht einmal wert sei, dass man ihm half.

Wenn Personen zu Gruppen gehören, die in starkem Maße stigmatisiert werden, und zwangsläufig das zu hören bekommen, was die Gesellschaft über die eigene Gruppe sagt, ist die Wahrscheinlichkeit hoch, dass sie den unterschwelligen Gehalt in sich aufnehmen. Mit anderen Worten, das soziale Stigma verwandelt sich in ein Selbststigma, und der Teufelskreis schließt sich. So ein internalisiertes Stigma – die Auffassung, dass man zutiefst mangelhaft und unwürdig ist – hat verheerende Folgen. Es ist übel genug, Teil einer Gruppe außerhalb der Mehrheitsgesellschaft zu sein. Aber wenn der Einzelne davon überzeugt ist, dass seine eigenen Schwächen und moralischen Mängel die Ursachen des Problems sind, ist der Tiefpunkt erreicht. Es überrascht nicht, dass im Fall einer psychischen Krankheit ein hohes Maß an Selbststigmatisierung ein guter Prädiktor dafür ist, dass man gar nicht erst um eine Behandlung bittet oder dass sie vorzeitig abgebrochen wird.

Nicht alle Mitglieder stigmatisierter Gruppen weisen eine Selbststigmatisierung auf. Trotz des Fortbestehens rassistischer Vorurteile und Urteilsverzerrungen haben viele Mitglieder ethnischer Minderheiten in den Vereinigten Staaten ein gesundes Selbstwertgefühl. Ein Schutzfaktor ist die Solidarität und die positive Identifikation mit anderen Gruppenmitgliedern. Denken Sie an Black Power, an das Selbstbewusstsein der Schwulenbewegung oder an die Frauenbewegung. Dies kann der Herausbildung einer negativen Identifikation entgegenwirken, und es kann zugleich das Eintreten für die eigenen Interessen und die positive Selbstachtung fördern.

Aber wer würde sich schon mit einer Gruppe identifizieren wollen, die per Definition verrückt, wahnsinnig oder psychopathisch ist? Die Isolation und die Scham, die mit psychischen Krankheiten einhergehen, halten das internalisierte Stigma aufrecht, das wiederum zu noch mehr Hoffnungslosigkeit führt. Selbsthilfegruppen und -bewegungen gab es zu Dads Zeiten nicht, aber heute sind sie ein wichtiger Bestandteil im Bereich der seelischen Gesundheit. Obwohl sie allein weder das Stigma in der Öffentlichkeit noch das Selbststigma beseitigen können, sind sie ein Teil der Lösung.

Im folgenden Frühjahr kam Dad mit zu den meisten meiner Spiele während der Baseballsaison. Ich fuhr mit dem Fahrrad und kam früh zu den Aufwärmübungen an, während er mit dem Auto zum eigentlichen Spiel eintraf. Ich erzielte tatsächlich einige Punkte und war jetzt groß genug, um in der ersten Base zu spielen.

Ich konnte es nicht ertragen zu verlieren. Damals wusste Sally allein aufgrund der Geräusche, ob unsere Mannschaft gewonnen oder verloren hatte. An manchen Abenden hörte sie, wie ich mit meinem Fahrrad langsam die Einfahrt hinunterfuhr, und sie vernahm die flotten Schritte, als ich die Treppe hinaufging. »Wir haben heute Abend gewonnen! Gibt es etwas zu essen?« An anderen Abenden öffnete ich jedoch die Garagentür, und das Umfallen des Fahrrads, das ich fest auf den Linoleumboden geschmissen hatte, hallte durchs ganze Haus. Nachdem ich nach oben gestürmt war, schlug ich die Schlafzimmertür zu.

»Es ist nicht zu schwer, zu sagen, ob dein Team gewonnen hat«, neckte sie mich. Aber sie sparte sich ihre Hänseleien bis später, um sich nicht dem Ausbruch meiner plötzlichen Wut auszusetzen.

Sally und ich waren uns weiterhin nahe. In den kommenden Jahren hörte ich am Abend manchmal ihre klagende Stimme: »Steve, kannst du mir bei meinen Matheproblemen helfen?« Mit ihren Rehaugen und ihrem elfenhaften Haarschnitt, der jetzt dabei ist, auszuwachsen, sah Sally schüchtern aus; der Ton ihrer Stimme war flehend. »Ich komme nicht weiter.«

»Warte eben, Sal. Lass mich meine Sachen fertig machen. Ich werde es mir in ein paar Minuten ansehen.«

Wenn Sally mit Mathe kämpfte, ging sie manchmal zu Dad, aber seine Antworten waren hirngesteuert und abstrakt. Er konnte den Stoff nicht einfacher darstellen. Ich ging die Probleme mit ihr sorgfältig durch und versuchte, ihr klarzumachen, dass sie es, wenn sie es nur Schritt für Schritt machte, allein hinbekommen konnte. Aber ihre Antwort war immer dieselbe. »Ich kann es nicht so sehen wie du, Steve. Mein Gehirn funktioniert nicht so wie deins.« Ich begann zu spüren, dass ich einen ziemlich langen Schatten warf.

Als Mädchen, das gerne an Lagerfeuern saß, war sie immer aktiv und voller Energie. Ihre Freunde kamen in großer Zahl in unser Haus. Obwohl sie stets ihren Blick auf andere gerichtet hatte, hatte sie Schwierigkeiten, eine solche Zuwendung selbst zu bekommen. Sie war sehr sensibel gegenüber ihren Klassenkameraden, gegenüber Mom, gegenüber unseren Katzen und gegenüber allen, die Schmerzen hatten; ihre eigenen Bedürfnisse rangierten oft erst an zweiter Stelle.

Als Junge hatte ich mehr Freiheiten, mich in der Welt draußen umzuschauen, um dem belastenden Schweigen in unserem Haus zu entfliehen. Dads intuitive Unterstützung für mich, als ich sie am meisten brauchte, gab es für Sally nicht. Er war mit fünf Brüdern in einem wettbewerbsorientierten, von Männern dominierten Haushalt aufgewachsen – und weil seine Mutter für immer fort war, als er drei Jahre alt war, hatte er nie die Gelegenheit, wirklich mit dem anderen Geschlecht zu kommunizieren. Er hatte die meiste Zeit seines Lebens in reinen Jungenenklaven gelebt und später in der von Männern dominierten Welt der Philosophie konkurriert. Obwohl er sich nach den verwirrenden Episoden des Wahnsinns an seine Frau wenden konnte, um nach den Namen der Nachbarn zu fragen, hat er sie nie darüber informiert, was mit seiner Psyche geschehen war – oder wie die Kliniken wirklich waren. Dieser Bereich seiner Existenz war zu privat und zu sehr mit Scham verbunden. Er entschied sich dafür, sich mir gegenüber während meines ersten Studienjahres zu öffnen, dies aber nicht gegenüber seiner Tochter oder gar seiner Frau zu tun. Selbststigma hielt ihn davon ab; vielleicht dachte er, eine Frau würde es nicht richtig verstehen.

So nah Sally und ich einander waren, lebten wir doch in verschiedenen Welten. Es gab noch andere Gründe, warum sich Dad nicht wohl dabei fühlte, wenn er den Frauen zu nahekam. Aber das blieb ein Rätsel, bis ich viel älter wurde.

* * *

In den Osterferien meines fünften Studienjahrs hatten wir eine Reise nach Südkalifornien geplant. Ich würde also endlich sehen können, wo Dad und seine Brüder aufgewachsen waren. Während das Auto in der Einfahrt zur Garage beladen wurde, bewegte sich Dad schnell, er schwitzte und grunzte, als er die Koffer neu anordnete und immer wieder auf seine Armbanduhr sah, um sicherzustellen, dass wir pünktlich zum Flughafen fuhren. Im Haus, wo ich meine eigene Tasche packte, hörte ich von draußen einen lauten Schmerzensschrei. Als ich hinauseilte, sah ich, wie sich Dad nach vorn bückte, grimassierte und seine linke Hand mit einem blutgetränkten Taschentuch bedeckte. Mom und Sally waren ebenfalls hinausgerannt.

»Ich habe versucht, einen weiteren Koffer unterzubringen«, murmelte er mit zusammengebissenen Zähnen. »In der Eile habe ich die Kofferraumklappe auf meine linke Hand geschlagen. Ich glaube nicht, dass der Finger gebrochen ist.«

»Virg, vielleicht sollten wir die Reservierung stornieren«, sagte Mom zaghaft.

»Auf keinen Fall«, erwiderte er. »Wir müssen diese Reise machen. Wenn du etwas Eis holst, kann ich die Hand vielleicht in der Zwischenzeit verbinden, und wir können noch rechtzeitig zum Flugzeug kommen.« Unter seinem Taschentuch sah man, dass sein Finger geschwollen und lila verfärbt war. Er erinnerte uns daran, dass er sich in der Highschool die Hand und das Handgelenk gebrochen hatte. Das war damals nicht richtig behandelt worden und ist seither seine schwache Stelle. Natürlich wusste niemand, dass die Hand nach seinem kurzen Flug vom Verandadach zertrümmert worden war.

Dad kaute kräftig auf ein paar Aspirintabletten ohne Wasser. Mom nahm auf dem Fahrersitz Platz, und wir fuhren ab. Als wir schließlich im Flugzeug waren, fragte Sally auf der Startbahn, ob das Abheben angsteinflößend sei. Dad antwortete: »Wenn man in der Luft ist, merkt man nicht einmal, dass man fliegt. Denk doch an die Physik, um die es dabei geht. Wie schaffen es all diese Tonnen Metall in die Luft? Denk an die Flügelform, die oben weniger Druck erzeugt, wodurch es zum Auftrieb kommt.« Selbst unter Schmerzen ließ sich Dad nicht davon abhalten zu dozieren.

In Pasadena trafen wir Nettella, die zweite Frau meines Großvaters, und zwar in dem Haus, in dem Dad aufgewachsen war: 935 North Oakland Avenue. Das Haus schien klein zu sein, es lag etwas abseits der Straße. Unten war es mit dunklem Holz verkleidet, und die Schlafzimmer befanden sich oben. Es gab ein kleines, flaches Dach über der Haustür. Sally konnte es nicht glauben: Kumquatbäume wuchsen direkt im Hof.

»Was für ein festliches Ereignis«, wiederholte Oma Hinshaw, als die Familie am nächsten Tag zu einem Familientreffen zusammenkam; ihre weißen Haare waren oben mit Nadeln zusammengesteckt. Der Esstisch war voller leckerer Sachen. Ich hatte die Autobiografie, die ich für eine Hausaufgabe in der Schule geschrieben hatte, mit dem Titel »Mein Leben, geschrieben von mir« eingepackt. Auf der ersten Seite hatte ich konstatiert, in welcher glücklichen Lage ich mein ganzes Leben lang gewesen sei, mit all den Privilegien, die ich gehabt hätte. Nach dem Essen hörte ich, wie Onkel Randall und Onkel Bob zu Dad sagten, ich sei genau so philosophisch, wie er es sei.

Einen Tag später fuhren wir zu einem Kaufhaus in Arcadia, das Hinshaw's hieß und sich im San Gabriel Valley unterhalb von Onkel Bobs modernem Flachdachhaus in den Ausläufern der Berge befand. Ich war erstaunt, unseren Familiennamen in so großen Buchstaben auf dem Schild des Geschäfts zu sehen. Onkel Paul, der jüngere der beiden Halbbrüder von Dad, arbeitete im anderen Hinshaw's in Whittier, wenn er nicht gerade als Solist im Roger-Wagner-Gesangverein seine großartige Baritonstimme ertönen ließ. In den Büros hinten wurde ich meinem Großonkel Ezra, dem Gründer des Kaufhauses, vorgestellt. Er sabberte, so wie er da in seinem Rollstuhl saß, sein weißes Haar war zerzaust. Ich habe versucht, nicht hinzustarren.

»Ezra hat eine Krankheit, die man Parkinsonkrankheit nennt«, sagte Dad, als wir zurückfuhren. »Sein Verstand funktioniert, aber der Gehirnbereich, der seine Muskeln kontrolliert, ist nicht recht funktionsfähig.« Er sagte, dass niemand genau wisse, was da vor sich ging. Es sei ein medizinisches Rätsel, das die Wissenschaftler zu lösen versuchten.

Es kam zu einem der großen Schocks meiner Jugend am Anfang meiner Zeit auf der Highschool, als wir erneut nach Südkalifornien reisten. Dort angekommen, fuhren wir wieder zu Hinshaw's, wo ich in den Hinterräumen des Kaufhauses einen älteren Mann mit weißen Haaren sah, der umherging, lächelte und viele Mitarbeiter begrüßte. Einen Moment später stellten meine Onkel mich erneut meinem Großonkel Ezra vor. »Du bist ihm vor ein paar Jahren schon einmal begegnet, Steve, erinnerst du dich?«

Ich fing an, mit ihnen über ihren offensichtlichen Fehler zu diskutieren, da Ezra der Mann im Rollstuhl gewesen war, allem Anschein nach ein anderer. Dennoch sah ich die Ähnlichkeit. Wieder einmal versuchte ich, nicht hinzustarren.

Dad meldete sich an diesem Abend wieder laut zu Wort. »Ezra hat ein Medikament gegen Parkinson namens L-DOPA genommen. Es wirkt auf den betroffenen Gehirnbereich. In vielen Fällen lassen sich bei einer Person Funktionen wiederherstellen, die verloren gegangen waren.« Endlich, hier war der Beweis: Die Wunder der modernen

Medizin gab es tatsächlich. Ich sehnte mich danach, eines Tages Teil eines Teams zu sein, das solche Entdeckungen machte. Es gab viel zu tun, um menschliches Leid zu lindern, da war ich mir sicher, und es bedurfte sowohl der Wissenschaft als auch der richtigen Haltung, um dafür zu sorgen, dass es so kommt.

※ ※ ※

Für eine Schulaufführung im Frühjahr meines letzten Jahres in der Elementary School haben wir Sechstklässler ein Festival veranstaltet, bei dem ich Showmaster und Erzähler war. Dad war nicht da, aber ich war so beschäftigt, dass ich es kaum bemerkte. Am Abend der Veranstaltung strömten die Familien in den Zuschauerraum. Danach traf ich im Flur auf Mom. »Warum hast du mir nicht gesagt, dass du eine so große Rolle spielst?«, schwärmte sie. »Meine Güte!«

Um Dampf abzulassen und den Empfang zu vermeiden, spielten einige Jungs und ich ein Verfolgungsspiel, bei dem wir ins Schulgebäude und wieder heraus rannten. Innerhalb des Foyers kam ich näher an einen Spielkameraden draußen heran, als er fest gegen die Tür drückte, sodass ich ihn nicht zu fassen bekam. Während ich der Tür einen heftigen Stoß gab, öffnete sie sich einen Zentimeter, und ich griff nach dem Türrahmen, um einen Hebel zu haben. Aber als er sie wieder zuschlug, war alles zu Ende. Ein greller Schmerzensschrei hallte durch den Raum. Tiefrotes Blut strömte aus meinem Finger.

Mom befand sich in der Nähe der langen Tische mit dem Essen. »Was hast du da gemacht?«, schrie sie, die Augen aufgerissen, und schaute sich den Schaden an. Man nähte mich, und ich bekam eine Spritze gegen die Schmerzen; mein gebrochener Finger wurde für einen Monat mit einer Schiene geschützt. Es wurde mir in der Folge fast schon ein Ritual, mich daran zu erinnern, was passierte, wenn ich zu aufgeregt wurde. Trotz meiner Unwissenheit über Dads Zustand hatte ich einen sechsten Sinn dafür, was geschieht, wenn jemand die Kontrolle verliert. Meine Angst war stärker als jeglicher Drang, etwas zu erkunden.

Ein paar Wochen später war Dad wieder da. Wie immer sagte niemand etwas. Die Routine war seit Jahren dieselbe. In den Sommerferien fuhren wir zur Weltausstellung 1964 nach New York und nahmen Großmutter mit. Am Ende der langen U-Bahnfahrt nach Queens sahen wir die riesige Edelstahlkugel und die Exponate. Dad und meine Großmutter kamen gut miteinander aus. Auf dem Weg zum Abendessen fragte Großmutter, wohin es denn gehe. Mit einem verschmitzten Lächeln im Gesicht antwortete Dad: »Wie wäre es mit dem Willard?« Alle haben gelacht, sogar Mom. Doch ich war fassungslos. Wie konnten sie auch nur daran denken, Scherze über diesen Ort zu machen?

Als wir zurück im Hotel waren, kam ein Anruf für Dad aus Kalifornien. »Das ist vielleicht wichtig; ich nehme den Anruf im Schlafzimmer an«, sagte er zu uns. »Ich hoffe, es ist alles in Ordnung«, sagte Sally.

Ein paar Minuten später tauchte er mit einem düsteren Gesicht wieder auf. »Meine Stiefmutter ist heute gestorben«, sagte er trübsinnig. »Sie war krank, aber das kommt dann doch sehr unerwartet. Meine Brüder meinen, ich sollte zum Gottesdienst in Pasadena kommen, und ich bin auch ihrer Meinung.« Mom sah traurig aus und umarmte ihn.

»Warte!«, rief ich, meine Frustration nahm zu. »Unser Urlaub ist ruiniert!«

»Das ist ein schrecklicher Verlust für Dad«, sagte Mom. »Und du solltest ihm sagen, wie leid es dir tut. Aber vielleicht können Großmutter und ich die Autofahrt nach Boston und Cape Cod fortsetzen, wie geplant.« Sie gewann an Selbstvertrauen und fragte, was Dad dazu meine.

»Natürlich«, antwortete er, »wenn du es schaffst.«

Am nächsten Morgen fuhr Dad mit einem Taxi zum Flughafen. Wir fuhren durch das Labyrinth der gelben Taxis in New York und weiter nach Cape Cod, Boston, und zu den Niagarafällen. Eine Woche später kamen wir wieder in Columbus an, wohin Dad kurz zuvor von der anderen Seite des Kontinents zurückgekehrt war.

Wir haben uns gegenseitig nach unseren jeweiligen Reisen ausgefragt. »Der Gottesdienst war traurig, aber würdevoll«, sagte er. »Alle meine Brüder waren da. Was für eine Chance, zusammen zu sein.«

Während er sprach, nahm ich bei ihm einen wehmütigen Gesichtsausdruck wahr. Etwas schien ihm auf der Zunge zu liegen. Könnte er uns vielleicht mehr über seine Familie und seine Vergangenheit erzählen? Würden Türen geöffnet, verborgene Welten aufgedeckt? Gab es Erinnerungen an seine Stiefmutter und an seine Kindheit, von denen ich nie gehört hatte? Ich hielt den Atem an.

Aber als ich mich umblickte, war dieser Gesichtsausdruck nicht mehr da. Insgeheim war ich zerknirscht. Ich gab ihm noch eine Chance und blickte ein letztes Mal zu ihm. Aber der Moment war vorüber. Die Luft war raus, und ich wusste, dass die Dinge wieder so werden würden, wie sie immer gewesen waren. Meine Augen blickten nach vorne, die Geheimnisse wurden unter der Decke gehalten.

6. Die Abendnachrichten bei CBS

Bis heute bin ich verblüfft über die Art und Weise, wie unsere Eltern Sally und mich vor Dads schlimmsten Episoden (einschließlich der mitternächtlichen Fahrt nach Cincinnati und seiner plötzlichen Abreise aus unserem Haus) geschützt haben. Ohne Moms übermenschliche Bemühungen wären wir vielleicht dem Untergang nahe gewesen.

Wenn Dad eine manische Episode durchlief, war sein Urteilsvermögen sehr stark beeinträchtigt und sein Verhalten unverschämt. Er musste die westliche Philosophie retten und rief mitten in der Nacht nichts ahnende Kollegen im ganzen Land an, um sie über seine wirren Pläne zu informieren. Zugleich war er davon überzeugt, dass andere seine Ideen stehlen würden. Wenn er über einen solchen angeblichen Diebstahl in Rage geriet, störte er an der Universität die Fakultätssitzungen. Die Blicke, die ihm Fremde zuwarfen, oder die Anordnung der Daten in den Texten, die er las, deuteten auf katastrophale Ereignisse hin, die sich prägend auf die Weltgeschichte auswirken könnten. Dies brachte ihn dazu, nach Hause zu eilen und unverständliche Notizen niederzuschreiben. Trotz der wie gewohnt sorgfältigen Strukturierung seiner Vorträge konnte er sich von einer Idee zur nächsten bewegen wie ein umherhuschender Kolibri.

Es ist schwer vorstellbar, dass er damals über die Selbstbeherrschung verfügte, um sich vor seinen Kindern versteckt zu halten, insbesondere als die Polizei ihn ins Krankenhaus brachte oder als sein Bruder Bob aus Kalifornien kam, um einzugreifen. Doch irgendwie haben Mom und er den heillosen Wahnsinn vor uns versteckt.

Aber um bei der Wahrheit zu bleiben, es lag nicht

nur an ihnen. Ich wirkte als Komplize dabei mit. Ich *wollte* nicht wissen, was da vor sich ging. Was auch immer da unter den gedämpften Tönen in unserem Haushalt verborgen war, ich habe nie darauf gedrungen, es herauszufinden. Als ich in der dritten Klasse war und Dad jahrelang abwesend, gab ich auf, nachdem ich bei Mom einmal nachgefragt und keine rechte Antwort bekommen hatte. Wenn Amnesiepulver auf unsere Cornflakes gestreut worden wäre, hätte ich mitgemacht. Wenn es eine Pumpe zum Abpumpen von Erinnerungen gegeben hätte, hätte ich sie aus der Garage geholt und an meinen Schädel gelegt. Bis heute kämpfe ich gegen den lang gehegten Glauben, dass ich alles Unangenehme unterdrücken müsse; dies ist Teil meines erlernten Musters und führt dazu, dass ich auch heute noch allzu oft feststecke. Es ist eine der wichtigsten Schlachten meines Lebens.

* * *

»Steve, guck dir das mal an.« Mom gab mir ein blaues Buch vom riesigen Stapel auf dem Küchentisch, als ich in der siebten Klasse eine Pause bei meinen Rechenaufgaben machte. Jetzt war sie Dozentin an der Ohio State University und gab Kurse für Erstsemester zum schriftlichen Verfassen von Arbeiten. Die Leiterin des Fachbereichs Englisch, wo sie für ihren neuen Masterstudiengang Kurse belegt hatte, überzeugte sie, auf eine Lehrtätigkeit an einer Schule zu verzichten und stattdessen Lehrveranstaltungen an der Uni zu geben. Als Dozentin hielt sie nun vierteljährlich für Studierende aus anderen Ländern Seminare zum Verfassen von schriftlichen Arbeiten sowie mehrere Pflichtveranstaltungen in Englisch für Erstsemester.

Alle paar Nächte wurde ein Stapel Aufsätze auf dem Küchentisch verstreut, und sie bereitete die Benotung vor. Damals gab es nur eine Zulassungsvoraussetzung für die Ohio State University: Man musste einen Highschool-Abschluss haben. Im ersten Jahr war Englisch das Seminar, das man absolvieren musste; sonst war Schluss mit dem Studium. Eines der Themen für die aktuelle Aufgabe – irgendein Sachverhalt, durch den man etwas Übung im Schreiben bekommen sollte – war das letzte Wochenende zu Hause. Ich habe mir eine Seite angesehen. Der Student hatte in seinen letzten Zeilen gekritzelt: *Es regnete und regnete und regnete und regnete. Es war sehr schlammig. Ich war so traurig.*

Ich wunderte mich sehr. Das sollte College-Englisch sein? Ich bin mit so etwas wie Strukturierung von Texten und Rechtschreibung praktisch groß geworden. Wenn es mir nicht perfekt gelang, brach für mich eine Welt zusammen. Der Studienanfänger tat mir leid. Mom auch, mühte sie sich doch so sehr, den Studierenden Grammatik und einen gewissen Stil beim Schreiben beizubringen. Wir waren eine privilegierte Familie aus dem Bildungsbürgertum, während viele Absolventen der Highschools in Ohio nur schlecht auf die Universität vorbereitet waren.

Unsere Belustigung und unser Entsetzen hatten etwas Befreiendes. Ähnlich verhielt es sich mit Dad, wenn wir uns die Three Stooges oder Laurel und Hardy unten im Wohnzimmer ansahen. Er liebte diese alten Filme, sein Gesicht verkrampfte sich vor Lachen. Er war wieder der Junge im Kino von Pasadena, auf dem nicht das ganze Gewicht des Universums lastete. Für einen kostbaren Moment verflüchtigte sich in unserem Haus die Anspannung, über die man nicht sprach.

Doch ab und zu brach der Damm auf eine andere Art. Draußen in einem Gewitter nach einem Besuch im Stadtbad fühlte ich mich wie verloren. Ich war bis auf die Knochen nass und fror und klopfte heftig an den verschlossenen Windfang. Ich war frustriert, dass niemand mich hörte, und schlug so heftig zu, dass meine Faust direkt durch das Glas knallte. Es war reiner Zufall, dass keine Arterie durchtrennt wurde. Ein andermal, als ich dachte, dass Sally mich zu sehr geärgert hatte, schlug ich meine Schlafzimmertür mit einer solchen Kraft zu, dass der Spiegel hinter mir mit ganzer Wucht direkt auf den Boden stürzte. Als das 1,5 Meter hohe Rechteck aus Glas auf den Boden knallte, hallte es im ganzen Haus. Aus irgendwelchen Gründen zerbrach der Spiegel nicht.

Was war das, was da einen halben Zentimeter tief unter meiner Hautoberfläche lag und jeden Moment explodieren konnte? Meine Bemühungen, das Schweigen zu wahren, forderten ihren Tribut und führten dazu, dass es gelegentlich knallte. Mehr noch: Ich habe eindeutig einen Teil von Dads Genen für die bipolare Störung in mir. Obgleich sie nur ein blasser Schatten seiner unkontrollierten Emotionen während seiner schlimmsten Episoden sind, zeige ich ähnliche Tendenzen zu fehlregulierten Affekten. Nur allzu oft sind psychische Störungen eine Familienangelegenheit.

Als ich in der Junior-Highschool war, trat Dad dem Chor der großen Kirche bei, die meine Eltern besuchten, einer progressiven protestantischen Gemeinde. Der Chor hatte höchste Qualitätsansprüche und wurde manchmal von Musikern des Columbus Symphony Orchestra begleitet. Jeden Donnerstag nahm Dad nach einem frühen Abendessen an den Proben teil. Die Woche über sang er in seinem Arbeitszimmer Tonleitern und Liedtexte, und dabei drang seine Stimme durch die hölzerne Schiebetür. Sonntagmorgens sah ich ihn in seinem Festgewand hinter der Kanzel beim Hauptaltar stehen, sein Blick wechselte hin und her zwischen den Noten in seinen Händen und dem Himmel darüber. Wohin reiste er in diesen Momenten? Auf der Zeitachse nach vorn zum ewigen Leben, das auf ihn wartete, wenn er an seinem Glauben festhielt? Oder zurück zu seiner frühen religiösen Unterweisung in Pasadena?

Er erzählte mir, wie er seine Welten miteinander verband. »Ich bin nach wie vor überzeugt davon, dass ein höheres Wesen alles, was wir sehen, erschaffen hat. Philosophen und Naturwissenschaftler können vielleicht versuchen, einen Teil des Mysteriums zu verstehen.« Meine Sorgen wegen der ewigen Verdammnis ließen allmählich nach, aber ich verlangte von mir selbst immer noch Perfektion. Ich hing über einem tiefen Abgrund und klammerte mich an die schmale Seilbrücke; meine Arme und Schultern waren vor Anstrengung kurz davor, nachzugeben.

An der Ohio State University hielt Mom Lehrveranstaltungen über amerikanische Romane wie *Der große Gatsby* sowie über die Dichtung des 19. und 20. Jahrhunderts. Sie zeigte Sally und mir eines ihrer Lieblingsgedichte, »Richard Cory« von Edwin Arlington Robinson. Die ersten und letzten Verse blieben mir im Gedächtnis:

> Whenever Richard Cory went down town,
> We people on the pavement looked at him:
> He was a gentleman from sole to crown,
> Clean favored, and imperially slim ...
> ... So on we worked, and waited for the light,
> And went without the meat, and cursed the bread;
> And Richard Cory, one calm summer night,
> Went home and put a bullet through his head.

> Immer wenn Richard Cory in die Stadt ging,
> blickten wir einfachen Leute ihn an:
> Er war ein Gentleman vom Scheitel bis zur Sohle,
> sauber, privilegiert und schlank wie ein Kaiser ...
> ... und wir arbeiteten weiter und warteten auf den
> Morgen,
> wir mussten auf das Fleisch verzichten und
> verfluchten das Brot;
> Richard Cory ging in einer Sommernacht
> nach Hause und jagte sich eine Kugel in den Kopf.

Mom sagte, dass sie versucht hat, ihre Schüler dazu zu bringen, zu verstehen, was das zentrale Thema des Gedichts ist: der Unterschied zwischen der Oberfläche – was jeder als perfektes Leben ansah – und dem Geheimnis, das dahinterlag, nämlich die Verzweiflung, von der niemand etwas wusste. Dieses Gedicht war in der Tat etwas, wodurch Sally und ich der eigentlichen Wahrheit über die Situation unserer Familie am nächsten kamen. Mom fühlte sich dem Pakt, den sie eingegangen war, verpflichtet, uns nie etwas von der Lage zu verraten, in der sich Dad befand. Erst durch das Gespräch über Literatur bekamen wir einen kleinen Hinweis darauf.

Erving Goffman, der berühmte Berkeley-Soziologe, hat den Begriff *Courtesy Stigma* geprägt, der die ausgeprägte Tendenz der Gesellschaft umschreibt, jeden, der mit einem stigmatisierten Individuum oder einer stigmatisierten Gruppe in Verbindung steht, gering zu schätzen. In zynischer Weise meinte Goffman, wenn die Gesellschaft eine bestimmte Gruppe scharf tadle oder stigmatisiere, entspreche es nur der normalen Höflichkeit, die dieser Gruppe nahestehenden Personen zu degradieren. Man denke an den Verwandten eines Leprakranken – oder an jemanden im 18. oder frühen 19. Jahrhundert, der einem Sklaven im Süden beigestanden hat. Solche Menschen waren in den Gesellschaften ihrer Zeit Ausgestoßene. Gegenwärtig tragen Familienangehörige von Menschen mit einer schweren psychischen Störung die Last des Courtesy Stigmas: Wie viel näher kann man kommen, als mit jemandem verwandt zu sein, dem diese Art von Makel anhaftet?

Schlimmer noch: Im Großteil des 20. Jahrhunderts beschuldigten die Berufsgruppen der Psychologen und Psychiater die Familienmitglieder, insbesondere die Eltern, bei ihren Nachkommen psychische Erkrankungen hervorgerufen zu haben. Autismus wurde mit »Kühlschrank«-Eltern in Verbindung gebracht, die keine emotionale Bindung herstellten; Schizophrenie entstand durch »schizophrenogene Mütter«, deren feindseliger und abhängigkeitsfördernder Erziehungsstil ihre Kinder in den Wahnsinn trieb. Ehegatten, Geschwister und Nachkommen waren Bestandteil des permanenten Fluchs. Jede Erörterung der biologischen Anfälligkeit – einschließlich der eindeutigen Ergebnisse, dass das genetische Risiko für Krankheiten wie Schizophrenie, bipolare Störung, Aufmerksamkeitsdefizit-Hyperaktivitätsstörung (ADHS) und Autismus beachtlich ist – fiel unter den Tisch.

Was das Courtesy Stigma angeht, sind die Familien mit einer beträchtlichen *objektiven Belastung* konfrontiert, die mit der psychischen Erkrankung ihrer Verwandten einhergeht. Dazu gehören auch die Urlaubszeit und die Kosten für die Beantragung von Hilfe, die allzu oft eine wirtschaftliche Benachteiligung und großen Stress mit sich bringen. Doch Familien beschreiben auch sehr anschaulich das, was als *subjektive Belastung* bezeichnet wird, die verbunden ist mit der Scham und Erniedrigung, die mit dem ganzen Thema einhergehen, einschließlich der heldenhaften Bemühungen, alles geheim zu halten. So aufwendig die objektive Belastung auch sein mag, die meisten Familien berichten Folgendes: Die subjektive Belastung – das Unbehagen und die Angst vor dem Eingeständnis, dass es sich um eine familiäre psychische Erkrankung handelt – fordert einen weitaus höheren Tribut.

Als Ehefrau eines Mannes, der in den schweigenden 1950er-Jahren regelmäßig wahnsinnig wurde, erlebte Mom jeden Tag die tiefe Kluft, die sich durch das Courtesy Stigma ergibt. Die Berufsgruppe der Psychiater hörte ihr nicht zu oder schätzte ihre Einsichten gering. Eine Unterstützung der Familie war völlig außerhalb dessen, was man sich als psychiatrische Intervention vorstellen konnte. Zu Recht war Mom der Meinung, dass unsere Familie, wenn jemand die Wahrheit erfahren hätte, gemieden worden wäre. Denn ihr haftete ein »moralischer Makel« an, der Höchstgrad an Untauglichkeit. Alles soziale Ansehen, über das wir verfügten, hätte sich in Luft aufgelöst.

Courtesy Stigma ist nicht nur etwas, wovon Verwandte betroffen sind. Man denke nur an all die Berufe im Bereich der psychischen Krankheiten, an die Psychologen,

Psychiater und Sozialarbeiter – also an diejenigen, deren Aufgabe die Betreuung von Menschen mit psychischen Störungen ist –, und auch an Wissenschaftler, die sich mit den Ursachen und Behandlungsmethoden beschäftigen. Die nicht offen ausgesprochene Meinung lautet, dass all diese Personen ihr Leben lang mit verrückten Menschen zu tun haben. Tatsächlich haben Menschen, die im Bereich der seelischen Gesundheit tätig sind, einen niedrigen Status und werden sogar lächerlich gemacht. Klinische Psychologen stehen verglichen mit anderen Psychologen in Bezug auf den Status am unteren Ende der Stufenleiter. Von der Psychiatrie weiß man, dass es sich um eine unbeliebte Spezialisierung im Anschluss an das Medizinstudium handelt. Die Gelder, die für die Behandlung psychischer Störungen ausgegeben werden, sind nach wie vor geringer als die für die Behandlung körperlicher Krankheiten – also für »echte« Krankheiten. Stigmatisierung, Selbststigmatisierung und Courtesy Stigma sind wichtige Faktoren beim lähmenden Teufelskreis aus Niederlagen und Hoffnungslosigkeit. Und dies hat erschütternde Folgen für alle, die von psychischen Erkrankungen betroffen sind.

* * *

Während eines Wachstumsschubs wurde ich in der siebten Klasse zehn Zentimeter größer. Die First Base, also die rechte Ecke des Innenfelds, wurde für mich eine immer bessere Position im Baseball, da ich von den Spielern im Innenfeld Würfe abfangen konnte, die das Ziel verfehlt hatten. In den letzten Frühlingstagen hatten wir an einem strahlenden Samstagmorgen zwei direkt aufeinander folgende Spiele. Sally war bei einer Freundin; Mom und Dad brachten Gartenstühle mit, um sich die Spiele anzusehen. Um zwölf Uhr stieg die Hitze in Wellen aus dem staubigen Spielfeld auf. Obwohl ich meine Kappe fest in die Stirn gezogen hatte, musste ich die Augen zusammenkneifen. Zwischen den Spielabschnitten joggte ich, hielt an, blinzelte und sah es vor meinen Augen: ein punktförmiges Licht, das sich in ein Zickzack und dann in einen Blitz verwandelte, durch den die rechte Hälfte des Himmels verdeckt wurde. Schnell umherziehende Lichter, die wie tausend Blitzlichter leuchteten, pulsierten vor meinen Augäpfeln. Ich hielt mir mit den Händen die Augen zu.

»Steve, was ist los?«, rief Mom und eilte zu mir herüber.

»Ich kann nichts sehen«, erwiderte ich und kämpfte gegen die Panik. »Wie kann ich es stoppen?«

Dad sagte dem Trainer, dass ich krank sei, und holte das Auto. Die Hälfte meines Gesichtsfelds war nun von einem gelbgoldenen Schneesturm bedeckt. Während der Fahrt nach Hause verblassten die Lichter auf mysteriöse Weise, aber die Schmerzen setzten bald auf der anderen Seite meines Kopfes tief im Schläfenbereich ein. Das fühlte sich an, als würde mein Schädel von der Spitze eines Schwertes durchbohrt. Wenn ich mich einen Millimeter bewegte, wurde das Pochen nur noch schlimmer.

Vor einem Rätsel stehend und halb gelähmt humpelte ich ins Bett. Als Mom hereinkam, klang ihr Flüstern wie ein Kanonendonner. Die Lichtstrahlen an den Rändern des Vorhangs in meinem Zimmer leuchteten so hell wie Stadionlichter. Ein paar Stunden später erhob ich mich trotz des niederschmetternden Schmerzes und fühlte mich, als hätte ich vier Liter Brackwasser geschluckt. Ich schaffte es fast nicht mehr, zur Toilette zu kommen, und dann musste ich mich stoßartig übergeben – Saft, Wasser, Gallensaft, wer weiß, was. Ich saß keuchend auf den Bodenfliesen. Als ich mich dann in eine wackelige Stehposition begeben hatte, betätigte ich die Toilettenspülung, putzte mir die Zähne und bemerkte, dass der Schmerz in meiner linken Schläfe leicht nachgelassen hatte. Ich bewegte mich langsam wieder zurück ins Bett.

Irgendwann nachts wachte ich aus dem Tiefschlaf auf und fühlte mich ganz ausgetrocknet. Ich ging vorsichtig zum

Badezimmer und wollte es kaum glauben, dass ich mich fast wieder normal fühlte. Ich wagte es, ein paar Schluck Wasser zu trinken, bevor ich wieder ins Bett zurückkehrte. Das Nächste, was ich wusste, war, dass der strahlende Morgen mit frischer Luft da war. Ausgehungert ging ich die Treppe hinunter, das Gift in mir war auf irgendeine Weise herausgekommen. Das Essen hatte schon seit Monaten nicht mehr so gut geschmeckt. Es war, als lebte ich in zwei Welten, einer mit unerklärlichen Schmerzen und der anderen mit einer Galgenfrist, aber in gehobener Stimmung. Dad meinte, ich hätte zweifellos meine erste Migräneattacke gehabt, genauso, wie es beim ihm als Jugendlichem immer gewesen war. Genauso wie bei Virgil Sr. und bei allen Jungen der Familie Hinshaw. Genauso wie bei Sally, bei der es bald losgehen würde. Nun war ich mit meinen Verwandten durch den Schmerz verbunden.

* * *

Nach dem Abendessen redete die ganze Familie manchmal über das frühere Leben von Mom und Dad. »Wie habt ihr euch kennengelernt?«, fragten Sally und ich sie, als wir noch nicht ganz in der Pubertät waren.

»Bei einem Blind Date«, antwortete Mom. Wir kannten den Ausdruck noch nicht. Tat man so, als wäre man blind? »Das ist, wenn sich zwei Menschen, die sich nicht kennen, zum ersten Mal treffen«, antwortete Mom geduldig. »Freunde von mir an der Ohio State University kannten Dad, der Philosophie lehrte, und wollten, dass wir beide uns kennenlernen. Und am Ende verliebten wir uns ineinander.«

Wir schauten uns das Fotoalbum von der Hochzeit am 12. Juni 1950 an. Es war kaum zu glauben, dass Mom in ihrem weißen Kleid so formal gekleidet war. Dad schien in seinem Smoking unglaublich jung zu sein. Mom erzählte, dass sie in ihren Flitterwochen in den Westen des Landes gefahren und dann in Pasadena gelandet seien. Es war ihre erste Autoreise durch das ganze Land. Jahre später ging sie in einem vertraulichen Gespräch, als ich erwachsen war, auf das Treffen mit den fünf Brüdern und ihren Familien ein. »Es war unglaublich«, sagte sie. »Kaum hatten sie sich zum Essen hingesetzt, sprachen sie am Esstisch übereinander, kämpften um ihre Position und versuchten, sich gegenseitig zu übertrumpfen. Virgil Sr. und Nettella mussten über ihren Nachwuchs lachen. Wer wusste am meisten über das Weltgeschehen, die Politik, die Geschichte, die Wissenschaften? Wir Ehefrauen konnten kaum ein Wort dazu sagen.« Solch eine konkurrenzorientierte Bastion von Männern – sie waren von der Religion und dem Universitätsleben wie gefesselt – fachte Dads intellektuelles Feuer an.

Während des Gesprächs innerhalb der Familie fügte Mom hinzu: »Wir haben 1952 eine weitere Reise unternommen, als ich zum ersten Mal schwanger war, mit dir, Steve, und wir haben alle kalifornischen Verwandten wiedergesehen.«

»Aber es gab eine Tragödie«, fuhr Dad fort. Am ersten Abend ihrer Fahrt die Küste hinauf nach San Francisco lag an der Rezeption ihres Hotels eine Nachricht für sie bereit. Dads Vater war bei einem Autounfall außerhalb von Bakersfield verunglückt. Im Alter von 76 Jahren hatte er einen Chauffeur angestellt. Doch ein betrunkener Fahrer war quer über die Straße gefahren und hatte das Auto von hinten angefahren, wodurch mein Großvater sofort tot war. Sally und ich schwiegen.

»Wir sind ins Auto gestiegen und durch die Berge gefahren«, fuhr Dad fort. »Ich musste die Leiche identifizieren.« Ich stellte mir Dad im Büro des Rechtsmediziners vor, erschöpft und düster. Ich war inzwischen mit dem Begriff Ironie des Schicksals vertraut und konnte es kaum fassen, dass mein Großvater, der Anhänger der Prohibition, auf diese Weise ums Leben gekommen war.

In jenem Herbst – nach den Flitterwochen und nach dem Verlust seines Vaters – steigerte sich Dad in eine Manie hinein; und das war das erste Mal, dass Mom in Berührung mit solch einer Episode kam. Bei meiner Geburt wurde er nicht in eine Klinik eingewiesen, sagte Mom später, aber er stand kurz davor.

Sally und ich fragten, wie es war, als wir klein waren. »Du warst so bezaubernd«, sagte Mom. »All die Fläschchen, die in der Küche in der Wyandotte Road angewärmt wurden. Aber es war jede Minute wert.« Beim Betrachten des Fotoalbums sah ich ein Bild von mir: ein Baby, das im hellen Sonnenlicht blinzelte, in den starken Armen meines Dads ohne Hemd. Ich wusste nicht, dass er ein paar Monate später, gegen Ende von Moms Schwangerschaft mit Sally, richtig psychotisch war und dass eine Klinikeinweisung in Kalifornien erforderlich wurde während einer schweren Episode, als seine Tochter im Februar 1954 geboren wurde.

Mom war sowohl bei der Geburt von Sally als auch von mir im Wesentlichen allein.

»Hier ist etwas, was du früher als kleiner Junge gemacht hast«, sagte Dad. »Du hast gerne meine Bücher aus den Regalen geholt. Dein Favorit war mein ledergebundenes Lexikon mit Bleidruck, ein Geschenk meines Vaters. Du nahmst dir eine Seite und hast sie einfach mit einem breiten Lächeln im Gesicht herausgerissen. Du hast das Gefühl, das mit diesem sehr dünnen Papier verbunden war, sehr gerne gemocht.«

Ich erinnerte mich an das Wörterbuch. Im geschlossenen Zustand wiesen die Ränder der Seiten einen hellen Goldton zwischen den Deckblättern auf. Aber war ich als Kleinkind wirklich so zerstörerisch gewesen? Dad sagte, dass er versucht gewesen sei, mich zu bestrafen, aber er hatte erkannt, dass dies meine Art war, Bücher zu erkunden. Da jede Bestrafung meinen Wunsch zu lesen hätte vereiteln können, nahm er mir das Buch aus der Hand und legte es an einer Stelle ab, an die ich nicht herankommen konnte.

»Ich habe«, wiederholte er, »nie gewollt, dass deine Liebe zu Büchern geringer würde.«

Was wäre gewesen, wenn Dad in diesen Zeiten manisch oder ernsthaft depressiv gewesen wäre? Wäre er wütend gewesen und hätte mich angeschrien? Während Dad sich in seinem normalen Zustand befand – der »euthymen« Phase zwischen Manie und Depression, wie es in der Fachsprache genannt wird –, förderte er mich mit seiner Geduld und Nachsicht. Wie kann man voraussagen, wann ein Mensch mit einer bipolaren Störung in die Manie flieht oder in Depressionen versinkt? Trotz jahrzehntelanger Forschung ist das immer noch extrem schwer einzuschätzen. Es gibt eine starke genetische Anfälligkeit für die bipolare Erkrankung, aber belastende Lebensereignisse können einzelne Episoden auslösen. Um welche Muster es sich handelt, das hängt vom Einzelnen ab. Dass Dad die meiste Zeit über bei klarem Verstand war, hat zweifellos die Familie gerettet. Aber der große Kontrast zwischen seinen Stimmungen hat jede einzelne Interaktion in unserem Haus stillschweigend in Mitleidenschaft gezogen.

✳ ✳ ✳

Die Sache mit den Mädchen ging mir durch den Kopf wie nie zuvor. Damals in der vierten Klasse starrte ich die blonde Mary Ann an, und seltsame Empfindungen gingen durch meinen ganzen Körper. Jetzt, in der Junior-Highschool, fühlte ich mich fast jeden Tag so. Würde ich mich jemals an ein Mädchen gebunden fühlen und ihr von meinen Gefühlen erzählen, wenn ich nur selbst etwas darüber herausfinden könnte? Die Mischung aus Sehnsucht und Angst war überwältigend.

An einem Samstagnachmittag im Winter strich ich in der eisigen Luft durchs Einkaufszentrum. Autos suchten sich einen Weg durch die Matschhaufen, der Himmel verdunkelte sich am späten Nachmittag. Ich suchte nach einem Ring, den ich einem Mädchen schenken könnte, wenn ich nur den Mut dazu aufbringen würde. In einem Geschäft waren in den Auslagen jadeartige Ringe zu sehen, die mir auffielen. Aber als die Verkäuferin fragte, ob ich einen sehen wolle, schaute ich weg und errötete. Meine Sehnsucht blieb tief innen verborgen. Was würde ich einem Mädchen darüber sagen, wer ich wirklich sei?

Tatsächlich sprach ich so wenig wie möglich über mich selbst. Beschäftigt zu bleiben, nach Erfolgen in der Schule und im Sport zu streben und mich darauf zu konzentrieren, hat die Versuchung, tatsächlich etwas zu fühlen, auf Abstand gehalten. Es war viel besser, so meine Überlegung, die Dinge tief im Inneren zu lassen.

Als ich in der achten Klasse war, setzten Dad und ich uns eines Abends in die Küche, um die CBS Evening News mit Walter Cronkite zu sehen. Dad nahm in der Stunde vor dem Abendessen oft einen Bourbon mit Cola oder ein anderes Getränk zu sich. »Das ist die religiöse Erfahrung des einfachen Mannes«, sagte er von seinem Cocktail, obwohl ich ihn noch nie mehr als zwei trinken gesehen hatte. Welche Einsichten hat ihm der Alkohol vermittelt?

Sich die Nachrichten anzuschauen, war für Dad der Höhepunkt des Tages. Er sah Cronkite gerne. Eines der großen Themen an diesem Abend war die jüngste Erhöhung der Benzinpreise im ganzen Land, ein paar Cent pro Gallone. Aber Dad starrte den Fernsehapparat an wie eine Kobra, die bereit war, loszuspringen. Es war da ein seltsames Schimmern in seinen Augen.

»Das ist unerhört!«, knurrte er den Bildschirm an.

»Was ist?«, fragte ich und hoffte, dass er sich etwas abregen würde. »Diese Preise sind kriminell«, antwortete er. »Es sind schon bei viel harmloseren Ereignissen als denen hier Unruhen ausgebrochen. Die Auseinandersetzungen zwischen den sozialen Schichten werden nicht lange auf sich warten lassen!« Er war wütend, und seine moralische Empörung war deutlich spürbar. »Die Geschichte wird mir recht geben«, fuhr er fort und hatte dabei einen bedrohlichen Unterton in der Stimme.

Komm schon, habe ich zu ihm gesagt, aber nur mit

meiner inneren Stimme: Wir steuern wegen eines Problems, das so trivial ist wie dieses hier, nicht auf einen Klassenkampf zu. Für einen Moment fühlte ich mich älter und reifer als mein eigener Dad. Ich war tatsächlich etwas beschämt über das, was er da gesagt hatte. Zumindest war keiner meiner Freunde anwesend, dachte ich erleichtert. Was würden sie von einem so törichten, unreifen und überaus emotionalen Vater halten?

Hätte ich etwas sagen sollen? Aber der Zorn in seinem Blick, als er auf den Fernseher starrte, war mir eine Warnung, mir besser auf die Zunge zu beißen. Ich murmelte etwas darüber, dass die Preiserhöhung nicht allzu groß war, aber er reagierte ausgesprochen herablassend. Sein Ton der sicheren Überlegenheit packte mich wie eine außerirdische Kraft.

Bei dem seltenen Einblick in die frühen Anzeichen einer Manie, wie ich sie gerade bei Dad beobachtet hatte, war der größte Schock der Kontrast zu seinem üblichen Benehmen und Tonfall. In mir kam eine kurze Erinnerung an die Zeit vor sieben Jahren im Willard auf, ich blendete sie aber schnell wieder aus. In der nächsten Werbepause gab ich einen Vorwand an, um zu gehen. In der Schule fing ich an, alles noch stärker für mich zu behalten. An manchen Tagen zerbrach die Bleistiftmine fast unter meinen Fingerspitzen.

Meine Erinnerung daran, wie sehr er sich nach dieser Szene in etwas hineingesteigert hat, ist im Nebel des Vergessens verschwunden. Es ist denkbar, dass seine Ärzte zu diesem Zeitpunkt die Dosis des Medikaments Melleril – ein neuerer Abkömmling von Chlorpromazin, einem antipsychotischen Medikament, das Wahndenken und Paranoia verringern kann – erhöht und ihm erlaubt haben, zu Hause zu bleiben. Vergessen Sie bitte nicht, dass ich ein Komplize war: Ich habe aktiv versucht, wichtige Erinnerungen zu blockieren.

Ein Jahr später waren wir alle im Wohnzimmer, lasen Zeitschriften oder verschiedene Teile der Sonntagszeitung.

Das Telefon klingelte, und Mom stand auf, um den Anruf in der Küche entgegenzunehmen. Als sie telefonierte, wurde ihre Stimme lauter und dann wieder leiser, aber ich konnte keine speziellen Wörter ausmachen. Sie eilte zurück und sagte Dad mit besorgtem Blick, dass sein Bruder Bob aus Kalifornien am Telefon war. Dad ging schnell in sein Arbeitszimmer, schloss die Schiebetür hinter sich und tauchte eine halbe Stunde lang nicht mehr auf. Schließlich tappte er langsam zurück. Mit einer in sich zusammengesackten Körperhaltung begann er zu sprechen und hielt dann inne. Am Ende räusperte er sich.

»Nun, das war ein ziemlich langes Gespräch mit meinem lieben Bruder Bob. Es gibt beunruhigende Nachrichten. Wie ihr wisst, besteht seine Arbeit als Psychiater darin, den ganzen Tag mit Patienten zusammenzusitzen und mit ihnen zu sprechen. Bei dieser sitzenden Tätigkeit begann eines seiner Beine zu schmerzen. Wundbrand setzte bald ein.« Dad schloss mit den Worten, dass Bob sich, um sein Leben zu retten, das Bein amputieren lassen müsse.

Moms Augen waren weit geöffnet, Sallys auch. Amputieren? Ein vager Verdacht legte sich auf meine Schultern. Eine Amputation, die durch zu viel Sitzen verursacht wird? So übermäßig rational, wie sich Dads Bericht über sein Gespräch mit Onkel Bob auch anhörte, ich konnte gar nicht glauben, was ich da vernommen hatte.

Oder vielleicht konnte ich es doch glauben. Ich hatte gelernt, zu akzeptieren, womit ich konfrontiert wurde. Dinge infrage zu stellen, ins Ungewisse vorzustoßen, all das schien viel zu riskant zu sein. Ein paar Wochen später sagte Dad, Bob habe ein künstliches Bein bekommen, das gut zu funktionieren schien. Ich war erleichtert. Aber an diesem ersten Morgen erlebte ich mit, wie ein Schutzwall errichtet wurde: eine Mauer gegen die Wahrheit. Was wurde noch versteckt?

Als ich in der Mittelstufe war, fing Dad an, mit mir über Geschichte zu sprechen. Ich war mir sicher, dass ich eine weitere Lektion bekommen würde. »Glaubst du«, fragte er mich, »dass ein vollständiges Verständnis der Lebensgeschichte eines Menschen die tiefer liegenden Ursachen seines Verhaltens enthüllen würde?« Er fuhr fort: »Nimm als Beispiel Hitler. Würden wir seine Handlungen verstehen, wenn wir seine Vergangenheit in Gänze kennen würden?« Als er die Schilderung seiner Gedanken abgeschlossen hatte, fragte er sich konkret: »Bedeutet, alles zu wissen, alles zu vergeben?«

Ich nickte halbherzig, aber meine Bauchreaktion war, dass das alles viel zu weich sei. Wie könnte das absolut Böse vergeben werden, wenn wir schlicht und einfach die Vergangenheit der Person kennen? Aber die umfassendere Frage lautete, warum sich Dad so sehr mit Gut und Böse beschäftigte. Er war besessen von Hitler. Er erzählte, dass eine Million Menschen auf den großen Plätzen deutscher Städte gestanden und fasziniert den Reden Hitlers gelauscht hatten. Dad und ich schauten uns gemeinsam Fernsehdokumentationen an und starrten auf die theatralischen Gesten des Führers, während er auf die Menschenmenge einredete. Eine ganze Nation vergötterte ihn, aber Unterdrückung, Säuberungsaktionen, Krieg und unermessliche Vernichtung folgten sofort. Dad konnte diese Bilder nicht aus dem Kopf bekommen. Zu diesem Zeitpunkt in meinem Leben hatte ich keine Ahnung davon, wie weit ihn seine Besessenheit mit 16 Jahren gebracht hatte.

In einer kalten Nacht vor Weihnachten fuhren Dad und ich los, um Geschenke bei einer Familie abzuliefern, die jahrelang für uns die Arbeiten im Haus gemacht hatte, einer afroamerikanischen Familie auf der anderen Seite von Columbus. Vor Kälte zitternd klingelten wir an der Tür. Nachdem sie uns in ihre überhitzte Wohnung gebeten hatten, erwiesen sie sich als unglaublich dankbar dafür, dass wir vorbeigekommen waren. Das Gespräch war warm und unterhaltsam. Aber ich fühlte mich fast krank vor Scham darüber, was ich jeden Tag als selbstverständlich ansah.

Als die Heizung während der Fahrt nach Hause den Vordersitz kräftig aufheizte und die Laternen die eisbedeckten Straßen in einen Farbton wie Bernstein einhüllten, begann Dad zu reden.

»Steve, wir müssen über Bürgerrechte und die Geschichte der Unterdrückung in diesem Land sprechen. Schwarzen Menschen wurden die Grundrechte viel zu lange verweigert.« Er brachte Gandhi und Martin Luther King sowie getrennte Trinkwasserstellen und Mittagstische in den Südstaaten zur Sprache. Während der bitterkalte Wind auf die vereisten Fenster blies, bedauerte ich, wie wenig ich jemals wirklich über Unterdrückung nachgedacht hatte. Doch wenn Dad bei diesen Themen so engagiert war, warum hatte er dann nicht mehr getan? Ein Großteil seines Lebens fand in seinem Arbeitszimmer statt, alles wurde vom Intellekt gefiltert. Es gab keinen Zweifel an seiner Leidenschaft, aber wo waren seine Taten?

Und wie war es bei mir mit dem Handeln bestellt? Wodurch wurde ich zurückgehalten und in Untätigkeit versetzt? Es lag einfach an der Angst. Aber zu diesem Zeitpunkt wusste ich nicht, wovor ich Angst hatte.

Zum ersten Mal hörte ich das Geräusch an einem Morgen Mitte August durch unsere Eingangstür, die mit einem Fliegengitter versehen war. Es würde noch drei Wochen dauern, bis ich als Zehntklässler auf die Highschool gehen sollte. In einem rhythmischen Gesang schrien hundert Stimmen in der Ferne heiser: »Eins, zwei, drei, vier; eins, zwei, drei, vier.« Ich war zunächst verwirrt, konnte es aber schnell einordnen: Die Footballmannschaft hatte ihren ersten Morgen mit zwei Trainingseinheiten pro Tag begonnen und skandierte bei der Gymnastik Zahlen. Ich ging nach draußen, um durch einen Spalt im Holzzaun zu blicken, der unseren Garten umgab. Auf der anderen Straßenseite hatte sich die gesamte Mannschaft auf dem Spielfeld aufgestellt; sie trug weiße Trainingsuniformen mit Goldhelmen.

Den ganzen Morgen über hörte ich von fern das Aufeinanderschlagen von Schulterpad auf Schulterpad, laute Pfiffe, die ein Spiel beendeten, das rhythmische Klatschen eines Trainers mit den Händen. Wenn ich aus meinem Schlafzimmerfenster im zweiten Stock blickte und schräg über den Zaun auf das Spielfeld lugte, sah ich Pässe durch die Luft jagen, laufende Quarterbacks, die die Linien durchbrachen und 20 Meter weitersprinteten, bevor sie wieder zurück ins Wirrwarr der Spieler liefen und den Ball einem Mitspieler zuwarfen. Ich staunte über die riesengroßen Verteidiger, die ihre Blocktechniken vervollkommneten. Als ich mich an diesem Nachmittag auf mein Fitnesstraining im Gelände vorbereitete, erlebte ich, als die Sonne schließlich im Westen schräg über dem Spielfeld stand, etwas, was ich schon kannte. Mit jedem lauten Pfiff vom Spielfeld traf mich die Erkenntnis wie ein Blitz: Ich hatte es vermasselt, ich hatte meine Chance vertan. Die Verzweiflung umhüllte mich wie ein Totenhemd – *ich hätte der Footballmannschaft beitreten sollen.*

Es war bei mir schon immer so. Nach Wochen oder Monaten der Planung konnte irgendetwas das Gebäude einstürzen lassen, das ich errichtet hatte. Durch einen einzigen Rückschlag brach alles zusammen. Zwischen Vorwärtskommen und Hoffnungslosigkeit gab es keinen Mittelweg.

Ich war im Jahr zuvor, in meinem letzten Jahr an der Junior-Highschool, zum Football gegangen, um zu üben, wie man einen Gegner durch Körpereinsatz zu Boden bringt. In Ohio war Football einfach alles. Ich war ein ganz guter Baseball- und Basketballspieler geworden und war in der Leichtathletik als Mittelstreckenläufer ziemlich schnell, aber ich hatte mich immer gefragt, ob ich beim Football mit dem Körperkontakt umgehen könnte.

Ich hatte zuvor die Frage bei meinen Eltern angesprochen. Sie bemerkten nicht, dass ich oben war und stritten leise hinter ihrer geschlossenen Schlafzimmertür. »Football ist zu gefährlich«, sagte Mom nachdrücklich. »Es kann zu schweren Verletzungen kommen.« Dad konterte mit der ihm eigenen ruhigen Entschlossenheit und versuchte, mit leiser Stimme zu sprechen. Aber das gelang ihm nicht ganz. »Als ich noch Football spielte, gab es nur Lederhelme. Die Ausrüstung ist heutzutage viel besser. Ich würde sage, wir lassen ihn das machen.«

Dad setzte sich durch, und es war an der Zeit, mich zu beweisen. Beim ersten Training legte ich die Schulterpads, den Rippenschutz und den Hüftschutz auf meinen 132 Pfund schweren Körper und fragte mich, wie ich mit dieser ganzen Ausrüstung laufen sollte. Bei zwei Trainings am Tag in der brütend feuchten Hitze hieb ich auf den Blocking Sled ein (eine Art Punchingball), warf den Ball aus meiner Dreipunkthaltung, die Schultern gestrafft im riesigen Polster, vergrub meine Beine im selben Moment im Boden, während Gras und Schmutz aus meinen Stollen flogen. Ich versuchte, bei den Abwehrübungen Tackles zu machen (also die gegnerischen Spieler zu Boden zu bringen), wenn ein schneller, starker Junge versuchte, mich direkt umzurennen. Ich hielt den Staub und die Hitze aus. Und nach einem wirklich guten Spiel war ich ganz stolz; das wirkte wie ein Beruhigungsbad. Ich schaffte es, in die Mannschaft aufgenommen zu werden, und spielte in jedem Spiel. Ich hatte den Test bestanden.

Ehe ich mich recht versah, tauchte das Problem im folgenden Frühjahr erneut auf. Die mahnenden Hinweise tauchten jeden Tag auf, wenn ich das riesige neue Gebäude der Highschool und die endlosen Spielfelder eine Straße hinter unserem Haus sah. Unsere Highschool-Mannschaft gehörte zur Elite des Landes. Ich würde von Glück reden können, wenn ich als Zehntklässler in das Juniormannschaft der Highschool aufgenommen würde, und auch das war keine Garantie dafür danach einen Platz in der Auswahlmannschaft zu bekommen.

Ich begann darüber nachzudenken, mich stattdessen dem Cross-Country-Team anzuschließen. Ich dachte mir, dass Geländelauf eine sicherere Option sei, körperlich und seelisch. Vielleicht würde ich sogar in meinem ersten Jahr an der High School einen der Preise für meine sportlichen Leistungen bekommen.

Im Hochsommer ging ich also mit dem Cross-Country-Team zum Fluss und schnürte nach ein paar Dehnübungen noch einmal meine Schuhe fest zu. Die Laufstrecke begann unter Laubbäumen und Parkbänken auf einem kleinen Hügel über dem Flussufer, die Luft war dunstig vor Feuchte. Unter uns war der Picknickplatz nach dem Frühlings- und Sommerregen hellgrün. Die Strecke führte hinunter zu den Bootsstegen, wo sie auf eine Schotterstraße am Flussufer traf und beißende Dämpfe von Benzin und Teer die Luft erfüllten. Als der Weg flacher wurde, sah man die erste Autobrücke. Wir liefen darunter durch und hörten weit über uns das Brummen und rhythmische Holpern der Autos auf dem gefurchten Straßenbelag. Plötzlich lag die ganze Weite des Flusses direkt vor uns, blaugrau und sich kräuselnd, dunkelgrüne Bäumen säumten das gegenüberliegende Ufer. Die zweite Brücke war drei Kilometer entfernt.

Meine Arme pumpten und einige meiner Atemzüge verwandelten sich in ein Keuchen, während ich versuchte, so schnell wie die anderen zu sein. Träge Wolken standen in der drückenden Hitze am Himmel. Von den nahe gelegenen Bäumen durchdrang das Zirpen der Zikaden die feuchte Luft. Schließlich nahmen wir einen schattigen Hang in Angriff und liefen, ohne eine Pause einzulegen, wieder zurück. Einige dieser Kerle flogen gleichsam beim Laufen und hatten eine Lungenkraft, wie man sie sonst kaum irgendwo findet. Mein Lauf wurde immer wieder von der Sorge unterbrochen, dass ich den gesamten Sauerstoff in meinem Körper verbrauchen würde. Aber während ich mich bewegte, lösten sich die Zweifel, ob meine Entscheidung richtig gewesen war, in nichts auf.

Aber alles war wie weg, als ich das erste Footballtraining beobachtete. Am nächsten Morgen brach ich, im Garten hinter dem Haus in Tränen aus, von wo ich, wie von einem Magneten angezogen, das Auswahltrainig sehen konnte. Zurück im Haus suchte ich nach etwas zum Lesen, nach etwas, was mich ablenken würde, aber meine Erregung überwältigte mich. Mom fragte mich, warum ich so aufgebracht sei. Aber als ich versuchte, es zu erklären, kamen nur ein paar dürre Worte aus mir heraus. Als Dad zum Mittagessen von der Uni nach Hause kam, lief ich in sein Arbeitszimmer, und es platzte aus mir heraus. »Das Footballtraining hat diese Woche begonnen«, sagte ich mit heiserer Stimme. »Jeder außer mir kennt die Spielzüge. Ich kann nicht bis zum nächsten Jahr warten; ich wäre dann so weit zurückgefallen, dass ich keinen Tag durchhalten würde. Verstehst du das nicht«, stammelte ich, »ich habe meine einzige Chance vertan. Wie konnte ich nur so etwas machen?«

Dad schaute in die Ferne. Ich vergrub mein Gesicht unter den Händen und kämpfte gegen den hartnäckig sich haltenden Wunsch an, mir selbst die Augen auszukratzen.

»Ich weiß, es ist sehr spät dafür«, antwortete er schließlich. »Aber wenn du sicher bist, dass du es versuchen willst, könnte ich mich dafür einsetzen. Ich könnte den Cheftrainer heute Nachmittag anrufen. Er ist ein ehrenwerter Mann, auch wenn er ein harter Brocken ist, wie du weißt. Ich kann mal sehen, was er sagt.«

Ich bemerkte, wie ich tiefer in meinem Stuhl versank, und wiederholte, dass es eigentlich zu spät sei. Seine Worte sorgfältig wählend, schaute Dad aus dem Fenster und wiederholte seinen Plan. Er fügte hinzu, dass ich mich wahrscheinlich, um eine Chance zu bekommen, sofort mit dem Trainer treffen müsse. Ich gab nach, konnte aber dem Selbsthass, der über mich gekommen war, nicht entrinnen.

Später am Nachmittag erzählte mir Dad, dass er mit dem Trainer, Herrn Mueller, gesprochen habe. Wenn ich dazu bereit sei, würde er mich noch am selben Abend treffen. Was hatte ich zu verlieren? In der Dämmerung fuhr mich Dad zu einer Straße in der Nähe unseres alten Hauses an der Wyandotte Road. Er würde mich in einer halben Stunde wieder abholen. Ich schaffte es, an der Tür zu klingeln, und wurde auf eine Veranda an einer Seite des Hauses geführt. Einen Moment später kam der Trainer hinzu und strahlte seine gewohnte Intensität aus. Er sah mir in die Augen und schüttelte mir aufmunternd die Hand. »Steve, erzähl mir, was dir durch den Kopf geht«, forderte er mich auf.

Ich gab mein Bestes und berichtete ihm, während er mich mit einem bohrenden Blick ansah, von meiner Fehlentscheidung. Schließlich setzte er sich aufrecht hin. »Ich glaube, dass ich deine Gedanken verstehe, Steve. Du hast einige wichtige Trainingsstunden verpasst, aber es ist noch Zeit. Wenn du morgen ein Formular für eine körperliche Untersuchung mitbringst und den Cross-Country-Trainer informierst, lasse ich eine Ausrüstung für dich anpassen und bestelle dir ein Heft mit den Spielzügen. Aber du musst unser Spielsystem gründlich studieren.«

Hatte er gerade Ja gesagt? Der Aufschub der Hinrichtung war gewährt worden und ich machte mich in der Abenddämmerung auf den Weg, um das Auto zu finden. Dad sah erfreut aus, während ich erleichtert in den Sitz sank. Am Samstagmorgen war ich auf den Trainingsplätzen, als Teil der großen Gruppe in einheitlicher Kleidung. Es dauerte nicht lange, bis ich mich an die Intensität des Trainings zweimal am Tag in der brütenden Hitze gewöhnt hatte. Ich kämpfte mich nach oben und schaffte es in die Juniormannschaft der Highschool. Unsere Spiele am Samstagmorgen waren ein blasser Abklatsch der Aufregung um die Spiele der Auswahlmannschaft im Scheinwerferlicht am Abend davor. Aber ich konnte ein paar Touchdown-Pässe abfangen, was hervorragend war angesichts des »Mittlerer-Westen-Stils« unseres Laufteams, und ich genoss es, Teil einer Mannschaft zu sein. Was hätte ich nur ohne Dad gemacht?

* * *

Im folgenden Sommer zog sich der Wüstensand von Arizona endlos hin, rotorange, braun, gelb und hellbraun. Die Gipfel des Monument Valley waren von einer ursprünglichen Schönheit: ein steiler Felsen, der sich aus dem Wüstenboden erhob. Wir fuhren an den Straßenrand, und Dad ließ mich mit 15 Jahren zum ersten Mal ans Steuer. Das Auto schwebte über die Autobahn und schoss nach vorn, wenn ich das Gaspedal nur leicht mit dem Fuß berührte. Ich spürte, dass es auch mit meinem Leben nach vorn gehen würde, wenn ich mich je von dem Joch befreien könnte, das mir Ordnungs- und Pflichtgefühl auferlegt hatten.

Schließlich erreichten wir nach einer Fahrt quer durchs ganze Land Südkalifornien und verbrachten einen Tag in Onkel Pauls Haus bei Los Angeles, das über einer Schlucht lag. Mit unseren Cousins rasten Sally und ich in Seifenkistenautos steil die Einfahrt hinunter. Bald darauf fuhr ein riesiger weißer Cadillac am Haus vor. Onkel Bob stieg aus, er war groß und selbstbewusst. Er hielt inne und musterte den Weg hinunter mit den Augen. Er stellte langsam sein künstliches Bein vor sein anderes und schritt sicher den Weg hinunter. Mit einem unbeschwerten Lächeln im Gesicht winkte er zu uns herüber und trug seine Selbstsicherheit wie eine Krone zur Schau. Die Amputation, so viel war klar, hatte ihn nicht niedergedrückt.

Ich fühlte mich wie ein Fremder im angesagten Einzugsgebiet von Los Angeles unter einer strahlenden Sonne. Doch Bob streckte mir die Hand hin und ließ mich wissen, dass es einige Zeit dauern würde, bis ich beim Billard den Dreh heraushätte. Er war unser Gastgeber, in seinem großen, modernen Haus mit Blick auf das Tal von San Gabriel, und er half mir, die Unbeholfenheit zu überwinden, die ich empfand.

Seine vier Kinder – Cousins, etwa in unserem Alter – schienen Sally und mich misstrauisch zu beäugen, was ich unserem Status als halbe Hinterwäldler aus dem Mittleren Westen zuschrieb. Ich wusste nicht, dass Bob fast genau sieben Jahre zuvor, als Dad während meines gesamten dritten Schuljahres fort war, nach Columbus geflogen war, um ihn in eine psychiatrische Einrichtung in Südkalifornien zu bringen, und ihn im Anschluss an seinen Aufenthalt in der Einrichtung zu sich nach Hause eingeladen hatte. Dad hatte in einem Gästezimmer im Haus der Familie gewohnt, um weiter zu genesen. Wusste Bobs Familie etwas über Dad und meine Familie, was ich nicht wusste?

Eine Woche später waren wir auf dem Rückweg nach Columbus. Mom wollte noch den Lake Tahoe und sein tiefblaues Wasser sehen, aber Sally und ich protestierten dagegen. Meine neue Freundin wartete; ich hatte endlich jemanden gefunden, dem ich nahe sein wollte. Mehr noch: Ich musste mich darauf vorbereiten, in die Auswahlmannschaft der Highschool aufgenommen zu werden. Auch Sally hatte Verpflichtungen, darunter Proben für den Chor und als Cheerleaderin. Nachdem wir gebettelt hatten, gaben unsere Eltern nach, und wir blieben direkt auf der Autobahn nach Salt Lake City und fuhren dann weiter geradeaus.

Wenn ich zurückblicke, fühle ich mich wegen meines Egoismus immer mehr schuldig. Mom hatte unbedingt den See sehen wollen, um seine kobaltblauen Tiefen auszuloten. Etwas an dem tiefen See zog sie in ihren Bann und erinnerte sie an längst zurückliegende Zugreisen von Ohio nach Cape Cod. In ihrer Jugend hatte sie damals als Helferin in einem Jugendlager gearbeitet und hatte den Jugendlichen das Segeln beigebracht. Sie sehnte sich danach, dem weit weg vom Meer liegenden Ohio und ihren Pflichten dort zu entkommen. Sally und ich wussten nichts von dem Schmerz und dem Grauen, die sie durchgemacht hatte, immer schweigsam, während sie sich ständig fragte, ob Dad und die Familie den nächsten Angriff seiner Psyche überleben würden.

Wenn ich meine Ziele erreichen wollte, durfte ich nicht aufgeben. Ich hatte schon immer mehrere Pläne und habe viele Projekte gleichzeitig verfolgt. Mein Teller ist immer voll, das Essen darauf stets so verteilt, dass kein Porzellan mehr zu sehen ist. Ein halb gefüllter Teller könnte eine Reflexion des blank geputzten Tellers erlauben, solch ein Spiegel wäre viel zu enthüllend. Wenn der Teller gefüllt ist, kann ich an jeglicher Form von Selbsterforschung vorbeikommen.

Zu Beginn meines letzten Jahres auf der Highschool dachten Sally und ich über die Zukunft nach. Sie fragte mich, ob ich wirklich mein Zuhause verlassen würde, um aufs College zu gehen. Ich antwortete, dass Harvard, wenn ich denn dort aufgenommen würde, großartig wäre.

»Aber wirst du keine Angst haben, so weit weg von zu Hause zu sein?« – »Vielleicht zu Beginn«, erwiderte ich, »aber ich mag Herausforderungen.«

»Ich weiß nicht, ob ich in eine Gegend ziehen könnte, die so weit weg ist«, fuhr Sally fort. »Es könnte mir zu große Angst machen. Und wäre es für Mom nicht besser, wenn ich immer in der Nähe wäre?« Auf ihre eigene Weise spürte Sally den Strudel, der unter dem Schweigen der Familie lag, und identifizierte sich vollständig mit Mom.

Ich wusste nicht, was schlimmer war: die Aufregung angesichts der Aussicht, Columbus zu verlassen, oder die Schuld, dass ich meine Schwester und vielleicht auch alle anderen im Stich lassen würde. Sally müsste vielleicht große Teile von sich selbst aufgeben und Opfer bringen, um in der Nähe zu bleiben. *Sei mutig – riskiere etwas – geh weg!* Das wollte ich ihr ins Ohr schreien. Aber wie konnte ich sie an einen Ort der Zuversicht bringen, wenn ich selbst so verwirrt war im Hinblick auf mein eigenes Leben?

Jede Jahreszeit hinterließ ihre Spuren. Herbstnachmittage im schwachen Licht, unerbittliches Footballtraining, Siege jede Woche unter dem Stadionlicht. Im Winter lagen Schneeflecken auf dem Boden. Die Basketballsaison war härter, da meine Fähigkeiten in der Junior-Highschool nachgelassen hatten. Im April brachen schließlich überall die Blüten hervor, während durch das Leichtathletiktraining meine Lungen brannten. Wenn ich nach halb elf Uhr ins Bett ging, überkam mich die Panik, dass ich nicht genug Schlaf bekommen würde.

Am Wochenende traf ich meine Freundin Barb – sie hatte bemerkenswerte Augen und lange braune Haare – in ihrem Zuhause, das einen Häuserblock weiter auf der von Bäumen gesäumten Straße lag, die in unsere Straße an der einen Ecke unseres Vorgartens mündete. Barb war nett und lustig, manchmal sarkastisch, was ich beunruhigend fand, was mir aber auch das Leben mit seiner unerbittlichen Ernsthaftigkeit, die mich die meiste Zeit über bedrückte, etwas leichter machte. Normalerweise fühlte ich mich unwohl in der Nähe von Menschen, die locker wirkten: Wussten sie nicht, wie wichtig es war, seinen Fokus beizubehalten? Aber der Sarkasmus hatte etwas Bissiges und machte klar, welchen Unterschied es zwischen dem Äußeren und der tieferen Realität darunter gab. Barb und ich gingen ins Kino, hingen mit Freunden herum und drangen allmählich zum Körperlichen vor. Verliebten wir uns gerade ineinander? Ich war mir nicht sicher, aber die Chancen standen gut, dass wir eines Tages heiraten würden, genau wie die meisten unserer Klassenkameraden. Ich klammerte mich daran, zu wissen, dass sie da war.

Dad blieb während meiner Highschool-Jahre zu Hause, gab Lehrveranstaltungen für Graduierte und hielt die große Einführung in die Philosophie. Lange bis in den Abend hinein las er und dachte gegen Ende der Sechzigerjahre über die Sinnlosigkeit des Vietnamkriegs nach. Das galt besonders für die Zeit, als der Journalist Walter Cronkite seine Meinung über das Engagement der USA in Vietnam geändert hatte. Zu viele Tage schien mir Dad in einer Art von Rückzug von der Welt ausdruckslos und in sich gekehrt zu sein. Meine Aktivitäten füllten meine Zeit aus. Ich schaute aus der Ferne zu.

Bei vielen Menschen mit einer schweren bipolaren Störung nehmen die Episoden im Laufe ihres Erwachsenenalters an Regelmäßigkeit und Intensität zu. Laut der sogenannten »Kindling-Theorie«, benannt nach dem englischen Wort für ›entfachen‹ oder ›anzünden‹, ist viel Stress in der späten Adoleszenz erforderlich – wie etwa Misshandlungen, große Verluste oder vielleicht der Missbrauch von Drogen, der das zentrale Nervensystem auf eine Katastrophe vorbereitet –, damit die erste Episode ausgelöst wird. Aber danach kommt es spontaner und regelmäßiger zu den Episoden, so wie ein Brand eskaliert, wenn er einmal entfacht ist. Das war eindeutig das Muster bei Dad. Nach seiner ersten Episode mit 16 Jahren dauerte es acht Jahre, bis er ins Krankenhaus von Byberry eingeliefert wurde. Aber zwischen Mitte zwanzig und vierzig wurde es immer schlimmer, es kam alle ein oder zwei Jahre zu schweren Episoden. Unerklärlicherweise erreichte er jedoch im mittleren Lebensalter ein gewisses Gleichgewicht.

Dennoch strahlte er manchmal eine Intensität aus, die ich nicht einordnen konnte. Nachdem der psychedelische Animationsfilm *Yellow Submarine* auf den Markt gekommen war, wurde der Titelsong von den Beatles ständig im Radio gespielt. Aus Spaß bat ich Dad, sich den Text von unserem Plattenspieler anzuhören (»We all live in a yellow submarine ...«). Fasziniert räumte er unser Wohnzimmer leer und positionierte sich präzise zwischen den beiden Lautsprechern, um den Stereoeffekt optimal zu hören. Er spielte das Lied immer wieder, und danach waren seine Augen voller Begeisterung. »Die Bedeutung ist düster«, sagte er, und es war eine seltsame Energie zu spüren, von der seine Worte getragen waren. »Die gelbe Farbe des U-Bootes und das Thema des Songs lassen eine grundlegende Feigheit in der Natur des Menschen erkennen.« Er blickte zur Wand hinüber. »Dieses Lied vermittelt etwas von der Schwäche unserer Spezies.« War das eine tiefe Einsicht? Oder war Dads Denken von einer Logik erfüllt, die ich nicht verstand? Wie immer gab es etwas, was außerhalb dessen lag, was ich begreifen konnte.

Im Herbst meines Abschlussjahres habe ich sieben Bewerbungen für das College verschickt. Aber was mich am meisten beschäftigte, war Football. Irgendwie war ich in die erste Mannschaft aufgenommen worden, und das neue Stadion sollte direkt neben unserem Haus eröffnet werden. Das ganze Team wusste natürlich, dass die Golden Bears zwanzig Spiele hintereinander gewonnen hatten und zwei Jahre in Folge Landesmeister geworden waren. Würden wir es erneut schaffen? Zwischen meinen Kursen und den nie enden wollenden Trainingseinheiten sah ich Dad kaum.

Am ersten Freitag im September unternahmen wir eine dreistündige Busfahrt zum Eröffnungsspiel gegen eine Mannschaft, die aus lauter Energiebündeln aus dem Norden Ohios bestand. Ich zog mein Auswärtstrikot über die Schulterpads: glänzendes Gold mit einer schwarzen 87. Aber während des Aufwärmens in der Abendsonne fühlte ich Schleim, Tonnen von Schleim, in meinem Magen und schluckte immer wieder heftig, um nicht zu erbrechen. Ich hatte ein ungutes Gefühl im Kopf. Ich scherte aus bei der Gymnastik und übergab mich neben dem Spielfeld. Es war nur ein Klumpen gelblicher Galle, so, als hätte ich mich von Gift befreit. Es fühlte sich an wie eine Migräne, aber ohne die Aura oder die Kopfschmerzen.

Unter den Scheinwerfern schafften wir mit einer wilden Mischung aus schnellen Läufen und Verteidigung gerade mal ein 7 : 6. Mein Block auf meiner Position am linken Ende – Ellbogen raus, Hände auf der Brust, das große Verteidigungs-Tackle in den Boden schlagend – führte zu einem 40-Meter-Lauf unseres Verteidigers – unser einziger Touchdown. In der nächsten Woche haben wir unser neues Stadion mit einem überwältigenden Sieg eingeweiht. Jede weitere Woche brachte einen Sieg, einige davon knapp, die meisten problemlos. Mitten in der Saison gewannen wir zu Hause mit Bravour. Ich war in der Offensive, und wir waren kurz davor, einen Treffer zu erzielen. Unser Quarterback spielte einen Pass und tat so, als würde er nach rechts spielen. Der Verteidigungsspieler ließ sich täuschen; ich sprang nach links, und es öffnete sich eine große Lücke. Aber der Wurf war wie ein Schuss mit einer Gewehrkugel, wo doch ein leichter Pass ausreichend gewesen wäre; ich verlor in den Scheinwerfern den Ball, der von meiner Brust abprallte. Was keine Rolle spielte: Wir schossen ein Field Goal und gewannen mit 59:0.

Aber meine Welt brach zusammen. Ich duschte schnell und schlich mich nach Hause. Es war so, als würde die Scham meine Haut wie Säure verätzen. Mein Vater war im Stadion gewesen, obwohl ich nicht sicher war, wie er es geschafft hatte. Mit einem verzweifelten Blick in den Augen kam er auf mich zu, als ich in meinem Bett lag. »Ich bin stolz darauf, wie ihr gespielt habt, du und das Team«, sagte er. Während ich immer mehr zusammensank, konnte ich nicht mehr tun, als seine beherzten Aufmunterungsversuche aus der Distanz zu beobachten.

In der letzten Woche der Saison waren wir bei einem 9:0 einen Sieg entfernt von einer dritten Meisterschaft in Folge. Leicht von Grippe und Fieber gezeichnet, zwang ich mich in die Schule und spielte, so gut ich konnte, wie ich es die ganze Saison über getan hatte. Nach einem weiteren Sieg in Folge begann die Feier in der Umkleidekabine; die Trainer strahlten, und die Spieler schrien. Dehydriert und schwindelig duschte ich und ging nach Hause. Ich schlief elf Stunden hintereinander. Ich verpasste die Party im Haus eines der Starspieler, bei der Bier – und wer weiß was noch – mitgebracht wurde. Ich hatte noch nie etwas getrunken, außer winzigen Schlücken Alkohol, die ich als kleines Kind bekommen hatte. Ich musste bei klarem Verstand bleiben, die Kontrolle behalten. Ich mochte es überhaupt nicht, etwas zu verpassen, fühlte mich aber seltsam erleichtert. Was hätte ich dort getan?

* * *

Ende April, als die Rasenflächen und Bäume intensiv grün wurden, fielen Briefe durch den Briefkastenschlitz unserer Haustür auf den Schieferboden unseres Hausflurs. Jedes Mal, wenn ich einen Umschlag aufriss und unter dem Universitätssiegel »angenommen« sah, überkam mich eine Welle von Stolz. Mir war die ganze Zeit über klar: Wenn Harvard, die älteste und hochrangigste Universität des Landes, mich nähme, würde ich dort anfangen. Kurz nachdem ich den Studienplatz zugesagt hatte, fand im Mai 1970 das Kent-State-Massaker 160 km nördlich von Columbus statt. Aber ich fühlte mich unantastbar, es schien zwischen mir und einem solchen Schicksal eine Glasschicht zu geben. Mit der Nummer 38, mit der ich in die Armee eingezogen worden wäre, wäre ich der Nächste gewesen, der nach Südostasien hätte gehen müssen. Weil ich wegen der Aufnahme ins College zurückgestellt wurde, konnte ich stattdessen nach Neuengland ziehen.

Was war jetzt stärker? Der Drang, aufzubrechen, oder die Schuld, die ich beim Verlassen meines Elternhauses empfand? Ich zählte die Tage.

7. Neuengland

Ich habe mich oft gefragt, was Dad wohl empfunden hat, als er im Herbst 1939 seine Universitätskarriere in Stanford begann. Sein Umzug von Pasadena muss kurz nach dem 1. September gewesen sein, dem Tag, an dem Hitlers Truppen Polen überfielen und damit den Zweiten Weltkrieg begannen. Wenn er überhaupt darüber nachgedacht hat, muss er erkannt haben, dass seine wahnhafte Mission drei Jahre zuvor, die Welt vor den Faschisten zu retten, ein komplettes Desaster gewesen war. Die Faschisten setzten ihre Vorbereitungen zur Übernahme Europas fort; und Dad hatte seinen Krankenhausaufenthalt fast nicht überlebt. Zweifellos versuchte er, diese Zeit seines Lebens ganz aus seinem Gedächtnis zu löschen, indem er ein Studium der Psychologie und der Philosophie in Nordkalifornien aufnahm und seine sechsmonatige Einkerkerung nur als blasse Erinnerung im Kopf behielt.

Was meinen eigenen Studienanfang betrifft, so verdeckten bedrohliche Wolken den Horizont über Boston, als wir in unserem Kombi von der Autobahn abfuhren. In Cambridge tauchten auf dem Weg zur Massachusetts Avenue in Richtung Harvard Square bei ständigem Regen zwischen den Scheibenwischern Kleinbusse und Lastwagen auf. Junge Leute hoben Kisten aus Heckklappen und aus dem Kofferraum, wobei sie ihren Kopf mit Jacken oder Zeitungen bedeckten. War ich wirklich einer von ihnen?

Am nächsten Tag funkelte alles, es war ein Tag im Frühherbst, wie er schöner nicht sein konnte. »Hast du Angst davor, in einem solchen Wohnheim zu leben, Steve?«, fragte Sally, als wir die Treppen des Gebäudes in der Massachusetts Hall hochstiegen. Das Schild an der Wand deutete auf das Entstehungsdatum hin: 1720.

»Ich denke, es wird irgendwie cool werden«, antwortete ich etwas zu unbeschwert.

Für unser Abschiedsabendessen fanden wir ein Restaurant in einem anderen Teil der Stadt. Es war festlich, die Luft draußen fühlte sich weich an. Aber angesichts des nahenden Abschieds hatte ich wegen des kratzigen Gefühls in Augen und Hals eigentlich gar keinen Appetit mehr. Am Ende fuhren wir zum Campus zurück. Im Mondlicht lag der verschwiegene Charles River schimmernd auf unserer linken Seite. Nur noch ein paar Minuten, und mein neues Leben würde beginnen.

Das Problem war, dass meine Beine sich so anfühlten, als hingen Bleigewichte daran. Wer würde ich sein, wenn ich erst einmal außerhalb von diesem zähen Pflichtgefühl und der familiären Vertrautheit wäre, diesem Knäuel aus unangenehmem Schweigen? Was wäre dann stärker – die Kraft, die mich in ein anderes Leben zog, oder die Kraft, die mich im Auto bleiben ließ, also die Schwerkraft eines größeren Planeten?

Am Harvard Square war abends um zehn Uhr wenig Verkehr. Dad machte eine scharfe Rechtskurve in den Hof. Das Tor war den ganzen Tag für Autos geöffnet, damit man lernwillige Studienanfänger dort absetzen konnte, die noch nicht über die Örtlichkeiten orientiert waren. Wir waren die Letzten dort in der Dunkelheit. Als er hineinfuhr, um einzuparken, war das Auto von einer geisterhaften Stille umgeben.

»Danke für alles und an alle«, konnte ich gerade noch mit einer heiseren, leisen Stimme sagen. »Ich kann es gar nicht glauben, dass ihr mich den ganzen Weg hierher gefahren habt, nur um mich zu verabschieden.«

»Wir hatten eine schöne Zeit hier in Cambridge, nicht wahr?«, sagte Mom.

»Ich werde euch alle vermissen«, antwortete ich.

»Ich werde dich vermissen, Stevie«, sagte Sally, und ich empfand ein Ziehen in der Mitte der Brust, bis es mir fast das Herz zerriss. Mir gingen Bilder durch den Kopf: das kleine Mädchen, das mir in den Arm gebissen hat, meine ständige Begleiterin auf Familienausflügen, unsere frei erfundene Sprache, als wir noch klein waren, ihre Ballettvorstellungen, unsere Katzen. Die Anrufe zu Hause vor Jahren, als Freunde der Familie fragten: »Bist du es, Steve, oder ist es Sally? Ich kann eure Stimmen nicht auseinanderhalten!«

Dad sah stolz, aber müde aus. Die Rückfahrt nach Ohio am nächsten Tag würde lange dauern. »Alles Gute, mein Sohn«, sagte er und ergriff mein Hand, um sie zu schütteln.

Als ich mich gerade von Mom auf dem Vordersitz verabschieden wollte, sah ich, wie ihre Schultern zitterten. Etwas später bebte ihr ganzer Körper. Ihr Kinn fiel nach unten, die Arme hingen schlaff zur Seite, stille Krämpfe schüttelten sie. Tränen strömten über ihre Wangen, ihr Gesicht war verzerrt vor Verzweiflung. Alle waren wie erstarrt. Ich konnte mich nicht erinnern, jemals solche Gefühle bei ihr gesehen zu haben. Schließlich richtete sie sich auf.

»Es ist einfach über mich gekommen«, murmelte sie verlegen. Ich streckte ungeschickt die Hand über den Sitz hinweg zu ihr aus. »Stevie, wir sind so stolz auf dich«, sagte sie und versuchte zu lächeln.

»Auf Wiedersehen, Mom, ich hab dich so gern.« Ich umarmte sie, so gut ich das unter diesen beengten Verhältnissen konnte. Zu spät dämmerte mir, welche Art von Unterstützung ich ihr in den letzten 17 Jahren gewesen war.

»Auf Wiedersehen, Steve, wir alle lieben dich sehr.«

Ich verließ irgendwie das Auto und drehte mich um, um zu winken; drei Hände erschienen aus den Fenstern des Autos. Die Rückleuchten verschwanden in der Dunkelheit, als sich Dad in den Verkehr einfädelte. *Es gibt keine Möglichkeit, zu Hause bleiben*, sagte ich mir. Mit einem flauen Gefühl in den Beinen taumelte ich vorwärts und zog die schwere Tür des Gebäudes auf. War das Haus im vorderen Teil umgebaut worden? Aber als ich erst einmal auf der

Treppe war, fühlte ich mich mit jedem weiteren Schritt leichter, fast schwungvoll. Als ich den Treppenabsatz im vierten Stock erreichte, steckte ich den Schlüssel ins Schloss.

Ich dachte über Vorbereitungsseminare für das Medizinstudium nach, vielleicht in Psychiatrie oder in Neurologie. Die Bücher von Freud fand ich anziehend. Ich hatte sie auf der Highschool zu lesen begonnen, und darin wurde alles angesprochen, was mir durch den Kopf ging und was mir nicht einmal bewusst war. Ich spielte Football für Studienanfänger und ging jeden Nachmittag über die Brücke zur Sporthalle; dort drang mir der mentholhaltige Geruch von Salben und Sportbandagen in die Nase. Ich ging auf Wochenendpartys im Harvard Yard und konnte es kaum glauben, wie viel einige der Jungs trinken konnten. Und da war der süße Duft von Marihuana, der aus den Fenstern der Wohnheime drang. Ich würde einige Hemmungen überwinden müssen, um beides auszuprobieren.

Eine Ankündigung von Lehrveranstaltungen für Studienanfänger war mir aufgefallen, insbesondere eine zu sozialer Abweichung: ein sich über ein Jahr hinziehender Kurs zum Verhalten außerhalb sozialer Normen, der Psychologie, Soziologie und Anthropologie miteinander verband. Um teilnehmen zu können, mussten sich die Bewerber einem Zulassungsgespräch unterziehen. Im kleinen Büro im Harvard Yard saß Dr. Perschonok. Er war ernsthaft, aber freundlich, hatte eine spitze Nase und eine faltige Stirn. Wenn er von einer Idee fasziniert war, wich seine Nachdenklichkeit einer Begeisterung. Er hatte einen schweren osteuropäischen Akzent und begann mit ein paar allgemeinen Fragen. Dann erkundigte er sich höflich danach, welche Form der Abweichung mich am meisten interessiere.

Ich öffnete meinen Mund, brachte jedoch keinen Ton heraus. Ich war erstarrt, es war wieder wie im rechten Teil des Spielfelds: Ich konnte mich nicht mehr bewegen. Es erschien mir wie eine Ewigkeit, aber es waren vielleicht 15 Sekunden, in denen mich die Scham überkam wie ein Ausschlag. Wenn ich überhaupt Erfahrung darin gehabt hätte, über die Realität einer psychischen Erkrankung zu reden, hätte ich über Dads Erfahrungen und vielleicht über das Rätsel einer schweren psychischen Störung gesprochen. Aber ich hatte eine Niete gezogen. Offensichtlich würde ich weder in dieses Seminar noch in irgendein anderes kommen. Perschonok durchbrach die qualvolle Stille und schlug sanft ein oder zwei Themen vor, die mir helfen sollten, mich von dem Schrecken zu erholen. Niedergeschlagen schlich ich aus dem Raum. Ich hatte nicht übel Lust, wieder in den Westen des Landes zu gehen, vielleicht nach Ohio.

Als ich am nächsten Tag zum Schwarzen Brett eilte, war es keine Überraschung für mich: Mein Name gehörte nicht zu der Gruppe von zehn Studentinnen und Studenten, die zugelassen wurden. Aber am Ende tauchte eine kleine Warteliste auf, in der mein Name dann doch enthalten war. Jedes Mal, wenn ich hinging, um nachzusehen, war ich in der Liste etwas weiter nach oben gerutscht. Einige derer, die ursprünglich akzeptiert worden waren, mussten andere Kurse gefunden haben. Am Ende der Woche war ich auf wundersame Weise in die obere Gruppe gewechselt.

Die Luft knisterte vor Erregung. Radikale Ideen in Psychologie und Politik dominierten die Diskussionen, es war eine ständige Stimulation. Aber wer war ich? Jemand aus dem Mittleren Westen, der sich mit Football und Vorkursen zum Medizinstudium beschäftigte, oder ein Student mit immer längeren Haaren und ein paar Ideen im Kopf? In meinem Kopf spürte ich ein leises Vibrieren, der schwache Orgelpunkt einer fernen Melodie. Es war alles nicht recht fassbar.

Bevor ich über Weihnachten nach Ohio zurückkehrte, fragte ich mich, welches Geschenk Dad von mir bekommen sollte. Fasziniert vom Seminar über soziale Abweichung, dachte ich an eine der Lektüreempfehlungen dort: *The Divided Self: An Existential Study in Sanity and Madness* von R.D. Laing, eine philosophische und psychologische

Abhandlung über das, was die Schizophrenie ausmacht (auf Deutsch erschienen als: *Das geteilte Selbst – eine existenzielle Studie über Gesundheit und Wahnsinn*). Ich war begeistert von der Prämisse, dass psychische Erkrankungen das Ergebnis sozialer Kräfte und Kommunikationsstile sind. Ich war mir sicher, dass Dad von den Ideen Laings fasziniert sein würde, und kaufte das Taschenbuch.

Am Weihnachtsmorgen fragte ich mich, ob die Rituale, die ich seit meiner Kindheit erlebt hatte, noch zu mir passten. Als Dad das Geschenkpapier meines Geschenks im Wohnzimmer, unter dem Weihnachtsbaum, öffnete, sah er aus, als hätte man ihm einen Schlag versetzt. Er wandte seine Augen ab und murmelte ein dumpfes Dankeschön. Etwas hatte ihn schwer getroffen, aber was?

Ein paar Stunden später bereitete sich der Haushalt auf unser Weihnachtsessen vor. Als ich durch das Wohnzimmer ging, hörte ich, wie Mom und Dad nebenan im Arbeitszimmer miteinander sprachen; ihre Stimmen hatten etwas an sich, als wollten sie Geheimnisse austauschen. »Was glaubst du, warum er mir dieses Buch besorgt hat?«, fragte Dad mit schockierter Stimme.

»Nun, er weiß etwas«, antwortete Mom.

»Ja, das muss er wohl«, murmelte Dad. Aber wenn ich wirklich etwas wusste, war ich mir nicht sicher, was es war. Wie viel wusste ich, bevor ich etwas wusste?

Anfang Januar war ich zurück in Cambridge. Nach Schneestürmen, nach dem Zufrieren des Flusses und mit den weiß zugeschneiten Bäumen kamen einige zauberhafte Wintertage. Unvermeidlicherweise verwandelte sich jedoch innerhalb eines Tages alles in grauen Matsch. Zwei Monate später ging ich über den Campus, der Frühling begann aus dem trostlosen Himmel aufzusteigen. Flache Pfützen mit schmutzigem Wasser bedeckten den Boden und ersetzten das Eis, das einige Wochen vorher noch dort gelegen hatte. Ich war geschäftig unterwegs und fror ein wenig in meinem Pullover. Doch der Wind war kalt, wenn ich an einer Ecke anhielt. Ich blickte gerade in dem Moment auf den Fluss, um zu sehen, wie ein scharfer Sonnenstrahl die Wolkendecke durchdrang. Reflexartig hob ich meine Hand, um meine Augen zu schützen.

Als ich den Treppenabsatz in meinem Wohnheim erreichte, konnte ich den Schlüssel, den ich aus meiner Tasche genommen hatte, nicht erkennen. Mit geschlossenen Augen versuchte ich, das Unvermeidliche zu bezwingen, aber der Blitz hatte erneut eingeschlagen. Nach weiteren voll ausgeprägten Migräneanfällen in der Highschool – immer im Frühjahr, immer wenn ich geblendet wurde – wusste ich nur zu gut, was kommen würde. Zwanzig Minuten später begann der Schmerz meinen Schädel von der Seite her zu durchbohren; es war so, dass man die Uhr danach hätte stellen können. Das Schlimmste war immer die Unvermeidlichkeit, die Gewissheit, dass sich das, was kommen würde, durch nichts verhindern ließ. Nach ein paar Stunden der Unbeweglichkeit hatte ich wieder das Gefühl, den Inhalt eines Sumpfes verschluckt zu haben. Ich eilte ins Badezimmer, würgte und übergab mich über der Toilette. Schließlich fiel ich wie betäubt in einen tiefen Schlaf.

Am Morgen schleppte ich mich aus dem Bett. Ich war wieder im Normalzustand, aber nicht ganz. Die Farben waren lebhaft, alles schmeckte sinnlich, die Luft war frisch, und alle Möglichkeiten standen mir offen. Mein ganzes Sein strahlte eine anregende Vitalität aus. Warum konnten mein Körper und mein Geist nicht jeden Tag so lebendig sein? Ich war erstaunt über den krassen Unterschied zwischen dem lähmenden Schmerz und dem Hochgefühl danach. Die Extreme waren rätselhaft.

* * *

Als ich aus den Frühjahrssemesterferien zurück war, nachdem Dad offen über seine psychische Krankheit gesprochen hatte, schienen mir die Dinge seltsam vertraut zu sein, und zugleich war alles anders. Ein paar Tage lang war ich mir nicht sicher, wo ich mich befand. War ich wirklich in Cambridge? Oder hielt ich mich noch in Columbus auf? Oder vielleicht im Norwalk Hospital, wo man die ganze Nacht über auf der Krankenstation Schreie hört?

Als ich in der folgenden Woche zu einer Lehrveranstaltung eilte, hielt ich auf dem Weg dorthin an. Am oberen Rand meines Sehfelds erkannte ich schwach gelbgrüne Knospen, die aus den Zweigen der alten Bäume auf dem Rasen auftauchten; der spät einsetzende Frühling in Neuengland war endlich da. Während ich in ein blasses Firmament der Hoffnung blickte, klammerte ich mich an mein geheimes Abkommen. Das Bollwerk des Schweigens, dessen Errichtung Jahre gedauert hatte und von dem ich mein ganzes Leben lang umgeben war, war durch Dads Worte zerstört worden. Dahinter befand sich ein unterirdischer Fluss, stark und schnell, dessen Strömung mich auf einer Welle von Herkunft, Geschichte und vielleicht sogar Hoffnung vorantrieb. Ich hatte jetzt eine Mission: die Mission, Dads Erfahrungen und die Geheimnisse der schweren psychischen Krankheit zu verstehen. Seine Geheimnisse waren seit Jahren in ihm eingeschlossen, als wären sie in Bernstein konserviert worden. Wer sonst hatte ihn schon so reden hören?

Aber im Laufe der Wochen wetteiferte die Angst mit der Hoffnung, als ich spürte, dass das Familienerbe der psychischen Krankheit über mich hereinbrach. Trotz all meiner Planung und Kontrolle, trotz jeder meiner kleinen Errungenschaften: Vielleicht waren sie nur ein Kartenhaus, das dastand, um beim nächsten Windstoß zusammenzubrechen. Anfang der Siebzigerjahre hatten Zwillings- und Adoptionsstudien den Mythos widerlegt, dass Schizophrenie durch Erziehungsmethoden verursacht wird. Stattdessen waren die Gene die Hauptverantwortlichen. Tödliche DNA-Stränge mussten in jeder einzelnen meiner Zellen lauern, und es war absehbar, dass es irgendwann mit meiner seelischen Gesundheit vorbei sein würde. Aber wann würde das sein?

Auf der Highschool hatte ich den Roman *Der verlorene Horizont* gelesen, über den Mom Seminare abhielt und den sie sehr mochte. Die Hauptfigur namens Conway entdeckte, nachdem ihr Flugzeug in den 1930er-Jahren im Himalaja abgestürzt war, die versteckte Enklave Shangri-La, die vor der Welt und ihren zunehmenden Konflikten abgeschirmt war. Conway orientierte sich am Geheimnis des Lamaklosters und begann, Frieden zu empfinden. Der Hohe Lama erzählte ihm bald von den wunderbaren Dingen, die sich im Rahmen des Klosters ereigneten: Die Menschen, die im Kloster blieben, erlangten die Fähigkeit, Hunderte von Jahren zu leben, und näherten sich der Unsterblichkeit. Im Gegensatz zu allen anderen, die jemals die Botschaft gehört hatten, war Conway fasziniert und nahm diese wunderbare Gelegenheit wahr. Schließlich, kurz vor dem Tod, ernannte der Hohe Lama ihn zu seinem Nachfolger. Natürlich fühlte er sich geehrt, war aber voller Vorahnungen; deswegen zögerte Conway und war sich nicht sicher, ob er die Verantwortung übernehmen könne.

Ich identifizierte mich mit Conway und erkannte, dass ich dazu berufen war, die Probleme zu lösen, mit denen sich Dad sein Leben lang herumgequält hatte. Unser Gespräch hatte eine kleine Dosis Gift aus den Kunststoffhüllen dieser uralten Ballons freigesetzt. Könnte es sich, wenn es einmal freigesetzt war, in eine Impfung verwandeln, die ausreichte, um Schutz und Immunität aufzubauen? Oder war es tödlich?

Die schlimmsten Zeiten kamen nachts. In meinem schmalen Bett im Schlafsaal fragte ich mich, wie Dad diese Monate in den Nervenheilanstalten überlebt hatte. Psychiatrie! Der schlimmste Ort auf der Welt, da war ich mir sicher, ein öder Platz für diejenigen, die den Punkt erreicht hatten, von dem aus es keine Rückkehr mehr gab. Einige seiner Mitinsassen mit ihren deformierten Köpfen waren die verborgene Freakshow der Gesellschaft. Sie waren verbannt worden, um für immer außer Sichtweite aller anderen zu leben. Wann würde ich mich als Nächster den Verdammten anschließen, um dann die Kontrolle über meinen Verstand zu verlieren?

In jeder Sekunde, die ich wach lag, verschlimmerte sich alles nur noch mehr. Da gab es Geier, die ihre Beute umkreisten. Gedanken an Dads Wahnsinn bedrängten meine Seele. Aufgrund der seltsamen Logik der frühen Stunden war ich überzeugt, dass ich, wenn ich bis zum Morgengrauen nicht schlafen könnte, einen Abgrund erreichen würde. Das Morgenlicht wäre ein Signal dafür, dass ich die Grenze zur Irrationalität überschritten hätte und sich der chaotische Fluss meiner Gedanken ungehindert entwickeln würde. Ich hatte nur ein einziges Mittel dagegen: Ich wartete angespannt ab und versuchte, einzuschlafen. Die Panik bekämpfend schlief ich dann doch irgendwie ein. Am Morgen war ich erschüttert, dass mein Verstand noch intakt war. Aber wie viele Nächte konnte das noch so weitergehen?

Am Tag ergaben sich neue Möglichkeiten. Mein energiegeladener Mitbewohner Bill arbeitete als Aufseher am Columbia Point, einem der schlimmsten Wohnprojekte Bostons. Dort hatte er erfahren, dass eine Mutter mit zwei kleinen Jungen, aber ohne Vater, Hilfe brauchte. Ich nahm die U-Bahn, um mich mit ihnen zu treffen. Da war etwas an den Jungen, die der Orientierung bedurften, was mich anzog. Jerry war acht, aber in seinen Augen war bereits der suchende Blick eines Erwachsenen. Er testete Grenzen aus, zeigte aber echte Klugheit, eine Schläue, die immer wieder von Erkenntnissen durchsetzt war. Der sechsjährige Bobby schlurfte beim Gehen, seine dünnen Gliedmaßen schienen leichter als Luft zu sein, das lange blonde Haar lag wirr auf seinem Kopf. In den nächsten drei Jahren zeigte ich ihnen jeden Sonntagnachmittag, wie sie ihre Finger an die Seiten eines Footballs legen mussten. Wir nahmen den Zug in die Innenstadt, um das Museum of Science oder das New England Aquarium zu besuchen, bevor wir wieder in der beengten Wohnung ihrer Mutter in South Boston eintrafen. Ich sparte und kaufte Tickets für Sitze ganz oben in der letzten

Reihe für Spiele der Bruins oder Celtics. Durch den Zigarettenrauch waren die Spieler kaum zu erkennen. Im Frühjahr bekam ich Tribünenplätze für die Boston Red Sox im Fenway Park Stadion. Ich war der Welt etwas schuldig dafür, dass ich psychisch gesund blieb, solange es denn so war.

In diesem Frühjahr erzählte mir Barb, dass sie auf dem College jemand anderes kennengelernt hatte. Ein oder zwei Tage lang war ich niedergeschlagen, fühlte mich aber bald erleichtert. Nicht, dass ich jemals selbst eine Beziehung beenden könnte. Der Gedanke, eine Trennung herbeizuführen, rief in mir ein Gefühl hervor, als würde ich mich in die Schwärze des Weltraums stürzen und ohne Sauerstoff durch die Ewigkeit treiben. Doch Barb hatte die Arbeit für mich erledigt.

Vor den Partys, die ich besuchte, grauste mir etwas. Ich wusste nie genau, was ich beim Small Talk sagen sollte. Aber einmal traf ich auf der anderen Seite des Flusses gegenüber der Boston University eine groß gewachsene Studentin im ersten Semester, die mich faszinierte und zu der ich sofort einen Draht fand. Wir gingen die nassen Straßen hinunter und redeten bis spät in die Nacht hinein miteinander. Als ich am darauf folgenden Wochenende zu ihrem Wohnheim ging, um sie abzuholen, fühlte ich mich in meiner Sportjacke aus Kord und den verblassten Jeans fast weltgewandt. Später am Abend erzählte sie mir verstohlen von ihrem ehemaligen Freund, einem älteren Mann von der Marine. »Du kannst es gar nicht glauben, was das für ein Gefühl ist, wenn dich ein Typ, auf den du stehst, langsam auszieht. Jeder Nerv in deinem Körper liegt blank.«

Unglaublich aufgeregt fragte ich mich, ob ich der Herausforderung gewachsen wäre. Aber unsere schnelle Liebesaffäre überwältigte mich. Was könnte es wohl bedeuten, jemandem so nahe zu sein? Könnte ich ihr sagen, was ich von Dad erfahren hatte? Am Ende konnte ich mich nicht dazu durchringen, sie wieder anzurufen. Einsamkeit war besser als Bloßstellung.

Vietnam, die Weise, wie das Gehirn Informationen verarbeitet, der Ursprung der Kreativität: Jeden Abend wurden die Gespräche im Studentenheim intensiv. Das Marihuana, das ich rauchte, nahm mir die Sorgen, wenn die Frühlingsluft voller Aufregung war. Das Seminar über soziale Abweichung neigte sich dem Ende zu und man setzte sich damit auseinander, warum sich Gesellschaften zu Eigengruppen und Fremdgruppen zusammenschließen und ob psychoaktive Medikamente übervermarktete Mittel sozialer Kontrolle oder notwendige Behandlungen biologisch verursachter psychischer Krankheiten seien. Ich versuchte in diesem Gerangel mitzuhalten.

Ende Mai kündigte die Sportfakultät ein Treffen für Studienanfänger an, die beabsichtigten, im Herbst beim Football an der Uni einzusteigen. Das Ganze rief bei mir längst vergangene Gefühle wach, aber die Erinnerung an meinen Fehlwurf beim Football in der zehnten Klasse drängte sich einfach auf. Ich betrat den Raum und traf dort auf eine Menge begeisterter Jungen, die auf die Anweisungen des Assistenztrainers warteten. Doch da war etwas an der Art und Weise, wie sich mein Magen anfühlte, hinzu kamen all die Blockaden in meinem Kopf, die meinen Fokus einengten. Ich hörte ein paar Minuten zu, aber die Seminararbeit schien mir verlockender. Ich erkannte, dass dieses Kapitel meines Lebens vorbei war und ging auf Zehenspitzen zur Tür. Gerade als ich meine Hand auf den Türgriff legte, bemerkte es der Trainer, der mit spöttischen Worten sagte: »Schaut, Männer, da ist einer, der sich nicht sicher ist, ob er die ganze Aufregung verkraften kann.« Das Lachen hallte in meinen Ohren.

Zurück in meinem Zimmer versuchte ich zu lernen, konnte mich jedoch nicht recht konzentrieren. Erschöpft, doch seltsam überdreht ging ich früh ins Bett, aber die Gedanken beschäftigten mich noch so sehr, dass ich nicht einschlafen konnte. Erstmals hatte ich diese Gedanken beim Football für Neuntklässler, als ich noch Verteidiger war.

Damals versuchte ich, in der eigenen Hälfte des Spielfelds einen laufenden Spieler, der bereits einen großen Erfolg im Spiel vorzuweisen hatte, mit einem Tackle anzugehen, ihn also zu Boden zu bringen. Durch eine Blockierung des Laufweges außer Gefecht gesetzt und auf dem Boden liegend versuchte ich, das Bein des Läufers zu ergreifen, aber mit dem Schuh trat mir ein anderer Spieler unter meinen Gesichtsschutz. Seine Stollen zertrümmerten mir fast die Nase. Sie war nicht gebrochen, aber seitdem habe ich Schwierigkeiten beim Atmen.

Meine unkontrollierbaren Gedanken gewannen die Oberhand: Gerade als das erste blasse Morgenlicht nach einer schlaflosen Nacht hinter meinem Vorhang auftauchte, stolperte ich über eine scharfe Kante am Boden, und mein Verstand geriet außer Kontrolle. Das Muster war eindeutig. Dad war nach drei Nächten ohne Schlaf in Norwalk gelandet und begann ein Leben mit psychischer Krankheit. Wie konnte ich einfach darauf warten, im Wahnsinn zu versinken? Ich musste etwas dagegen tun.

Ich erinnerte mich an meine Migräne. Wenn der Schmerz seinen Höhepunkt erreichte, bestand die einzige Entlastung darin, der lähmenden Übelkeit nachzugeben und mich neben die Toilette zu hocken, bis mein Inneres fast herausplatzte. Vielleicht würde der Schlaf kommen, wenn ich jetzt diesen Unrat aus meinem Magen entfernen und die Blockade in meinem Kopf lösen könnte. Welche andere Möglichkeit gab es für mich?

Wie in Trance schleppte ich mich aus dem Bett und hoffte, dass meine Mitbewohner weiterschliefen. Ich trank etwas Wasser aus dem Wasserhahn, um sicherzustellen, dass etwas da war, was ich erbrechen konnte, nachdem ich das Abendessen schon vor längerer Zeit verdaut hatte. Ich blickte auf das glatte, weiße Porzellan der Toilette und auf die schmutzigen Fliesen des Fußbodens. Ich kauerte mich nach unten, meine Knie schmerzten auf der harten Bodenfläche, ich beugte mich über die Toilette und steckte mir

174

die Finger ganz weit in den Hals. Und zwar so, wie ich es manchmal in der Endphase einer Migräne tun musste, wenn ich trotz der rasend machenden Übelkeit nicht alles herausbringen konnte. Welche Wahl hatte ich denn? Ich war überzeugt davon, dass meine geistige Gesundheit davon abhing.

Nachdem ich zunächst gewürgt und mich erbrochen hatte, endete alles in einem Husten ohne den gewünschten Effekt. Aber ich machte weiter, und die Eruptionen begannen, meinen Körper zu erschüttern. Gelblicher Schleim und Galle strömten ins glitzernde Wasser. Keuchend spülte ich meinen Mund aus, wusch meine Hände und stolperte ins Bett zurück, wo ich erschöpft einschlief. Meine Augen waren am Morgen leicht rot verfärbt. Mein Körper mag gelitten haben, aber die Säuberungsaktion hatte mich gerettet. Oder etwa nicht?

Ohne ein Ventil für die Bilder, die mir Dad geliefert hatte, konnte ich das, was er über seine lebenslange Schizophrenie gesagt hatte, nicht verdauen. Auf die krudeste Weise habe ich das, was ich in mich aufgenommen hatte, wieder ausgestoßen.

Im Juni sah ich meine Noten zum Jahresschluss: alles Einsen. Doch das wichtigste Seminar – das über das Verstehen der eigenen Person – hätte ich fast nicht bestanden. Jeden Tag wurde ich mit dem Gegenteil konfrontiert.

✳ ✳ ✳

Ron war schon immer unkonventionell gewesen, sogar damals in der Mittelstufe, als ich ihn zum ersten Mal traf. Er war stark, laut und ernsthaft. Sein Vater war Ingenieur und seine Mutter Lehrerin. Er nannte sie beim Vornamen, was den meisten etwas seltsam vorkam. Ron roch nicht gut, besonders wenn er sich im Kurs zu den Holzarbeiten sehr angestrengt hatte. Vielleicht hatte ihm niemand gezeigt, wie man Deodorants verwendet. Aber er war wirklich klug und sehr sportlich. In der Highschool hatten ihn die Trainer zu einem unglaublich guten Verteidiger gemacht. Er war bereit, jeden, der den Ball hatte, umzurennen. Seine Halsstulpe und seine Armpolster gaben ihm das Aussehen eines Gladiators. Und er spielte eine Schlüsselrolle in unseren unbesiegten Teams. Ron hatte es wegen seiner schulischen Leistungen und seines sportlichen Talents nach Harvard geschafft.

Im ersten Jahr des Studiums bin ich abends oft in sein Wohnheim gegangen. Das Wohnzimmer war immer voller Mitbewohner, Marihuana und toller Musik. Wir sprachen konzentriert über Psychologie und die Probleme auf der Welt. Aber ab und zu tat Ron etwas Seltsames, wie zum Beispiel als seine Mom ihm mit der Post eine riesige Schachtel Kekse aus Columbus geschickt hatte, eine Ration für mindestens eine Woche. Wir haben sie mit ein paar anderen Jungen geöffnet, und jeder von uns aß ein oder zwei Kekse. Am nächsten Abend ging ich wieder zu ihm und wollte mir noch etwas davon nehmen. Mit einem merkwürdigen Gesichtsausdruck sagte er zu mir, dass sie weg seien. »Komm schon, Ron, was meinst du damit?«, fragte ich ihn. Wo hatte er sie versteckt?

»Ich habe sie aufgegessen, nachdem alle gestern Abend gegangen waren«, fuhr er fort.

»Das ist nicht möglich! Da waren mindestens hundert Kekse drin.«

»Oh, ihr Kleingläubigen«, antwortete er hämisch mit einem schiefen Grinsen. »Ich habe sie alle gegessen!«

Ein paar seiner Mitbewohner kamen bald herein und bestätigten die Geschichte. So ist er eben, der Ron, sagten sie achselzuckend; sie konnten es auch nicht glauben. Wenn es Ron nach etwas drängte, gab es kein Halten mehr.

Im Sommer nach dem ersten Studienjahr war ich wieder in Columbus und Ron auch. Er rief eines Abends an, und wir beschlossen, zum Campus der Ohio State University zu fahren und nachzusehen, was dort los war. Seine Frisur war damals wirklich wild: Nicht nur, dass die Haare lang waren – das war ja bei allen anderen auch so –, sondern er hatte überall Haare. Als ich ihn abholte, konnte ich sehen, dass seine Augen riesig waren, sein Blick war angespannt und unstet. Als wir an einem warmen Juniabend den Olentangy River überquerten, drängten sich Menschenmengen auf den Bürgersteigen. »Siehst du sie, Hinshaw?« Ron fletschte die Zähne und starrte aus dem Autofenster.

»Wen sie?«, antwortete ich und versuchte, die Straße im Auge zu behalten.

»Sie alle, genau da!«, rief Ron laut. »Sie sehen aus wie Menschen, aber es sind keine. Das sind Roboter!« Zuerst war ich amüsiert, aber jetzt schrillten die Alarmglocken. »Man kann es nicht erkennen, wenn man sie ansieht«, schrie er jetzt laut, »aber sie sind geistlos und geben vor, Menschen zu sein. Es sind Maschinen und Zahnräder mit Drähten im Inneren. Bei diesen Leuten handelt es sich um geistlose Heuschrecken!«

Hatte Ron einen Joint geraucht? Oder gab er da in metaphorischer Weise seinen Glauben an die Entfremdung des Menschen von sich? Irgendwie wusste ich, dass dies nicht der Fall war. Er beruhigte sich ein wenig, als wir in eine Bar gingen. Damals bekamen wir in Ohio mit 18 Jahren nur Bier mit wenig Alkoholgehalt.

Als wir nach Hause fuhren, machte ich mir Sorgen um ihn und fragte, ob er die Nacht auf unserer Couch im Wohnzimmer verbringen wolle. Wie ein verloren gegangener junger Hund nahm er das Angebot bereitwillig an. Ich habe ihm sein Bett gemacht, bevor ich nach oben ging, wo ich ausnahmsweise einmal innerhalb von Minuten eingeschlafen bin.

Am nächsten Tag, nachdem Ron irgendwann am frühen Morgen allein nach Hause gegangen war, sah Mom verstört aus. »Hast du heute Morgen das Wohnzimmer gesehen, Steve? Überall Plattenhüllen, Schallplatten ohne Hülle, überall völliges Chaos. Laute Musik bis vier Uhr morgens. Weder Dad noch ich konnten ein Auge zutun.«

Ich war fassungslos und fühlte mich plötzlich schuldig dafür, dass ich ihn zu uns nach Hause eingeladen hatte. Das Schlafzimmer meiner Eltern befand sich direkt über dem Wohnzimmer, doch ich hatte nichts gehört. Etwas verwirrt entschuldigte ich mich. Später kam Dad, um mit mir zu reden. Er hatte dunkle Ringe unter den Augen, versuchte aber zu lächeln. »Du hast nur versucht, deinem Freund zu helfen, nicht wahr?«, sagte er. »Er ist nicht in einer sehr guten Verfassung, oder?« Dad hatte einen sechsten Sinn für gewisse Notlagen.

Zurück in Cambridge im Herbst engagierte sich Ron nicht in irgendwelchen Uni-Sportarten, obwohl er bei allem, was er ausprobierte, in die erste Mannschaft gekommen wäre. Ohne dass er vorher etwas gesagt hätte, wählte er alle Seminare ab. Wenn ich ihn sah, machte er den Eindruck, als wäre er nicht von dieser Welt. Eines Tages verließ er plötzlich Cambridge, niemand wusste genau, wo er war. Ein ehemaliger Mitbewohner sagte ein paar Monate später, dass Ron irgendwo in einer psychiatrischen Klinik gelandet sei, möglicherweise in New York. »Er hat Schizophrenie, habe ich gehört«, sagte der Mitbewohner mit einem etwas verwirrten Gesichtsausdruck.

Nie sah irgendjemand Ron wieder. Er war im Äther verschwunden. Doch er blieb mir im Gedächtnis.

Verzweifelt versuchte ich, das Rätsel zu lösen. In den 1930er-Jahren war bei Dad Schizophrenie diagnostiziert worden – ein oft längere Zeit anhaltender Zustand mit Halluzinationen, wahnhaften Überzeugungen, unlogischem Denken und Schwierigkeiten bei der Verarbeitung und beim Ausdruck von Emotionen. Ron hatte diese Krankheit ebenfalls entwickelt, aber mit einem großen Unterschied. Hatte Rons Zusammenbruch einmal begonnen, wurde es bei ihm nicht besser. Und so war es auch bei meinem Cousin Marshall in Kalifornien, Onkel Pauls ältestem Sohn, der seit seinem ersten Semester 1968 an der University of California in Berkeley immer wieder in psychiatrischen Anstalten war, und zwar ohne ein Anzeichen für eine Besserung. Doch Dad schien die meiste Zeit ganz normal zu sein, manchmal sogar überaus rational, wenn auch etwas distanziert. Wie konnten sie alle die gleiche Krankheit haben? Während der Vorlesungen zeichnete ich Genogramme, Quadrate für männliche Verwandte und Kreise für weibliche, wobei ich die Figuren bei Fällen von psychischen Krankheiten schattierte. Wenn ich mich nur etwas anstrengte, könnte ich den geheimen Code unserer Familie knacken.

Jedes Mal, wenn Dad und ich uns während meiner Besuche zu Hause in sein Arbeitszimmer zurückzogen, schlug mein Herz schneller. Dann begann er das Gespräch etwa, indem er sich nach meinem Interesse für Psychologie erkundigte und aufgeregt über seine eigene Faszination sowohl für psychoanalytische Modelle als auch für den Behaviorismus während seiner Studienzeit sprach. Er redete über die Philosophie und die Ideen, die ihn immer schon begeistert hatten – den Ursprung des Wissens, den Fortschritt der Wissenschaft, die Bedeutung der Ethik im Leben der Menschen. Vorsichtig sprach er in der dritten Person das Thema Schizophrenie noch einmal an. »Wenn man die ganze Nacht über jubelnde Stimmen und Engelschöre gehört hat, die den Herrn loben, wie es bei mir war, ist eine solche Diagnose nachvollziehbar«, sagte er. Ich hatte da meine leisen Zweifel, sagte aber nichts. Das Muster schien bei Dad ganz anders zu sein, sodass da noch ein großes Problem zu lösen war.

Obwohl in Bruchstücke zersprungen, ergab alles, was er mir sagte, in einer seltsamen Weise einen Sinn. Es muss *irgendetwas* so Großes, so Katastrophales gegeben haben, dass er einen riesigen Kokon des Schweigens um mein Leben herum aufgebaut hat.

* * *

Als ich noch auf der Highschool war, machten wir eine sommerliche Familienreise in den Norden von Michigan. Das war eine Pause von meinem Geländelauftraining vor meinem Wechsel zum Football, von Sallys Chorproben, von Dads Seminaren im Sommersemester und von Moms Vorbereitungen auf ihre Lehrveranstaltungen. Boyne Mountain war ein kleiner Berg, aber im Vergleich zu den von Gletschern zerfurchten Ebenen des größten Teils von Michigan und Ohio schien er ziemlich hoch zu sein. Ich wollte unbedingt den Sessellift nehmen und dann von oben herunterwandern und fragte Sally, ob sie mitkommen wolle. Aber ihr Gesichtsausdruck ließ sofort ihre schon lange bestehende Höhenangst erkennen. »Ich will eigentlich schon«, sagte sie traurig, »aber der Lift ist so hoch über dem Boden! Wenn ich nach unten schaue, würde ich wahrscheinlich ohnmächtig. Wirklich, Steve, ich würde ohnmächtig.«

Nach kurzem Nachdenken erwiderte ich: »Wenn ich neben dir sitze und wir uns auf die Aussicht konzentrieren, sind wir im Handumdrehen ganz oben. Es wird dir mehr Spaß machen, als du meinst.« Ich erklärte ihr, wie stolz sie sein würde und was für eine tolle Wanderung wir machen würden. Nachdem sie schließlich nachgegeben hatte, gingen wir zur Talstation des Sessellifts, um darauf zu warten, dass die Sessel um die Kurve kämen und sich uns von hinten näherten. Als der Stuhl auf die Rückseite unserer Oberschenkel stieß, setzten wir uns, während der Liftangestellte die Metallstange über unsere Köpfe schwang. Mit einem Schwung hoben wir vom Boden ab und stiegen durch den Kiefernwald auf; ein Luftstrom blies uns ins Gesicht, als der Hang unter unseren Beine weg glitt: 10, 15, dann 20 Meter unter uns.

Die Aussicht in der jetzt kühler werdenden Luft war atemberaubend. Aber als ich zu Sally blickte, sah ich, dass sie angeschlagen war. Sie klammerte sich so fest an die Stange, dass ihre Hände ganz blutleer waren. »Ich habe noch nie im Leben eine solche Angst gehabt«, sagte sie heiser. »Schau, wie hoch wir sind!« Der Sitz schaukelte im Wind hin und her.

»Nicht nach unten gucken«, befahl ich. »Warte noch kurz. Bald werden wir oben sein.«

»Steve«, schrie sie, und als sie mit einer Hand meinen Arm packte, versagte ihre Stimme fast. »Ich halte das keine Sekunde mehr aus. Ich springe runter.« Ich fühlte, wie sie abrupt ihren Körper aufrichtete und ihre Hände nach der Stange tasteten, um sie hochzuheben. Der Boden war weit unter uns. Das war keine leere Drohung. Die Panik in ihrer Stimme war unverkennbar.

»Sally, wenn du springst, brichst du dir beide Beine«, sagte ich laut und versuchte, ruhig zu bleiben. »Du könntest auf den Kopf fallen.« In der Tat wäre sie bestimmt gestorben. »Bleib, wo du bist!«

Sollte ich sie festhalten? Aber der Sitz fing an zu schaukeln. Ich konzentrierte mich darauf, entschlossen und ohne jeden Zweifel in der Stimme zu sprechen. »Sally, hör mir zu. Schließ deine Augen, das muss jetzt sein.« Ich verrenkte mir den Hals, um sie anzuschauen. Das war meine einzige Chance. »Gut, halt sie geschlossen. Und jetzt denk an unsere Katze zu Hause.« Es war Thai-Thai, unsere Siamkatze. Sallys Liebe zu Katzen war unglaublich. »Denk daran, dass du unsere schöne Katze streichelst und wie gut sie sich anfühlen wird, wenn wir wieder zu Hause sind, um sie zu sehen. Denk nur an die Katze. In ein paar Minuten sind wir aus diesem Lift raus.«

Zögerlich begann sie, sich zunächst mit geschlossenen Augen zurückzulehnen. Ich erzählte ihr von Dingen, die sie gerne mochte: von ihren Freunden, der Katze, von allem, womit man sie geistig auf Trapp halten konnte. *Beeilung*, rief ich stumm der Bergstation des Sessellifts zu. Sally hielt, während ich redete, ihre Augen fest geschlossen.

Nach ein paar Minuten, die uns wie eine Unendlichkeit vorkamen, wurde die Entfernung zum Boden schnell geringer. Ich hob die Stange über unseren Köpfen und hielt ihren Arm, sagte ihr, sie solle ihre Augen öffnen, bevor ich ihr heraushalf und sich der Sessel schnell für die Fahrt ins

Tal zurückdrehte. Die üppige Landschaft breitete sich unter uns aus. Sie war blass, aber ihre Füße befanden sich nun auf dem Boden. Noch nie hatte ich sie so dankbar erlebt. »Ich war bereit zu springen«, sagte sie.

»Das weiß ich, glaub mir«, antwortete ich. »Du hast mich ziemlich beunruhigt.«

Sie hatte mich in ihrem Schrecken wie mit einem Polizeigriff gepackt, und das musste ich erst einmal verarbeiten. Ich war mir nicht sicher, woher ich gewusst hatte, was ich ihr da oben sagen sollte; es war einfach so über mich gekommen.

Zu Beginn meines zweiten Studienjahres war mein neuer Plan, die Vorbereitungskurse für das Medizinstudium zu beenden und den Studienschwerpunkt auf soziale Beziehungen zu legen. Ich ging zum Zentrum für interdisziplinäre Studien, das Soziologie, Sozialpsychologie und Anthropologie miteinander verband. Es war gerade mit der kleinen Abteilung für experimentelle Psychologie zusammengelegt worden, die seit Jahren von dem Ansatz B. F. Skinners dominiert war. Wenn ich mich in die Arbeit vertiefen und genügend Erfahrung sowohl in Klinischer Psychologie als auch in der Forschung sammeln würde, könnte ich am Ende in Klinischer Psychologie promovieren. Vielleicht, ja, vielleicht könnte ich genügend Wissenschaft studieren, um psychische Erkrankungen zu verstehen, und alle Fähigkeiten nutzen, die ich hatte, um Menschen zu helfen – so wie ich Sally geholfen hatte.

Ich war auf praktische Arbeit aus, und das Gefängnis südlich von Boston bot die Möglichkeit, einen Psychologiekurs für Gefangene abzuhalten. Immer, wenn ich einmal die Woche den Metalldetektor passierte, hatte ich eine Gänsehaut. Mein Kollege, ein älterer Herr, und ich haben klassische psychologische Experimente zum Thema gemacht und in einem steril wirkenden Raum mit Wänden aus Beton Filme darüber gezeigt. Jeder Häftling erhielt am Ende der Lehreinheit eine Bescheinigung, ein Blatt Papier mit einem kurzen Text, aber immerhin ein Dokument, mit dem er bei einer Bewährungsanhörung etwas bewirken konnte. Es war das Mindeste, was ich tun konnte, dachte ich, für diejenigen, die eigene Misshandlung und Not in die Verletzung anderer und ihrer selbst gewendet hatten.

Ich ging jede Woche zum Gefängnistor hinaus, habe mich aber nicht an meiner Freiheit gefreut. Meine eigene Einkerkerung war etwas Innerliches. Wie konnte ich den Durchbruch zu einer authentischeren Lebensweise schaffen? Wie konnte ich meine ständige Terminüberlastung und die in mir lauernde Angst vor dem überwinden, was ich gelernt hatte, aber anderen nicht mitteilen konnte? Ich identifizierte mich stärker mit den Häftlingen, als ich es zu diesem Zeitpunkt wusste.

Das Wintersemester war rastlos, mit endlosen Lektürelisten und zahllosen schriftlichen Arbeiten, die zu verfassen waren. Der Herbst ging schnell zu Ende. Bevor der Oktober vorüber war, hatten die Bäume keine Blätter mehr. Im November wechselten sich Schneetage mit klaren, eisigen Tagen ab. Alle ein oder zwei Wochen schleppte ich mich nach Stunden des Völlegefühls und Unwohlseins aus dem Bett und zog mich ins Badezimmer zurück, um mich dort weiter abzuquälen. Bis zur Jahresmitte hatte ich neun Pfund abgenommen.

Alle paar Wochen ging ich in den Lehrbuchbereich der Buchhandlung, einen riesigen fensterlosen Anbau. Reihen und immer weitere Reihen von neuen Büchern, die alphabetisch aufgestellt waren, standen schimmernd da. Ich habe immer in der Abteilung mit dem Buchstaben P angefangen, in der sich die Psychologiebücher befanden. Aber auch die Teilbereiche der Psychologie – Kognitive Psychologie, Entwicklungspsychologie, Biologische Psychologie, Persönlichkeitspsychologie, Klinische Psychologie – waren umfassend vertreten. Im Gang lagen die anderen »P's«: Paläontologie, Philosophie, Physik. Ich öffnete nach dem Zufallsprinzip ein Buch und überflog die einleitenden Abschnitte. Ich kam hier in eine andere Welt, aber wie konnte ich da eintauchen, ohne mich zu verlieren?

An manchen Nachmittagen ging ich kühn in andere Gänge: A – Astronomie, Anthropologie, Asienwissenschaften; B – Botanik, Biochemie. Im dumpfen Schein der Leuchtstoffröhren sprach mich jedes einzelne Buch an. Aber ich fürchtete, mich selbst zu verlieren, wenn ich in Gedankenwelten vordringen würde, die sich zu sehr von meiner eigenen Welt unterschieden. Als ich mich dann schnell wieder zum P und zur Psychologie zurückzog, atmete ich tief durch. Ich war an den Ort zurückgekehrt, den ich brauchte, um meinen Fokus beizubehalten.

Die Frontlinien waren gezogen. Konnte ich etwas Wichtiges lernen, wenn ich Angst vor einem wirklichen Erforschen hatte? Durfte ich das Wissen meiner Familie in etwas Nützliches verwandeln? Jede Nacht schwirrten mir diese Fragen im Kopf herum – selbst wenn ich nicht auf der Toilette landete.

8. Der eiserne Anzug

Bei meinen Besuchen während der Ferien in Columbus haben Dad und ich uns manchmal unser letztes Gespräch aufgespart, bis er mich zurück zum Flughafen fuhr und wir uns eine halbe Stunde im geschlossenen Raum des Autos zum Reden erlaubten. In der Intensität des Gesprächs verschwanden die Straßen und Autobahnen um uns herum. Immer mehr wurde ich in die geheime Welt des Wahnsinns eingeführt.

Als ich kurz vor dem College-Abschluss stand, wurde mir in einem unserer Gespräche klar, dass Dad mir weitere Informationen zu den Behandlungen geben wollte, denen er ausgesetzt gewesen war. Die Elektrokrampftherapie (EKT) stand ganz oben auf der Liste. Obwohl sie klischeehaft im Film *Einer flog übers Kuckucksnest* und in anderen Teilen der Populärkultur als barbarisch dargestellt wird, kann die EKT bei schweren Formen von Depressionen eine äußerst effektive Intervention sein. Doch im Großteil des 20. Jahrhunderts wurde sie willkürlich und sogar als eine Art von Strafe für fast jede Form von Irrationalität eingesetzt. Damals waren es zu lang andauernde Stromstöße, die oft zu schweren Nebenwirkungen wie Gedächtnisverlust führten. In den Frühzeiten, bevor die Anästhesie zum Einsatz kam, konnten sich die Patienten dadurch, dass sie anfallsbedingt um sich schlugen, Gliedmaßen brechen. Es ist immer noch nicht genau bekannt, wie EKT funktioniert. Wenn man eine elektrische Spannung am Schädel einer Person ansetzt und dadurch einen kurzen Grand-Mal-Anfall hervorruft, kommt es bei einer Vielzahl von Neurotransmittern und Gehirnprozessen zu Veränderungen. Aber wodurch die positiven Auswirkungen auf schwerwiegende affektive Störungen erklärt werden können, bleibt ein Rätsel.

Mein Vater erzählte mir davon, wie sehr ihn in den

Fünfzigerjahren diese Prozedur erschreckt hat. Er erlebte eine solche Behandlung im Columbus State Hospital, als Sally und ich noch recht jung waren, und sie blieb ihm eindrucksvoll im Gedächtnis. Die Techniker, sagte er mir, legten einen Stahlbogen auf seinen Kopf und klebten kalte, metallische Elektroden an seine Schläfen. Nach dem Warten – immer dieses Warten – würde auf Anweisung des Psychiaters ein Stromstoß erfolgen und sein Gehirn in einen Krampfzustand versetzen. Seine Ärzte hatten vermutet, dass die Medikamente, die er nahm, nicht wirksam genug waren. Die Gesprächstherapie kratzte, so wie sie damals durchgeführt wurde, nur an der Oberfläche. Damals lautete seine Diagnose chronische Schizophrenie, aber das war nicht weiter von Bedeutung: Die EKT wurde in dieser Zeit ziemlich wahllos eingesetzt.

Am Morgen, so erinnerte sich Dad, lag er flach auf einer rollbaren Liege und hörte das Quietschen der Räder, das durch den Flur hallte. Von einem Krankenpfleger gefahren, ging es in den besonderen Raum, an den Ort, den er am meisten fürchtete. Mit angeschnallten Armen und Beinen sah er, wie die Lichter von der Decke herunterfunkelten und alle paar Sekunden an seinem Gesicht vorbeizogen, während es langsam auf die Reise ging.

Vor allem durfte er keine Angst zeigen. Seinen Stolz zu bewahren, sagte er, sei unerlässlich gewesen. Als er erst einmal im Zimmer war, wurden ihm Medikamente injiziert. Die Dosis war so hoch, dass es ihm nicht mehr möglich war, sich aufzurichten. Er war wieder einmal machtlos.

Schließlich wurde er ganz steif. Er sah die Pflegekräfte, die um ihn herumhuschten, um seine Vitalfunktionen zu protokollieren. Der Techniker kam herein; das war derjenige, der den Schalter auslösen würde, damit der Strom in die an den Klemmen befestigten Drähte fließen konnte. Würde das Knistern der Elektrizität an der Seite seines Schädels Rauch erzeugen? Sein Kopf fühlte sich tatsächlich jedes Mal, wenn er erwachte, wie verbrannte Erde an.

Aus dem Nichts kam ihm eine Frage in den Sinn: Wo befanden sich Alene, Steve und Sally? Gab es sie noch? Das Haus an der Wyandotte Road, die kleine Küche, in der sein Sohn auf seinem Schoß saß, der von Bäumen umrahmte Garten: Das alles waren schwache Erinnerungen, ein Film, der längst zu Ende war, und das Kino war leer. Er kämpfte mit seiner Panik und fragte sich, ob er jemals die Backsteingebäude der Ohio State University wiedersehen würde. War er noch Professor, oder war er jemand anders in einem anderen Leben? Und was war mit Pasadena und seinem Elternhaus? Was war mit all seinen Brüdern?

Weshalb war er wieder einmal ins Krankenhaus gekommen? Er musste im Hörsaal und zu Hause die Kontrolle verloren haben. Vor seinen Augen tauchte eine vage Erinnerung daran auf, wie er seinen Golfschläger in den Garten des Nachbarn geworfen hatte. Doch die Medikamente hatten sein Gedächtnis getrübt und sein Leben zu einer ständigen, langweiligen Gegenwart gemacht. Inzwischen atmete er den teigigen Duftstoff der Elektrodenpaste und den metallischen Geruch der ionisierten Luft aus der vorherigen EKT-Sitzung mit einem anderen Patienten ein. Nachdem er selbst dieser Prozedur unterzogen worden war, versuchte er herauszufinden, wo er war; und er hatte starke Kopfschmerzen. Konnte er sich dem noch einmal stellen, diesem Kraftakt, der ihm das Gefühl gab, eine verkohlte Hülse zu sein?

Es gab ein Ritual aus der Tiefe seiner Vergangenheit: das Vaterunser, das ihn als Junge getröstet hatte und in früheren Zeiten der Verzweiflung Erleichterung brachte. Flach liegend begann er, seine Lippen zu bewegen, aber das heisere Flüstern war kaum hörbar.

Vater unser im Himmel, geheiligt werde dein Name.
Dein Reich komme. Dein Wille geschehe,
wie im Himmel, so auf Erden.

Mehrere junge Ärzte, zweifellos Ärzte im praktischen Jahr, beobachteten von einer Ecke des Zimmers aus, was da vor sich ging, und machten sich Notizen auf Klemmbrettern. Sie blickten angespannt auf den Patienten und hörten den monotonen Klang seiner Stimme. Ihr Gesichtsausdruck verriet tiefe Besorgnis.

Unser tägliches Brot gib uns heute. Und vergib uns unsere Schuld ...

»Was macht er da?«, fragte einer von ihnen laut den leitenden Psychiater, Dr. Southwick, unter dessen Aufsicht das Ganze durchgeführt wurde. »Warum murmelt Hinshaw da etwas?«

... wie auch wir vergeben unsern Schuldigern.

Dr. Southwick betrachtete seinen Patienten auf dem gepolsterten Tisch. Finster blickte er den angehenden Arzt an und erwiderte mit einer solchen Stimmkraft, dass ihn jeder hören konnte, auch der Patient: »Was zum Teufel glauben Sie, was er da macht – er betet! Wie soll er sonst mit seiner Angst umgehen?«

Und führe uns nicht in Versuchung, sondern erlöse uns von dem Bösen.
Denn dein ist das Reich und die Kraft und die Herrlichkeit in Ewigkeit.
Amen.

Über seinen geöffneten Mund hatte man jetzt einen Gummischutz gelegt, dessen dicke Masse ihn fast würgen ließ. Vielleicht würden jetzt seine Zähne beim Krampfen nicht brechen. Ihm wurde nun das letzte Narkosemittel verabreicht, und er begann wegzudämmern. Alle hielten still und warteten auf das Signal. Es geschah wieder, gleich würde die weiße Hitze in seinen Schädel eindringen. Nicht zum ersten Mal wurde alles schwarz.

Dr. Southwick nickte mit dem Kopf. Die Lichter wurden schwächer, die Maschine wummerte fast wütend. Der pulsierende Stromstoß hielt für eine volle Sekunde seinen

Takt bei, dann für eine weitere. Sein Körper krümmte sich sanft und krümmte sich erneut.

Zumindest erinnerte sich Dad in seinem Arbeitszimmer fast zwanzig Jahre später daran, dass niemand ihn in seinem Gebet stoppen konnte. Er verstand, dass Dr. Southwick sein Verbündeter gewesen war, der sich vor den anderen Ärzten für ihn einsetzte. Als er seine Geschichte beendete, zeigte sein Gesicht eine Mischung aus Bitterkeit, Faszination und Resignation, die ich noch nie zuvor bei ihm gesehen hatte.

* * *

Mom und ich starrten abwechselnd auf die Uhr, aufeinander und auf das Fenster, das wir nachts mit einem Blick auf Boston geöffnet hatten. Wir saßen auf den orangebraunen Hotelbettdecken aus Polyester und warteten. Wo mochte Dad nur sein? Die Reservierung für das Abendessen war vor Stunden abgelaufen.

Ihr Wochenendausflug nach Neuengland war geprägt von den entspannten Touren, auf denen ich sie über den Harvard-Campus und durch Bostons seltsam gewundene Straßen führte. Es war auch eine gute Gelegenheit für Dad, seinen langjährigen Philosophiekollegen von der Ohio State University, Manny Lebowitz, zu besuchen. Manny hatte Columbus verlassen, um einige Jahre an der Brandeis University zu lehren, befand sich nun aber in einer Krebsbehandlung. Dad war am späten Nachmittag ins Krankenhaus gefahren und sagte, er würde danach ein Taxi nehmen, um uns vor dem Abendessen im Hotel zu treffen. Doch die Besuchszeiten waren längst vorüber. Dad war immer pünktlich und hatte noch nie jemanden bei Terminen oder Treffen versetzt. Verzweifelt wagten Mom und ich es nicht, über unsere schlimmsten Ängste zu sprechen.

Plötzlich hörten wir, wie jemand einen Schlüssel ins Türschloss steckte, und sahen Dad den Raum betreten. Trotz der kühlen Abendluft keuchte er und blickte aufgeschreckt zu uns herüber.

»Wo warst du?«, fragte ich so ruhig wie möglich. Mom probierte es ganz vorsichtig, sie sprach von der Uhrzeit und unseren Plänen für das Abendessen. Dads Blick schoss weit über uns beide hinaus, sein Gesichtsausdruck war wütend.

»Was meint ihr denn, wo ich war?«, rief er ärgerlich. »Manny kommt vielleicht nicht durch, die Prognose sieht schlecht aus. Ich habe danach beschlossen, zu Fuß hierher zu gehen. Was ist denn los? Wie spät ist es eigentlich?«

Langsam dämmerte es mir: Manny, ein brillanter und freundlicher Mensch, ein Pfeifenraucher wie Dad, war einer der wenigen Menschen, mit denen Dad je über seine Vergangenheit gesprochen hatte. Als sein Kollege nach Boston gezogen war, wurde Dad eines guten Freunds beraubt, wenngleich er mir ganz nüchtern erklärt hatte, dass Wissenschaftler an anderen Universitäten oft bessere Angebote bekommen. Jetzt stand er in voller Größe vor uns und brachte seine Trauer und seine Verwirrung zum Ausdruck, die sich mit mehr als nur ein wenig Aufregung mischten. Als er Manny im Krankenhaus verlassen hatte, war ihm nur eines wichtig: das Bedürfnis, sich zu bewegen und im Abendwind mit dem Bürgersteig unter den Füßen den Schicksalsschlag zu verdauen.

Wenn ich Psychologieprofessoren nach dem Unterschied zwischen Schizophrenie und manischer Depression – der älteren Bezeichnung für die bipolare Störung – fragte, erntete ich abweisende Blicke. Warum sollte man sich die Mühe machen, eine formale Diagnose zu stellen, haben sie gespottet; es ist der zugrunde liegende psychische Konflikt, der von entscheidender Bedeutung ist. Noch in den Siebzigerjahren wurde die Klinische Psychologie von alten Vorstellungen über die Diagnose und die Verursachung dominiert, die vollständig umweltbezogen waren und alle biologischen Wurzeln schwerer psychischer Krankheiten leugneten. Angesichts dieser allgemeinen Ignoranz kann ich sagen, dass das Stigma zum zentralen Thema meines Studiums an der Harvard University wurde.

Nicht dass ich den wahren Grund für meine Frage genannt hätte. Ich tat so, als wäre mein Interesse allgemeiner Art und rein akademisch. Das Courtesy Stigma hinderte mich daran, das wichtigste Thema anzusprechen, mit dem meine Familie und ich konfrontiert waren: die genaue Diagnose für Dad und die Möglichkeit einer wirksamen Behandlung.

Jedes Frühjahr bekam ich ein paar Migräneanfälle, und zwar echte Anfälle mit aufblitzenden Lichtern, pochenden Schmerzen und Übelkeit, die ich nicht kontrollieren konnte. Schließlich ging ich zum Gesundheitsdienst für Studierende. Jede Erwähnung des Erbrechens, das ich mir aufzwang, um zu schlafen, war zu persönlich und zu erniedrigend, also ließ ich diesen Teil weg. Das Selbststigma war Bestandteil meines eigenen Lehrplans.

Der erste Arzt war entscheidungsfreudig: Ich hätte eine Stauballergie und sollte mein Zimmer regelmäßig reinigen und zu Laken mit geringem Allergiepotenzial übergehen. Der zweite Arzt war spöttisch und hatte offensichtlich noch nie in seinem Leben etwas falsch gemacht. Meine Migräne, sagte er näselnd, habe nichts mit grellem Licht oder mit Genetik zu tun, obwohl Dad, alle seine Brüder, mein Großvater, Moms Mutter und Sally fast das gleiche Muster aufwiesen. »Man kommt vielleicht aus der Dunkelheit eines Kinos und ist der Meinung, dass das Licht draußen der Auslöser ist«, erklärte er, »oder man sucht nach biologischen Ursachen. Aber der emotionale Inhalt des Films ist der wahre Missetäter.«

Diese erfahrenen Ärzte waren so überzeugt und so selbstbewusst! Ich schimpfte auf sie, wenn auch nur innerlich. Wer von ihnen hatte denn eine Ahnung – besonders diejenigen, die Dad Jahre zuvor behandelt hatten, ihn in Norwalk an sein Bett fesselten, in Byberry die Insulinschocktherapie durchführten oder ihm antipsychotische Medikamente und Schockbehandlungen verabreichten, als Sally und ich noch klein waren? Die Leute, die alles und jedes mit der Biologie erklärten, waren genauso schlimm wie die,

die alles mit der Psychologie erklärten. Hin und wieder tat ich einen Schwur: Was auch immer ich auf diesem Gebiet tun würde, ich würde mich immer daran erinnern, dass das, was wir in den Sozialwissenschaften, der Psychologie und der Medizin wissen, ein winziges Fragment dessen ist, was zu lernen ist. Die einzig richtige Haltung ist die der Demut – und der Integration verschiedener Sichtweisen.

Dieser Meinung bin ich auch heute noch. Das menschliche Gehirn besteht aus Billionen von Synapsen, die jede Sekunde Signale empfangen und wieder Signale abfeuern; das Wunder des menschlichen Bewusstseins entsteht auf irgendeine geheimnisvolle Weise aus diesen chemischen Vorgängen. Diejenigen, die so stolz auf ihr fantastisches Wissen sind, täuschen sich selbst, ihre Patienten und die wissenschaftliche Gemeinschaft.

* * *

An einem hellen Frühlingstag gegen Ende meines ersten Studienjahres nahm ich die rote Strecke der U-Bahn in die Innenstadt von Boston und dann die grüne Strecke zum Museum of Fine Arts, eine Haltestelle hinter der Harvard Medical School. In der Ferne, am westlichen Horizont tauchten tiefschwarze Wolken auf, obwohl der Himmel direkt über uns hell und voller Licht war. Wenn ich das Museum besuchte, ging ich immer wieder zu einem Van-Gogh-Gemälde. Es war in einem schwindelerregenden Himmelblau gemalt, mit lebhaften Goldfarben auf einem Feld. Dieses zog sich um ein Gebäude in der Stadt herum, in dem sich der Künstler nach seinem Aufenthalt in der psychiatrischen Anstalt St. Remy erholt hatte. Die wirbelnden, gezackten Pinselstriche waren elektrisierend, die Farben und Formen faszinierend. Ich starrte das Bild an und versuchte, dessen tieferes Wesen zu verstehen.

Kurz vor der Schließung ging ein Donnerschlag durch das Museum, und der Luftdruck fiel plötzlich. Ich eilte mit den Massen hinaus und zur U-Bahn, konnte gegen die

Böen kaum in Deckung gehen und wankte in die dampfige Luft des überfüllten Zugs. Als ich fast wieder am Harvard Square war, sank mir das Herz: Der anfängliche Zickzack der Aura schimmerte nun direkt vor meinen Augen. Ich betete vergeblich darum, dass es nur eine Art Nachbild wäre, aber ich wusste, es war nicht so. Nachdem ich meinen Weg zurück ins Wohnheim gefunden hatte, konnte ich mich nur noch hilflos hinlegen, bis der stechende Schmerz und die Wellen der Übelkeit überhandnahmen. Was war der Auslöser – der plötzliche Abfall des Luftdrucks durch das Unwetter, begleitet von der abwechselnden Grelle und Düsterkeit des Himmels? Die Emotionen, die durch van Goghs Pinselstriche und Wahnsinn hervorgerufen worden waren? Oder die Gene, die sich in jeder Zelle meines Körpers befanden? Die Begründungen gingen mir durch den Kopf, als sich das Pochen verstärkte.

Es war alles nicht so einfach, wie ich manchmal dachte. Und das ist noch immer so.

* * *

Als ich in den Frühjahrssemesterferien meines ersten Studienjahres zurück zu Hause war, fuhr ich zu Sally, die damals an der Ohio Wesleyan University eine halbe Stunde nördlich von Columbus studierte. Sie hatte sich entschieden, nicht im Osten ans College zu gehen; Ohio Wesleyan war sicherer und nicht so weit von zu Hause entfernt. Sie hatte einen Freund und redete über ihre Lehrveranstaltungen, war ganz begeistert, aber auch ein bisschen überfordert damit, auf sich allein gestellt zu sein.

Ich ging ein Risiko ein und erzählte ihr, was ich von Dad erfahren hatte. So leicht wir über die meisten Dinge sprechen konnten, dieses Gespräch war doch etwas angespannt. Es war schwer für sie, sich Dad oder der ganzen Situation nahe zu fühlen. »Er hat mit mir noch nie so geredet wie mit dir, Steve. Außerdem«, fuhr sie fort, »ist er so distanziert gegenüber Mom, und sie braucht wirklich Unterstützung.« Ich fühlte mich privilegiert, aber auch halb schuldig dafür, dass er mich dazu auserwählt hatte. Ich hatte einen exklusiven Club betreten, in den Sally und Mom nicht eingelassen worden waren.

Sally redete weiter und sagte, dass Großmutter ihr zu Hause Standpauken hielt. Denn sie glaubte, dass Sally keinen Freund haben sollte und dass sie sich einfach zu modern verhielte. Sallys Migräne wurde immer schlimmer. Nach der Aura, den Kopfschmerzen und der Übelkeit war der halbe Körper manchmal taub, und sie war für ein paar Stunden wie gelähmt.

»Ich habe keine Beziehung zu den Problemen, von denen Dad dir erzählt«, fuhr sie fort. »Ich begreife mich nicht als Teil davon. Er versteht nicht, wer ich bin.«

Der Sog in Columbus zu bleiben war groß, aber ich war meinem Instinkt gefolgt. Doch aus der Ferne behielt ich alle im Auge, meine Anstrengung war enorm. Ich wollte Sally retten, um sie in die Freiheit zu stoßen; aber sie bekam von Dad nicht die Unterstützung, die sie brauchte. Ich wollte Mom retten, die ihre Ehe damit verbracht hatte, dafür zu sorgen, dass Dads Episoden nicht die Familie ruinierten – und die ihre eigenen Gefühle von der völligen Irrationalität seiner Krankheit abgeschirmt hatte. Und ich wollte Dad dadurch retten, dass ihm eine zutreffende Diagnose gestellt wurde, jetzt, wo mir immer klarer wurde, dass sich die Ärzte sein ganzes Leben lang geirrt hatten. Aber wie konnte ich meine Art, mich nach außen zu verschließen, überwinden?

* * *

»Ich habe gelernt, mich im Mittleren Westen wohlzufühlen, Steve«, sagte Dad in seinem Arbeitszimmer. »Wir hatten in Südkalifornien nie richtige Jahreszeiten. Als ich hierher kam, konnte ich mich zunächst mit dem Herbst nicht anfreunden – diese herabfallenden Blätter. Ich liebe den Winter und finde den Schnee herrlich. Und der Frühling ist wunderschön. Wenn man mit seinem Leben und mit seiner Arbeit zufrieden ist«, fuhr er fort, »kann man sich eigentlich fast überall wohlfühlen.«

Während unserer Gespräche stellte ich ihn mir in seinen frühen Zeiten in Columbus vor, wie er im Wandel der Jahreszeiten zum Campus ging und wieder zurück, wie er nach der Arbeit und an den Wochenenden Volleyball, Badminton oder Golf spielte. Doch jetzt betrachtete er die Jahreszeiten hauptsächlich durch die Fenster seines Arbeitszimmers. Zu oft wirkte er passiv und lustlos und brauchte am Nachmittag immer ein Nickerchen. So viel von seinem Leben schien jetzt ausschließlich in seinem Kopf vor sich zu gehen. Was war in den Jahren seit seinem vielversprechenden Start ins Studium und in den Beruf passiert? Hatten die sich häufenden Episoden letztendlich ihren Tribut gefordert, oder hing die Belastung eher mit den unangebrachten, ja barbarischen Krankenhausaufenthalten und Behandlungen zusammen, die man ihm hatte angedeihen lassen?

Die Tatsache, dass er ein halbes Jahr verspätet in die zwölfte Klasse gekommen war, ging, wie ich jetzt wusste, auf seinen unfreiwilligen Aufenthalt auf den abseits gelegenen Stationen von Norwalk zurück. Die Schwäche seiner linken Hand und sein verletztes Handgelenk – offensichtlich, als er die Kofferraumklappe auf seine Hand schlug, während er in Eile war, das Auto für unsere damalige Kalifornienreise zu packen – stammten ebenfalls von seinem Sprung in die fast völlige Vergessenheit. Nun sah ich ein Mosaikstein nach dem anderen, lange, nachdem die Kiste mit den Steinchen umgeworfen worden war. Wenn ich über die ersten 17 Jahre meines Lebens nachdachte, kam in mir die Wut hoch, insbesondere über das Schweigen, das Rollenspiel und die andauernde unterschwellige Angst, die jeden Tag mein ständiger Begleiter war.

Eine zentrale Frage beschäftigte mich nun: Hatte Dad wirklich eine Schizophrenie, oder hatte er fast vierzig Jahre lang eine falsche Diagnose mit sich herumgetragen? War die bipolare Störung nicht die bessere Erklärung für alles? Ein weiteres Rätsel, und ich war wieder einmal mit der Lösung auf mich allein gestellt.

Ich begann, den Sommer über an der Ostküste Jobs anzunehmen und mit Kindern zu arbeiten, die Lernstörungen oder schwere Entwicklungsstörungen hatten. Nach meinem ersten Studienjahr bekam ich einen Job als Betreuer in einem Sommercamp in New Hampshire für Kinder mit Autismus und anderen Krankheiten. Camp Freedom lag am Ufer des Ossipee Lake mit dem tiefblauen Wasser, das zwischen Silberbirken glitzerte. Von einem abgelegenen Punkt des Gebietes aus konnte man direkt auf die Nordseite des Mount Washington und den Bergrücken Presidential Range blicken, die sich majestätisch in der Ferne abzeichneten. Die beste Sicht darauf hatte man mit dem Kanu, wenn man mit den Rudern in das stille Wasser eintauchte. Im Osten lagen zwei lang gezogene Gipfel eines niedrigen Berges, die sich symmetrisch am Horizont abzeichneten. Die Bezahlung der Betreuer war miserabel, aber das Erlebnis unübertrefflich. Dass mein junger Harvard-Professor, Bruce Baker, das Programm zum Studium und zur Behandlung von Kindern, die alle anderen aufgegeben hatten, begründet hatte, ging mir durch den Kopf. Es war anstrengend, die Sprachfertigkeiten der Kinder zu fördern und ihr selbstzerstörerisches Verhalten abzubauen, aber sie lernten ständig dazu. Wir würden vielleicht einfach die Welt verändern – oder einen Teil davon.

Am Ende der intensiven Einweisung regnete es drei Tage lang ununterbrochen, und der See trat über die Ufer. Dadurch zögerte sich die Eröffnung des Lagers hinaus. Nachdem wir mit dem Kanu zu den Zelten gepaddelt waren, die auf einem höher gelegenen Vorsprung standen, um unsere feuchten Rucksäcke und modrigen Kleider zu holen, fuhr eine Gruppe von uns nach Cape Cod, bis das Lager getrocknet war. Als ich dort eines Abends im Mondlicht in einer Lagune unweit des Ozeans schwamm, sah ich etwas,

was ich noch nie zuvor gesehen hatte, gelbgrüne Spuren im Wasser und am sandigen Ufer in Form von phosphoreszierenden mikroskopisch kleinen tierischen Lebewesen, die anscheinend ein Spiegelbild der unendlich vielen Sterne am Himmel waren. In seltenen Momenten hatte die Welt etwas Magisches.

Als das Camp begonnen hatte, schlich ich mich ab und zu mit einem oder zwei Kollegen davon, um Gras zu rauchen. Natürlich nur, wenn ich nicht in der Schlafbaracke bei den Kindern Nachtdienst hatte. Ich war zusammen mit John Whyte eingeteilt, einem brillanten Studenten vom Swarthmore-College, der sich ganz der Psychologie widmete und kurz davorstand, ein duales Programm für einen Abschluss in Psychologie und Medizin zu absolvieren. Er war der erste offen schwule Mann, den ich gut kannte, und er sprach mit mir über alles in seinem Leben. Ich vertraute ihm sofort, war auch sehr offen und redete mit ihm über das, was ich über Dad wusste. Ich beobachtete weiterhin jede meiner Stimmungen genau. Würde meine Zukunft so aussehen wie Dads Vergangenheit? Wenn meine Gedanken zu weit abschweiften, würde ich dann auch verrückt werden? Hatte Dad eine Schizophrenie oder eine manisch-depressive Erkrankung? Jemanden zu haben, mit dem ich über so etwas sprechen konnte, nahm mir etwas von meiner Belastung, wenn auch nur vorübergehend.

Eines Samstagmorgens stand ich auf, als der Wecker klingelte, um mich mit John, der in einem anderen Zelt schlief, und mit Sheri zusammenzufinden. Sheri war die Dritte in unserem Trio. Sie hatte Nachtdienst bei unseren Kindern gehabt, die unterschiedliche schwere Verhaltensprobleme aufwiesen. Mir war etwas schwindlig und mein Gang war schwerfällig. Ich muss ziemlich schlecht ausgesehen haben, da John und Sheri mich zur Krankenstation schickten. Eine ehemalige Krankenschwester, die viel Erfahrung hatte, war an diesem Wochenende im Dienst und beobachtete, wie die neue Krankenschwester ein Thermometer unter meine Zunge steckte, es wieder aus meinem Mund nahm und mit ungläubigen Augen auf die Quecksilbersäule blickte. Eine Sekunde später wurde sie ohnmächtig, weil sie Angst um mein Leben hatte. Mary, die alte Fachkraft, nahm ihr das Thermometer, das glücklicherweise nicht zerbrochen war, geschickt aus der Hand und las laut vor: 40,9 Grad.

Man legte mich in ein lauwarmes Bad, um das Fieber zu senken. Ich hatte Visionen von Campern und von den umliegenden Bäumen, die tanzten und schimmerten. Das alles war näher an einer Halluzination, als ich es je erlebt hatte. Das Krankenhaus befand sich in 45 Minuten Entfernung und war über eine schmale Straße erreichbar, aber in der ländlichen Umgebung gab es dort keinen Arzt auf Abruf. Wahrscheinlich unter dem Einfluss des Fiebers setzte bei mir an diesem Abend eine Migräne-Aura ein; darauf folgte ein trockenes Würgen, da in mir nicht so viel Flüssigkeit war, um mich zu übergeben. Am frühen Morgen des nächsten Tages kam eine Krankenschwester. »37«, sagte sie und starrte auf das Thermometer. »Wie bist du wieder fieberfrei geworden?«

Zurück im Camp brauchte ich ein oder zwei Tage, um wieder zu Kräften zu kommen. Auch John war ebenfalls krank geworden, genau wie mehrere andere Mitarbeiter. Eine Theorie war, dass das Hochwasser Brutstätten für Moskitos hervorgebracht hatte, die eine langsam einsetzende, viral bedingte Lungenentzündung verursachten, obwohl ich keine weiteren Symptome hatte. John und ich blieben in einem trockeneren Holzgebäude, um uns zu erholen; und dort rauchten wir ein wenig wirklich gutes Gras. Nachdem wir den Höhepunkt des Rauschs erreicht hatten, ging John in den Speisesaal, um etwas übrig gebliebenes Essen für uns zu holen; die anderen Camper schliefen längst. Wir gingen hinaus zum Ufer, der Sand war noch warm, dunstiges Sternenlicht strahlte über uns.

»John«, sagte ich, »du wirst nicht glauben, was ich gerade direkt vor meinen Augen gesehen habe.«

»Bei dem erstklassigen Zeug, das wir geraucht haben, würde mich nichts, was du mir erzählen könntest, überraschen«, bemerkte er sarkastisch.

»Nun, ich sah das Bild einer Briefmarke mit dem Profil von Abraham Lincoln.«

Seine Antwort war trocken. »Das ist wirklich nicht sehr aufregend.«

Doch ich erwiderte sogleich: »Direkt vor meinen Augen verwandelte sich das Profil von Lincoln jedoch in einen Osterhasen.«

»Das hängt mit dem Trip zusammen«, entgegnete John.

»Aber der Osterhase und Lincoln verschmolzen zum Profil vom Gesicht meines Dads!«

John fasste zusammen. »Wenn du high bist, Steve, würdest du einen Psychoanalytiker sehr glücklich machen.«

Im nächsten Jahr schrieb ich eine Arbeit über die Bewegung der gemeindenahen psychosozialen Versorgung, in der ich untersuchte, wie Fachleute die neuesten Behandlungsformen für Jugendliche mit Entwicklungsstörungen im ganzen Land umsetzten. Ich arbeitete in einem multidisziplinären Team an einem Gemeindezentrum für psychische Gesundheit, das Studierende als Therapeuten für die Behandlung zu Hause einsetzte. Ich wurde einem 14-jährigen Jungen zugewiesen, der noch nie ein Wort außerhalb des Elternhauses gesprochen hatte. Nach und nach öffnete er sich und enthüllte ganze Welten von Emotionen und Einsichten. Auf Fallkonferenzen wurden hitzige Diskussionen geführt: Hatte er eine Aphasie, extreme soziale Angst oder ein nach außen abgeschottetes Familiensystem? Das Fachgebiet der seelischen Gesundheit schien eher in sich geteilt als ein großes Ganzes zu sein.

Wut war eines Tages das Thema bei den Gruppensupervisionen. Die Leiterin, eine kluge afroamerikanische Psychologin, kommentierte geistreich den Nutzen der Wut als Signal für Veränderung. Aber ich war mir sicher, dass sie eine unverständliche Sprache sprach: Wut als Signal? Mich brachte jedes Anzeichen von Ärger sofort zur Weißglut. Sobald ein Gefühl aufkam, konnte es nicht mehr eingedämmt werden. Es war kein Wunder, dass ich so hart daran gearbeitet hatte, meine Emotionen in Schach zu halten.

Tagsüber zündeten bei mir kleine Ideenraketen, wie es Sylvia Plath im Buch *Die Glasglocke* formuliert hat. Vielleicht würde ich eines Tages in der Psychologie eine Berufung finden. Aber des Nachts kam immer öfter alles zum Stillstand, wenn mich das Gefühl des Untergangs überkam. Ich landete dann wieder auf der Toilette, und das erzwungene Erbrechen war jedes Mal schwieriger in die Tat umzusetzen.

Ich fand eine neue Freundin, Penelope, eine Studentin vom Wellesley-College. Sie war etwas exaltiert, aber lustig. Mit ihren riesigen, funkelnden Augen strahlte sie die Art von Wärme aus, nach der ich mich sehnte. Ich habe sie sogar in den Weihnachtsferien nach Columbus mitgenommen. Wir kamen uns näher, aber wie nah? Ich erzählte ihr von Dad, behielt aber meine qualvollen Abende so lange wie möglich für mich. Wie konnte ich emotionale Intimität erwarten, wenn ich nicht einmal zu mir selbst offen war?

Eines Abends im Winter war ich bis zu später Stunde in der Bibliothek und verpasste einen Anruf von Dad. Mein Mitbewohner Tim hatte ihn angenommen und berichtete, dass mein Vater gesagt habe, er sei nicht zu Hause. Aber er hatte keine Nummer hinterlassen, unter der ich ihn hätte zurückrufen können. »Dein Dad schien wirklich sehr daran interessiert zu sein, mit dir zu reden«, merkte er an. Aber als ich am nächsten Tag und dann noch einen Tag später in Columbus anrief, erhielt ich keine Antwort.

Nachdem ich einen Entwurf für meine Abschlussarbeit verfasst hatte, kehrte ich in den Frühjahrssemesterferien nach Columbus zurück, drei Jahre nach meinem schicksalhaften Gang in Dads Arbeitszimmer. Wir waren wieder im selben Raum, und er sagte mir, dass er vor ein paar Monaten angerufen habe, als er in ambulanter Krankenhausbetreuung der Ohio State University war. Er hatte im Winter die Kontrolle verloren. Paranoide Ideen hatten überhandgenommen. Was das Melleril anging, hatte man bei ihm die Dosis erhöht.

Ich war ganz durcheinander. Dads Episoden ereigneten sich immer noch! Wie hätte er wohl in dieser Nacht am Telefon geklungen, wenn ich mich nur nicht in der Bibliothek vergraben hätte? Es musste etwas getan werden, und zwar schnell. Aber wie? Die Informationen, die er mir mitgeteilt hatte, hatten mich aus meiner abgeschotteten Kindheit befreit, sie hatten mich aber auch wie ein eiserner Anzug belastet und jede Bewegung unterdrückt. Meine Arme und mein Körper waren durch die Anstrengung erschlafft.

Am nächsten Tag war ich zu Besuch bei einem Schulfreund aus der Highschool, als mich seine Mom fragte, wie es mir gehe. »Großartig«, sagte ich zu ihr und versuchte, es selbst zu glauben. »Meine Abschlussarbeit ist fertig, ich habe alles erreicht, was ich wollte.«

»Nun, du siehst nicht so großartig aus«, antwortete sie und sah mich aufmerksam an. »Eigentlich habe ich dich noch nie so angespannt gesehen.«

Die Abschlussfeier stand in zwei Monaten bevor. Es fühlte sich so an, als würde ich über einen schwankenden Bootssteg gehen.

9. Morgendämmerung

Im folgenden September, ein paar Wochen nachdem an den meisten Schulen der Unterricht begonnen hatten, wurde das Therapiezentrum eröffnet, ein ganz neues Programm für ein Dutzend Kinder, die entweder von den öffentlichen Schulen der Stadt Boston geflogen waren oder wegen ihrer hartnäckigen Lern- und Verhaltensprobleme erst gar nicht aufgenommen worden waren. Massachusetts war der erste Staat im Land mit einem Gesetz für ein inklusives sonderpädagogisches Programm. Es diente als Vorbild für das Programm des Bundes, das im folgenden Jahr, also 1975, startete. Ein paar Wochen nach meinem zweiten Sommer im Camp Freedom wurde ich vom Massachusetts Mental Health Center als Koordinator des Zentrums eingestellt. Ich trug einen Schnurrbart und ein Stirnband im Stil der 1970er-Jahre, doch unter der Oberfläche brannte meine Neugier darauf, diese Art von Arbeit zu machen.

Aber haben sich jemals zwölf so unterschiedliche Kinder und Jugendliche im selben Gebäude versammelt? Wer war verblüffter: die Kinder selbst, ihre Eltern oder die Mitarbeiter, die sie bald unterrichten würden?

Angela war sieben Jahre alt und trug schwarze Zöpfe, die voller pastellfarbener Glasperlen waren; jeden Morgen wurden sie ihr von der religiös eingestellten Mutter sorgfältig geflochten. Händeklatschend und mit dem Kopf wippend, kam sie ins Klassenzimmer hereinstolziert und sang Stevie Wonder, Otis Redding, Scat Beats und Motown. Ihre erstaunliche Stimme wechselte dann zu Gospelsongs, die sie sonntags in der Kirche gehört hatte, und das machte sie perfekt nach. Sie schaute überallhin, nur nicht in die Augen der Person ihr gegenüber, und sie strahlte und schloss die Augen, wenn die Geräusche ihres Gesangs ihren Geist und Körper überfluteten. Aber wenn man schlicht versuchte, sie dazu zu bringen, auf etwas anderes als Musik zu achten, stampfte sie mit den Füßen auf den Boden und schlug um sich, als hätte ihr jemand etwas angetan. Sie war in einer Glasphiole eingeschlossen, in der die Beats nachhallten. Wer würde in ihre autistische Hülle vordringen können?

Dann war da James, 15, kräftig und sommersprossig, starr wie eine Statue, mit einer Spannkraft, die durch jeden Muskel in seinem Körper strömte. Er knirschte mit den Zähnen, während seine Schultern und Arme krampfhaft zuckten, sei es wegen der inneren Unruhe oder wegen der starken antipsychotischen Medikamente, die er nahm; da war sich keiner sicher. Als ein Lehrer sanft versuchte, ihn in sein Klassenzimmer zu geleiten – »Okay, James, es ist an der Zeit, dass wir anfangen« –, brüllte er sich die Lunge aus dem Leib, seine Stimme überschlug sich vor Wut, und er schlug mit der Faust gegen den nächsten Gegenstand, den er finden konnte: »Sagen Sie nicht okay! Sagen Sie nicht okay!« Was hatte ihm das Wort signalisiert? Es war ein Rätsel, aber die Betreuer lernten schnell, dass sie bestimmte Begriffe bei James einfach nicht verwenden durften. Er hatte ein oder zwei Zimmer seines mit Schindeln verkleideten Zuhauses in Boston zerstört.

Nun traf Victor ein, acht Jahre alt und bezaubernd, aus einem Elternhaus mit sechs Geschwistern, die alle von ihren drogenabhängigen, kognitiv beeinträchtigten Eltern vernachlässigt und misshandelt worden waren. Er kuschelte sich gern auf den Schoß der Betreuer und warf in der Pause mit einem ansteckenden Lachen Bälle in den Korb, aber gedruckte Wörter auf einer Buchseite sahen für ihn wie Hieroglyphen aus. Die Chancen, dass er jemals lesen lernen würde, standen schlecht. Waren es die Schläge seiner Eltern, die Tage ohne Essen oder die Gene, die er geerbt hatte? Oder eine toxische Kombination aus allem zusammen? Wenn er die Kontrolle über seine Emotionen verlor, schluchzte er einen einzigen klagenden Schrei: »Entschuldigung, Entschuldigung, es tut mir so leid, Entschuldigung,

Entschuldigung, es tut mir so leid.« Das waren zweifellos die einzigen Worte, die seine Familie veranlasst haben könnten, zumindest vorübergehend damit aufzuhören, ihn zu schlagen. Wo würde Victor am Ende landen?

Ernesto kam ebenfalls ins Therapiezentrum, er war neun Jahre alt, verbrachte aber den größten Teil des Tages zusammengekrümmt wie ein Fötus. Er hatte nie gesprochen und würde es wahrscheinlich auch nie tun, aber seine intensiven braunen Augen gaben zu erkennen, dass im Inneren viel vor sich ging, obwohl ihm der Sauerstoffmangel nach der Geburt jedes Mittel zur Kommunikation mit Worten genommen hatte. Ab und zu wurde er, besonders zu Hause, lebendig, war munter, zeigte auf etwas, gestikulierte und bat seine Geschwister inständig, ihn zu kitzeln und zu füttern, während er dabei unkontrolliert kicherte. Aber wie würde er sich in die Schule einfügen? Er war noch nie länger als ein paar Tage dort gewesen. Fern von seiner bezaubernden Familie erschien er verwirrt und zog sich in seinen Winkel zurück; in seinem Hals formten sich stöhnende, zwitschernde Laute, sein vogelartiger Körper zog sich von der Welt zurück.

Was war mit Ronald? Er war fast 17 Jahre alt und schlenderte ins Klassenzimmer, warf einen Blick auf seine Altersgruppe, zuckte zusammen und griff dann nach dem Messer in seiner Tasche. Ein Blick von seinem Lehrer, Phil, sagte ihm, er solle es ihm geben. So schnappte er sich stattdessen einen Zahnstocher und fuhr sich durchs Haar. *Was mache ich hier in dieser Gruppe? Wie bin ich bloß bei diesen verrückten Kids gelandet?* Sein Ausdruck sprach Bände. Vielleicht war es hier besser als im Heim für schwierige Kinder, aber er schien skeptisch zu sein. *Bin ich auch so durcheinander?*

Es gab da noch ein Mädchen, Darlene, 13, aus einer Wohngruppe. Sie sprach mit einem wunderschön gedehnten Südstaatenakzent, hatte aber große Schwierigkeiten mit den Schulfächern und war noch nicht einmal auf dem Niveau der zweiten Klasse. Ihre schlimmen Anfälle waren nur schwer unter Kontrolle zu bringen. Einige der medizinischen Berater des Programms fragten sich, ob ihre überlastete und arme Familie dafür sorgte, dass sie ihre Medikamente regelmäßig nahm; ihr IQ war zu gering, um selbst daran zu denken. Dennoch hatte sie im Laufe der Jahre so viel Phenhydan bekommen, dass die verräterischen Anzeichen von Zahnfleischschwund jedes Mal, wenn sie ihr strahlendes Lächeln zeigte, deutlich zu sehen waren. Sie wusste, dass ihre Zähne zu groß für ihren Mund waren, konnte aber ihre Freude am Leben nicht unterdrücken. Würde sie jemals lernen, allein zurechtzukommen?

In den ersten Wochen haben wir feste Abläufe für die Arbeit im Klassenzimmer eingeführt, während unsere gewissenhaften jungen Mitarbeiter jeden Tag Überstunden machten. Ein Belohnungssystem wurde eingeführt, verknüpft mit Unterrichtsstunden, die auf das individuelle Niveau jedes Einzelnen abgestimmt waren. In den Verhaltenstabellen des Programms konnte man erste Anzeichen für Fortschritte nachverfolgen. Ich betreute die Lehrer, machte Hausbesuche und führte nach der Schule Sitzungen zum Umgang mit den Eltern durch. Die Verantwortung war enorm, aber diese Art von Arbeit war genau das, worauf ich während meiner gesamten College-Zeit gewartet hatte.

Darlene besuchte die Klasse für Jugendliche. Eines Morgens traf sie wie im Nebel zusammen mit ihren Mitschülern ein, benommen und etwas aufgeregt. Im Unterricht stand sie auf, schwankte ein wenig und taumelte. Phil, ihr Lehrer, nahm sie schnell beim Arm und führte sie zum Flur. Einen Moment später ging es wie auf ein Stichwort los: Sie krampfte und brach wie ein Häufchen Elend zusammen. Als es bei ihr zu einem epileptischen Grand-Mal-Anfall kam, erschütterten die Verrenkungen ihren Körper. Um sie vor Schaden zu bewahren, brachten wir sie ins Büro, wo sie halb bewusstlos dalag. Aber kurz nachdem sie sich erholt hatte, verdrehte sie ihre Augen nach oben und krampfte erneut: Die schlotternden Bewegungen hatten von ihr Besitz ergriffen.

Status epilepticus: Phil und ich, wir kannten beide das Muster, bei dem ein Grand-Mal-Anfall dicht auf einen anderen folgt. Wenn die Kette nicht unterbrochen wird, kann es zu Hirnverletzungen und sogar zum Tod kommen. Die Sanitäter trafen innerhalb weniger Minuten nach meinem Anruf ein. Phil fuhr dem Notfallwagen mit seinem Auto hinterher, während der andere Lehrer und ich den Rest der Kinder bis zum Ende des Schultages übernahmen.

Ich beeilte mich, an diesem Nachmittag zu Darlenes Zimmer im riesigen Komplex der Harvard Medical School zu kommen. Als ich eintraf, hörte ich noch, wie die Ärzte ihre Mutter baten, sicherzustellen, dass ihre Tochter jeden Tag die Medikamente nahm. Darlene war an ein Gerät angeschlossen, mit dem ihr intravenös Valium gegeben wurde. Trotz ihrer offensichtlichen Verwirrung war ihr riesiges Lächeln wieder da. Es mehrten sich klinische Berichte, dass dieses »Beruhigungsmittel«, das ein Jahrzehnt zuvor erstmals eingeführt worden war, süchtig machen könne, wenn es wahllos gegen Angst oder Schlaflosigkeit verschrieben wurde – obwohl es anfänglich als nicht süchtig machende Alternative zu Barbituraten angepriesen worden war. Doch ich sah selbst, wie das Medikament ihr das Leben rettete und ihre unkontrollierten Anfälle beendete. Ein weiteres Wunder der modernen Medizin, aber für Darlene und so viele andere Kinder waren weitaus mehr grundlegende Wunder nötig: Kommunikation, Wissen und Verständnis. Wenn es nur genügend Personal, Behandlungsprogramme, Wissenschaft und Engagement geben würde.

Ich fragte mich, ob ich über die Voraussetzungen verfügte, um etwas zu verändern. Tatsächlich wartete ich nicht nur auf Wunder für die Kinder im Therapiezentrum, sondern auch für mich selbst. So wie es gelaufen war, konnte ich gut ein oder zwei Wunder gebrauchen.

* * *

Im vorangegangenen Juni war der Hof der Harvard University voller riesiger Zelte gewesen. Strahlend weiß hoben sie sich von den tiefgrünen Rasenflächen ab, Sonnenschein tauchte die Szenerie in goldenes Licht. Mehr als dreihundert Absolventen bewegten sich in einer Reihe, ich war ein Teil von ihnen und marschierte mit der winzigen Gruppe, die ein *summa cum laude* bekommen hatte, an der Spitze des feierlichen Umzugs. Ich wurde auf die Bühne gerufen, um den Ames Award zu erhalten, für das Absolvieren des »Senior Best Mixed Social Action«-Stipendienprogramms. Unter den Menschenmassen waren Mom, Dad, Sally und meine Großmutter, die alle zusammen nach Cambridge gefahren waren. Das Beste war, dass ich die Typen von der New England Prep School ausgestochen hatte, die dachten, sie seien hier von Studienbeginn an die Könige. Heimlich triumphierte ich: Ein Absolvent einer Public School aus dem Mittleren Westen hatte es zu etwas gebracht!

Doch keine akademische Auszeichnung konnte die großen Löcher füllen, die mich seelisch und körperlich beeinträchtigten. Alle Lobgesänge, die ich mir verdient hatte, wurden in meinen Folternächten schnell irrelevant. Der Faden meines Lebens war dabei, sich zu entwirren. Ich hielt knapp mein Gewicht, aber was wäre das ganze Lernen wert, wenn ich Dad nicht helfen könnte? Wer sonst sollte die massiven Probleme lösen, mit denen er seit seiner Jugend zu kämpfen hatte? Ich fragte mich immer wieder, welche Gruppe eigentlich schlimmer war: die Psychoanalytiker, die dachten, sie könnten ihn dadurch heilen, dass sie etwas über seine Fantasien herausfanden, oder die neue Gruppe von biologischen Psychiatern, die sich sicher waren, dass die richtigen Pillen und unangenehmen Elektroschocks ihn wieder gesund machen würden? Wo war die so nötige Integration dieser Sichtweisen oder zumindest das

Eingeständnis, dass alles viel komplexer war, als diese eingeschränkten Perspektiven es vermuten ließen?

Ich befand mich zum zweiten Mal nach meinem Abschluss inmitten der Kiefern von Camp Freedom und hoffte, dass ich eines Tages in der Lage sein würde, solche Programme zu entwickeln, junge Mitarbeiter auszubilden, für die machtlosen Bürger der Gesellschaft einzutreten und Forschungen zum Nutzen von Kindern und Familien durchzuführen. Aber würde ich jemals an diesen Punkt kommen? Jeden Tag suchte ich nach dem morgendlichen Unterricht und den trägen Nachmittagen, als die Kinder im See schwimmen gingen, in mir nach Anzeichen für Völlegefühl und Schlaflosigkeit und bereitete mich auf das unsägliche Ritual im gemeinschaftlich genutzten Bad vor – ich betete darum, dass alle anderen schon lange eingeschlafen wären. Aber wem habe ich etwas vorgemacht? Das selbst herbeigeführte Würgen wurde immer heftiger, und bei den dünnen Holzwänden des Nebengebäudes im Wald ließ sich eigentlich kein Ton verbergen.

Am Tag war ich voller Energie und Entschlossenheit. Nachts war ich immer weniger in der Lage, mich seelisch im Zaum zu halten. An einem Steilhang hockend und mit meinen Fingern an Gras und Steinen zerrend, bezweifelte ich, dass ich die Dunkelheit überwinden könnte. Schlimmer noch: Die Berge und Seen von New Hampshire ließen in mir eher Gefühle der Begeisterung aufkommen als die meisten Beziehungen, die ich eingegangen war. Wie sollte ich je eine tiefe Verbindung zu jemandem aufbauen?

Als das Programm zur Hälfte vorüber war, rief mich Bruce Baker ins Büro des Direktors. »Wie läuft dein Sommer, Steve?«, fragte er heiter. »Hast du schon Aussichten auf einen Job für den Herbst?« Matt schüttelte ich den Kopf und war voller Zweifel darüber, ob ich überhaupt eine Zukunft haben würde. Er erzählte mir von einem Anruf, den er von einer Psychologin aus Boston bekommen hatte, die für die Leitung eines neuen Schulprogramms eine

Person auf einem Masterniveau suchte. Er hatte ihr sofort gesagt, dass es einen frisch gebackenen B. A. mit viel Erfahrung direkt in seinem Camp gebe. Bevor ich mich versah, war ich bei einem Einstellungsgespräch in Boston. Mitte August war ich dann Koordinator des Therapiezentrums, und die intensive Planungsphase begann.

Vor dem Schulbeginn unternahm ich eine kurze Reise nach Ohio. Dad und ich planten unsere Gespräche nicht. Stattdessen ergaben sich die Themen von Gespräch zu Gespräch. Dieses Mal sprach er über seine Zeit in den psychiatrischen Einrichtungen von Ohio. »Manchmal, wenn ich eine Lehrveranstaltung abhielt, konnte ich mich zu neuen Höhen versteigen. Meine Ideen wurden sehr irrational. Ich glaubte, dass ich den Schlüssel zu den Geheimnissen der Philosophie in der Hand hatte. Schon bald war ich dann wieder in der Psychiatrie.« Jedes Mal, sagte er, sei ihm alles seltsam vertraut vorgekommen. Jetzt verstand ich: Dad *erwartete* die Episoden und hielt sie nicht für vermeidbar.

Er sprach im weiteren Verlauf über seinen Bruder Bob. »Er hatte vielleicht die schlimmste Migräne in der ganzen Familie. Alle Brüder hatten sie, ebenso wie unser Vater.« Jahre zuvor hatte Bob damit begonnen, sich selbst Schmerzmedikamente zu verschreiben – als Arzt konnte er das machen –, zunächst Barbiturate, die er oral einnahm, später waren es Injektionen, die er sich selbst gab. Dann traten Komplikationen auf, da sich in der Nähe der Einstichstelle ein Gerinnsel entwickelte. Schließlich musste sein Bein amputiert werden.

Welch andere Geschichte als die über Bobs bewegungsarmes Leben, die ich während der Junior-Highschool gehört hatte. Endlich konnte ich sehen, was unter den Hüllen verborgen war, die den größten Teil meines Lebens über alles verdeckt hatten. War da noch mehr passiert, was ich nie erfahren hatte?

»Infolgedessen«, fuhr Dad fort, »zeigt er jetzt Anzeichen für ein Nierenversagen. Er wird bald mit der Dialyse beginnen. Wegen der hohen Krankenhauskosten wird er das zu Hause machen.« Der Retter meines Vaters und mein Fürsprecher Bob war nun auf so etwas reduziert. In unserer Familie konnten sogar diejenigen, die Großes geleistet hatten, auf den Absturz zusteuern.

Aber meine Hauptsorge bestand darin, das Rätsel von Dads Diagnose zu lösen. Die Zeit wurde knapp.

Penelope und ich hatten uns getrennt. Ein paar Freunde von Camp Freedom luden mich ein, während des Columbus-Day-Wochenendes auf eine dreitägige Bergwanderung mitzukommen. Das wäre eine dringend erforderliche Pause von den Strapazen, die das neue Schulprogramm mit sich brachte. Wir würden die meiste Zeit über der Baumgrenze im Presidential Range im Norden von New Hampshire verbringen. Doch was wäre, wenn ich nachts inmitten der höchsten Gipfel der Ostküste ein Völlegefühl hätte, ohne dass es einen Ort gäbe, um mich zu erleichtern? Die Schilder auf dem Mount Washington wiesen darauf hin, dass es dort mit 350 km pro Stunde die stärksten Winde auf der Erde gegeben hatte. Aber die Berge lockten.

Früher Schnee hatte das Hochland bedeckt; als wir unseren Aufstieg fortsetzten, wich der weiche Teppich aus gelben und orangefarbenen Blättern zu Beginn des Wanderweges eiskalter Luft. Der tiefblaue Himmel funkelte über uns, während sich trotz der Kälte Schweiß in den inneren Schichten unserer Kleidung angesammelt hatte. Wir rückten abends in der Hütte und am Kaminfeuer eng zusammen, die Sterne über uns waren winzige Punkte, die Äonen weit weg waren. Müde, aber überglücklich schaffte ich es irgendwie, einzuschlafen. Am nächsten Tag wanderten wir am Mount Adams vorbei zum Mount Washington, Schneewehen wirbelten im heulenden Wind durcheinander. Die Luft war erstaunlich klar. Weit unten lagen Kanada, Vermont, Massachusetts und, am Horizont gerade noch sichtbar, der Atlantik – es war ein Panoramablick von 360 Grad.

Zumindest hatte ich eine Zuflucht vor dem hektischen, ausweglosen Durcheinander in meinem Kopf gefunden. Tief in der Natur fand ich einen vorübergehenden Frieden, einen Waffenstillstand. Aber wie meistens hielt er nicht lange an.

✳ ✳ ✳

Der Wandel lag in der Luft. Bakers Dienstzeit an der Fakultät in Harvard war vorüber, er war auf dem Weg zur University of California in Los Angeles. Das Aufsichtsgremium hatte einen neuen Leiter für Camp Freedom gefunden. Mir wurde die zweithöchste Position, die des Programmleiters, angeboten, der die Mitarbeiter zu koordinieren und die Behandlungsprogramme zu beaufsichtigen hatte.

Am Thanksgiving-Wochenende traf ich Celeste unter Schneewolken auf einer Farm außerhalb von Boston. Lange Schatten von den Bäumen und Bauernhäusern fielen über den gleißenden Schnee. Sie war klein, athletisch, direkt und lustig und dabei, irgendeine Art von Ärztin zu werden. Ich wollte sie unbedingt wiedersehen. Auch sie musste etwas gespürt haben. Im Winter fuhren sie und ich und ein paar andere über das Wochenende zum Camp Freedom. Das Camp war leer, bis auf den Schnee, der den Boden unter den Birken bedeckte. Die entlaubten Bäume sahen gegen die Hügel und Berge grau und silberfarben aus. Das Überqueren des eisbedeckten Sees mit Skiern bildete einen Kontrapunkt zu den Kanutouren im Sommer. Die Flammen im Kamin des Büros hielten uns die ganze Nacht über warm. Trunken vor Liebe war ich wegen der Beziehung ganz außer mir.

»Erzähl mir von deiner Familie, Steve«, bat Celeste mich eines Tages.

»Nun«, antwortete ich, »Dad ist Philosoph und Mom ist Dozentin für Englisch an der Ohio State University. Meine Schwester will Logopädin werden.« Aber es kam nicht viel mehr aus mir heraus, wo doch so viel auf dem Spiel stand. Was würde sie über unsere Familie denken?

»Erzähl mir mehr von dir«, bat ich sie, »und komm dabei näher zu mir.«

Mein Drang danach, eine Verbindung einzugehen, war riesig. Aber wie realistisch war das, wenn ich mich nicht selbst ganz einbringen würde? Es wäre nicht möglich, meine Abendrituale vor ihr verborgen zu halten. Das Drahtseil, das ich überquerte, war so breit wie ein Bindfaden.

Als ich im Frühjahr über die Semesterferien nach Columbus zurückkehrte, sprach ich noch einmal mit Dad, bevor er zu einer Philosophiekonferenz aufbrach. Als ich im Haus umherging, konnte ich keinen Moment länger warten Celeste wiederzusehen. Ich rief die Fluggesellschaft an, buchte einen Stand-by-Flug, ließ mein Ticket am Schalter hinterlegen und hatte innerhalb von Minuten einen Platz im nächsten Flugzeug. Vom Flughafen Logan aus eilte ich zu ihrer Wohnung.

»Was machst du wieder hier?«, fragte sie, überrascht, dass ich die Mühe auf mich genommen hatte, um sie zu sehen. Ihre Augen funkelten. Wir hielten uns fest. Für einen Moment fühlte sich die Sehnsucht in mir an, so als könnte sie jede Leere überwinden. »Ich konnte die ganze Zeit über an nichts anderes denken, als dich zu sehen«, stammelte ich und war selbst von meiner Entschlossenheit überrascht. »Wir müssen jetzt sofort miteinander ins Bett gehen.« Langsam verengten sich ihre Augen. Zu spät wurde mir klar, was auf mich zukam.

»Steve, das ist mir zu viel«, sagte sie mit einem Anflug von Trotz.

»Aber Celeste«, flehte ich sie an, »hast du nicht dieselben Gefühle wie ich? Ich weiß doch, dass das bei dir auch so ist.«

»Nicht ganz so«, antwortete sie mit stählerner Stimme. »Ich brauche mehr Freiheit.«

Ich packte meine Koffer und machte mich auf den Weg nach Cambridge. Ich keuchte, als wäre ich auf dem Football-Feld überrannt worden. Meine Probleme in der

Intensität der Liebe zu begraben, als ob es bei der Liebe hauptsächlich darum ginge, dem Schmerz zu entkommen, war nicht die Antwort.

* * *

In den ersten sattgrünen Junitagen war ich wieder zurück in New Hampshire, diesmal als Verantwortlicher für die Mitarbeiter des Sommercamps, und führte eine Orientierungswoche durch. Um die Vorbereitungen abzuschließen, war es meine wichtigste Aufgabe, den Stundenplan fertigzustellen. Frühere Programmleiter hatten eine ganze Nacht lang daran gearbeitet. Es galt, die Beurteilungen der einzelnen Kinder aus ihrer Zeit vor dem Camp zusammenzuführen und ein großes Koordinatennetz zu bilden, mithilfe dessen die Einzelnen je nach Fähigkeiten, Klassenräumen und Lehrern in Gruppen eingeteilt wurden. Es konnte erst gegen Ende der Woche fertiggestellt werden, wenn alle Informationen vorlagen. Aber die Zeit dafür war knapp. Am Wochenende würden schon die ersten Autos vorfahren und ängstliche Eltern sich um ihren Nachwuchs herumdrängen, bevor sie ihn für sieben Wochen allein ließen.

Noch nie in meinem Leben war ich die ganze Nacht wach geblieben. Ich habe meine Aufgaben immer weit im Voraus erledigt, um zu verhindern, am nächsten Morgen zu spät aufzuwachen. Aber es musste jetzt sein oder nie. Das ganze Programm hing von dieser entscheidenden Nacht ab. Die Dokumente und Berichte waren über den ganzen Schreibtisch verstreut, und ich habe die riesige Tabelle immer wieder überarbeitet. Das war keine Kleinigkeit, bevor es PCs gab.

Der Radiowecker zeigte 4.30 Uhr an. Ich versuchte, nicht in Panik zu geraten, und erinnerte ich mich daran, dass ich aus reiner Notwendigkeit schon häufiger bis zu meinen Grenzen gegangen war. Ich beschloss, einen kurzen Blick nach draußen zu werfen und mich dann ein paar Stunden auszuruhen, trotz der Sorge, dass ich das Läuten des

Weckers überhören und das Frühstück verpassen könnte. Dabei nahm ich den stechenden Rauch aus dem steinernen Kamin im massiven steinernen Speisesaal nicht zur Kenntnis.

Die kleine Hütte befand sich direkt am flachen Strand des Ossipee Lake. Ich öffnete die Tür und blickte auf das glasklare Wasser. Keine drei Meter vor mir tanzten überall Nebelschwaden in Säulen über dem blauschwarzen See, es waren drei Kilometer zum gegenüberliegenden Ufer. Ich starrte gebannt, als der Himmel sich allmählich über der urzeitlichen Szene erhellte. In Richtung Osten wurden meine Augen von der Farbe angezogen, einer herrlichen Mischung aus Weißgrau, Gelb, Hellorange und Lila. Dann veränderte sich der Morgenhimmel langsam zu einem tiefen Rotorange direkt über dem Gipfel des niedrigen, symmetrisch geformten Berges auf der anderen Seite des Sees. Das einzige Geräusch war das gelegentliche frühmorgendliche Schreien eines Vogels.

Als ich mich umdrehte und einen Blick auf das Camp hinter mir am Ufer warf, sah ich die Masse der riesigen Kiefern, die sich über dem sandigen Boden auftürmten. Die ersten Tageslichtfetzen verdrängten die Schatten. Als ich wieder zurück zum See blickte und der Himmel immer heller wurde, nahm ich die ganze Szenerie in mich auf und war von der imposanten Eigenart der Welt um mich herum überwältigt. Ich konnte meine Augen fast nicht mehr offen halten, ging die drei Stufen zur Hütte hinauf, schloss die Tür und dämmerte für ein paar kostbare Stunden dahin.

Mein Doppelleben – als energiegeladener Programmleiter am Tag, aber in zu vielen Nächten als besiegte und gequälte Seele – war anstrengend. Hinzu kamen die tiefgehenden Probleme, zu denen es im Camp kam. Der neue Leiter war in jeder Hinsicht starr und entschied sich für eine unselige Vorgehensweise, nachdem er die entsprechenden Beteiligten nicht wie eigentlich erforderlich konsultiert hatte. Die Eltern waren verärgert, die Mitarbeiter waren angespannt, und die Kinder lernten nicht so, wie sie es hätten tun sollen.

In der Mitte des Sommers berief das Aufsichtsgremium eine Krisensitzung ein. Die Gesichter waren düster, als die Mitglieder mit dem Auto aus Boston und dem südlichen New Hampshire eintrafen. Am nächsten Tag beriefen Baker und der Vorsitzende des Aufsichtsgremiums eine Sitzung ein. »Ohne jetzt auf alle Einzelheiten einzugehen, Steve, können wir dir nur sagen, dass wir eine neue Leitung brauchen«, sagten sie grimmig. »Wärst du bereit, für die restlichen Wochen des Programms als stellvertretender Leiter weiterzuarbeiten?«

Schockiert sagte ich zu. Auf meine Hanteln hatte man gerade hundert zusätzliche Pfunde gelegt, und ich bemühte mich, sie oben zu halten. An diesem Abend zog mich ein blitzgescheiter Doktorand und langjähriger Mitarbeiter des Camps zur Seite, mit einem Schimmern in seinen Augen: »Ich will nur, dass du es weißt, Steve. Ich stehe hinter dir, wenn du am Ruder bist, solange alles im Camp gut läuft. So wie alle anderen auch.« Dann richtete er seinen Blick in die Ferne. »Aber wenn die Dinge ins Rutschen kommen, stehst du alleine da, Kumpel. Ich verschwinde von hier.«

Als ich versuchte, über seinen Sarkasmus zu lachen, nahm ich das Frösteln nicht zur Kenntnis, das über meinen Körper lief. Ich ging zur Hütte des Leiters, beschäftigte mich ausführlich mit den Akten zu den Finanzen und betete heimlich, dass es keine Vorfälle geben würde, bevor der letzte Besucher des Camps Mitte August vom staubigen Parkplatz abfuhr. Beim letzten gemeinsamen festlichen Essen der Mitarbeiter war mein Seufzer der Erleichterung in ganz Neuengland zu hören.

* * *

Als der Spätsommer in den Herbst überging, hatte ich Ringe unter den eingefallenen Augen. Ich hatte seit den Zeiten auf dem College weitere zehn Pfund abgenommen.

»Geht es dir gut?«, fragten die Mitarbeiter des Therapiezentrums zu Beginn unseres zweiten Jahres. Die nächtlichen Rituale nahmen an Häufigkeit und Intensität zu, wenn ich sie auch geheim halten konnte.

Wir hatten eine neue Lehrerin eingestellt, Roberta. Sie war zwei Jahre älter als ich, geheimnisvoll, faszinierend, politisch engagiert und exotisch. Sie hatte in San Francisco gelebt, sich intensiv mit dem Esoteriker Gurdjieff beschäftigt und Gemeinschaftsgärten angelegt. Sie hatte Spaß daran, die schwierigsten Kinder zu unterrichten. Sie war klug und nachdenklich, aber würde sie auch leidenschaftlich sein? Nachdem ich sie kennengelernt hatte, ging ich im Frühherbst bei ihrer Wohnung in North Cambridge vorbei und war innerlich bereit, sie um ein Date zu bitten. Zu meinem Erstaunen willigte sie ein.

Es war jetzt an der Zeit, etwas zu riskieren. »Ich sollte dir etwas über meine Familie erzählen, besonders über meinen Dad. Er hat mir von seinen Erfahrungen in der Psychiatrie erzählt. Er hatte ein außergewöhnliches Leben.« Ich senkte meinen Blick. »Ich habe diese fixe Idee, dass er seit vielen Jahren mit der falschen Diagnose belegt wird.«

»Erzähl mir mehr von ihm«, antwortete sie, ohne dass in ihrer Stimme auch nur ein Hauch von Bewertung zu erkennen gewesen wäre. Ich erwähnte sogar, zunächst zögernd, meine qualvollen Stunden in der Nacht. Während wir weitersprachen und ich mich etwas wegen meines geordneten und spießigen Lebens schämte, sagte ich ihr, wie sehr ich ihre Risikobereitschaft bewunderte. Aber sie kam sofort auf das zurück, was ich vorher gesagt hatte. »Du bist andere Risiken eingegangen, aber du riskierst etwas genau wie ich – die Programme, die du vorangetrieben hast, die Verantwortung, die du hattest.« Tief in mir kam Stolz auf.

Ende September hatte in meinem Schlafzimmer eine weitere unheilvolle Nacht begonnen. Ich war seit dem späten Nachmittag zu der Erkenntnis gelangt, dass ich angesichts meines Völlegefühls, meines unruhigen Magens und meiner Raserei im Kopf nicht einschlafen würde, wenn ich mich nicht noch einmal entleeren würde. Der Verzweiflung nahe war ich kurz davor, mich aus dem Bett zu schleppen. Aber ich lag einfach noch einen weiteren Augenblick da. Aus reiner Müdigkeit beschloss ich, das Unvermeidliche hinauszuzögern.

Ich war noch einmal kurz davor, aufzustehen, und wog ab, welche Kosten es für mich haben würde, wenn ich abwartete. Dann hielt ich für ein paar Minuten inne. Es war ein schreckliches Risiko: Mein Leben mit einem intakten Geist stand auf dem Spiel. Aber zu meinem Erstaunen begann ich, in die Laken zu versinken, und eine seltsame Lethargie überfiel mich. Ich versuchte, mich wieder zu beruhigen, nachdem ich beinahe in Panik geraten war. Aber dann fing ich an, fast wie betäubt dahinzudämmern. Das Nächste, was ich bemerkte, war, dass mein Wecker acht Stunden später klingelte. Verblüfft schoss ich hoch aus dem Traum, den ich hatte. Ich zog mich schnell an und fragte mich, was passiert war.

Am Freitagnachmittag traf ich Roberta auf dem Haymarket Square. Wir gingen vorbei an den Ständen voller frischem Obst und Gemüse mit Verkäufern, die laut die Preise ihrer Waren riefen. Dicke Pizzascheiben lagen zum Verkauf aus, man hörte von der befahrenen Straße auf der rechten Seite laute Autogeräusche. Der Tag hatte strahlend begonnen, aber es war jetzt grau, neblig und kühl, typisch Neuengland. In der Nähe befand sich das North End, wo Johns Vater, William Foote Whyte, Jahrzehnte zuvor seinen Klassiker *Street Corner Society* geschrieben hatte. Die ganze Zeit über hielt ich mich an einem Geheimnis fest; und das war ein Funken Wärme trotz der Ungemütlichkeit draußen. *Ich muss mich nicht mehr selbst quälen. Ich kann einfach nur daliegen.*

Roberta war begeistert. »Lass deinen Körper die Arbeit machen«, sagte sie und ließ die Hoffnung in mir aufkeimen. Spät im Herbst musste ich mich einer Operation meiner Nasenwege unterziehen. Ich machte Entspannungs-übungen und eine Verhaltenstherapie zum Abbau meiner Ängste, nicht schlafen zu können. Aber das war alles nach-träglich. Nach dieser Nacht Ende September machte ich mich nie wieder selbst krank.

Ich bin nach wie vor entsetzt darüber, wie schlimm sich alles während meiner anhaltenden Krise entwickelt hatte. Ich hätte das erzwungene Erbrechen nicht mehr lange aufrechterhalten können; die körperlichen und emotionalen Folgen wären schrecklich gewesen. Hatte die ganze Sache etwas mit der Angst zu tun, verrückt zu werden? Oder hing sie mit einer Art abergläubischer Konditionierung zusam-men, die auf meinen Migräneerfahrungen beruhte? Oder habe ich auf symbolische Weise die Information über den Fluch beseitigt, der lange verborgen über unserer Familie schwebte? Egal: Das Stigma war der Haupttäter. Ich habe es geschafft, einer Kugel auszuweichen, einer Kugel, die di-rekt auf mein Herz zielte.

* * *

Ein paar Wochenenden später flogen meine Eltern nach Boston. Als die Verfärbung der Blätter an den Ahorn-bäumen ihren Höhepunkt erreicht hatte, fuhren wir nach New Hampshire. Es war die Art von Herbsttag, von dem ich immer geträumt hatte, jede erdenkliche Farbe vor dem königsblauen Himmel. Sie hatten mich im Camp Freedom besucht und wussten, was ich fühlte angesichts der Seen und Berge.

An unserem letzten Tag nahm die Bewölkung zu, und es sollte Regen geben. Dad hielt ein Nickerchen im Auto, während Mom und ich eine Wanderung auf den kleinen Berg mit den beiden Gipfeln gegenüber dem See vom Camp Free-dom machten. Ich hatte tausendmal gesehen, wie er sich am Osthimmel abzeichnete, aber ich hatte ihn noch nie bestie-gen. Mit seiner leichten Steigung war er genau richtig für einen kurzen Ausflug. Mom wollte unbedingt mitkommen.

Der Weg und die auf den Boden gefallenen Blätter verströmten einen feuchten, erdigen Duft. Aber auf halbem Weg nach oben war Mom plötzlich erschöpft. Ich wartete darauf, dass sie wieder ruhig atmen konnte. »Geh auf den Gipfel«, sagte sie, nach vorn gebeugt. »Ich gehe hier ein wenig spazieren, und du kannst mich auf dem Rückweg wieder mitnehmen.« Ich war bestürzt. Mom hatte nie etwas aufgegeben, was sie angefangen hatte.

Ich joggte den Rest des Weges und hatte vom Gipfel aus einen leicht wolkenverhangenen Blick auf den See bis hin zu unserem Lager, bevor ich mich schnell nach unten begab, um Mom zu treffen. Sie ging mit schweren Schritten vorwärts und war nicht weit von dem Ort entfernt, an dem ich sie verlassen hatte. Ich blieb an ihrer Seite, als wir uns langsam zurück zum Anfang des Wanderwegs begaben. Ein paar Wochen später sagte sie am Telefon, dass bei ihr eine Schleimbeutelentzündung diagnostiziert worden sei, aber das stellte sich bald als nicht zutreffend heraus. Innerhalb weniger Tage stellte ein Facharzt rheumatoide Arthritis als korrekte Diagnose. In den nächsten Jahren wechselten ihre Medikamente von 16 Aspirintabletten pro Tag plus niedrig dosierten Steroiden zu Goldinjektionen, Penacillamin und schließlich Krebsmedikamenten, in dem verzweifelten Bemühen, den Angriff ihres Immunsystems auf das eigene Bindegewebe zu stoppen.

»Die Belastung, sich all diese Jahre um mich zu kümmern, hat zweifellos eine Rolle gespielt«, sagte Dad mir damals in seinem Arbeitszimmer mit düsterer Stimme. »Ihr Rheumatologe glaubt dies ebenfalls.« Dem konnte ich einfach nur zustimmen.

Mom setzte ihre Aktivitäten fort und nutzte ihr großes Einfühlungsvermögen dazu, eine führende Rolle in der Arthritis Foundation zu übernehmen und im Vorstand tätig zu werden. Aber die Folgen waren unverkennbar. Während der langen Jahre ihrer Ehe waren ihr ganzes Nervensystem und ihr Immunsystem stets in Alarmbereitschaft, und sie musste unmögliche Situationen ohne Kommunikation und Unterstützung bewältigen. Obwohl ich es nicht klar nachweisen kann, bin ich überzeugt, dass das Stigma die Hauptursache für ihre vierzig Jahre andauernde Systemerkrankung war, bei der das Abwehrsystem ihres Körpers das eigene Bindegewebe angegriffen hat.

Das nächste Mal, als ich Dad sah, bestimmte ich ausnahmsweise einmal das Thema unseres Gesprächs. »Hör zu«, beschwor ich ihn, »du kannst keinesfalls eine Schizophrenie haben.« Ich sagte ihm, dass es sich um eine bipolare Störung handeln müsse und dass die Behandlung mit Lithium viel besser wäre, um die Episoden zu lindern oder sogar zu verhindern. Das, was ich gelesen hatte, hatte in mir die Überzeugung wachsen lassen, dass eine neue Diagnose gestellt werden musste.

Dad war einige Jahre stellvertretender Dekan der Philosophischen Fakultät gewesen, teilweise, wie ich vermutete, um die abnehmende Zahl seiner Publikationen zu kaschieren. Er wirkte oft träge, was häufig geschieht, wenn eine bipolare Störung mit Depressionen einhergeht. Jeden Abend nahm er eine halbe Doriden-Tablette, eine Schlaftablette, die als Alternative zu den Barbituraten eingeführt worden war, die er in den Vierzigerjahren im Krankenhaus von Byberry bekommen hatte. Schlafprobleme sind bei Menschen mit einer bipolaren Störung – auch zwischen den Episoden – weit verbreitet, aber das Medikament beraubte ihn seines natürlichen Schlafs. Er schlief oft während der Abteilungsbesprechungen am späten Nachmittag ein und machte täglich einen stundenlangen Mittagsschlaf, um den richtigen Schlaf nachzuholen. Schlimmer noch, Doriden machte potenziell süchtig. Und was war mit Dexedrine (ein reines Dexamphetamin), das ihm die Ärzte in den späten 1950er- und frühen 1960er-Jahren gegen seine schlechte Stimmung verschrieben hatten? Er hatte Glück, dass er nicht von solchen Pillen abhängig geworden war. Dazu noch die Elektrokrampftherapie, die man mit ihm im

Krankenhaus machte, als Sally und ich klein waren – wie vielen unnötigen Behandlungen war er im Laufe der Jahre ausgesetzt gewesen? Wie trockener Zunder entflammte meine Wut. Etwas musste sich im Bereich der Psychiatrie ändern – und für Dad. Schließlich erinnerte ich mich an meine Trumpfkarte: Onkel Bob. Ich fasste den Plan, mich mit ihm in Kalifornien zu treffen.

* * *

Die endgültige Entscheidung war gefallen. Ich würde im folgenden Sommer zum offiziellen Leiter von Camp Freedom ernannt werden. Baker war wieder zurück von der Westküste und traf sich mit mir, um über das künftige Programm zu sprechen. Er hielt sich nicht mit langen Reden auf, wie er es vor acht Jahren gemacht hatte, als er mit einem Vortrag über den ersten Sommer von Camp Freedom begann; ich hatte dabei die Ohren gespitzt: Als frischgebackener Doktor der Psychologie aus Yale wollte er Kindern mit Entwicklungsstörungen helfen und gleichzeitig weiter forschen. Nachdem er einen Ort gefunden und ein Leitungsgremium geschaffen hatte, gründete er das Camp. Eines der Kinder aus diesem ersten Sommer hatte die seltene Diagnose Prader-Willi-Syndrom, eine genetische Erkrankung, die durch schwere kognitive Probleme und starke Überernährung gekennzeichnet ist und oft zu Fettleibigkeit führt. Der Junge war übergewichtig, und mit Erlaubnis der Familie führte das Camp ein Programm zur Kalorieneinschränkung und körperlichen Aktivität durch, um sein Gewicht zu reduzieren. Aber es war ein heißer Sommer, und ohne dass die Betreuer es mitbekamen, geriet er in einen Zustand der Dehydrierung. Er wurde halb bewusstlos in seinem Etagenbett gefunden und starb.

»Dann und wann«, sagte Baker mit unbewegtem Gesicht, aber mit Gefühlen, die in seine Worte einflossen, »hätte das Camp für immer geschlossen werden können.« Die Diskussionen nach dieser Tragödie waren seine härteste

Prüfung gewesen, aber er hielt durch. Die ganze Zeit über war ich innerlich in Aufruhr. Das Therapiezentrum war nur wenige Minuten von einigen der weltweit führenden medizinischen Zentren entfernt, aber von Camp Freedom aus dauerte die Fahrt über enge Straßen zu einem Gemeindekrankenhaus fast eine Stunde. Das wusste ich von meiner ersten Sommergrippe her aus eigener Erfahrung. War ich mit 23 Jahren bereit, meine bisher größte Verantwortung zu übernehmen?

Ich sagte mir an diesem Abend, dass ich mir vergeben müsse, wenn unter meiner Führung etwas Tragisches passieren sollte. Auf einer anderen Ebene hatte ich diese Möglichkeit nur bekommen, weil ich die Krise meines selbst herbeigeführten Erbrechens im vergangenen Herbst überwunden hatte. Wenn ich diese Selbstquälerei nicht aufgegeben hätte, hätte ich weder diese noch eine andere Chance gehabt, etwas in Gang zu setzen.

Im März ließ ich Cambridge mit meinem ersten Auto, einem gebrauchten Fiat, hinter mir, mit dem Ziel Kalifornien. Ich hörte auf, mich zu rasieren, und langsam wuchs ein Bart, obwohl er meine Wangen nie ganz bedeckte. Nach einer Woche erreichte ich endlich die Autobahnen von Los Angeles, der Gegend, in der Dad seine Jugend verbracht hatte. Die Luft war süß vom Duft der Blüten, sie staute sich aber auch oft über dem braunen Klärschlamm, der in den Tälern lag. Wenn die Winde alles durcheinanderwirbelten, war das Gras an den Hängen smaragdgrün; funkelnder Schnee lag auf den Bergen, die sich rund die Stadt befanden. Wie konnte ein Ort so bezaubernd und deprimierend zugleich sein?

Der offizielle Grund für die Reise bestand darin, unter Bakers Studenten an der University of California in Los Angeles neue Mitarbeiter für Camp Freedom zu finden, aber meine geheime Mission war es, Bob zu besuchen. Er lebte in Brentwood, weit weg von dem weitläufigen Haus, in dem ich Jahre zuvor gewesen war. Jetzt klang er müde aufgrund der Dialyse, die er zu Hause durchführen musste, aber er freute sich, dass ich anrief. »Klar, Steve, lass uns eine Zeit ausmachen, zu der du vorbeikommen kannst.«

Meeresbrisen machten die Luft weich, als ich durch den Westen von Los Angeles fuhr. Die Stadtwohnung war klein und elegant, aber die medizinische Ausrüstung im Nebenraum war nicht zu übersehen. Bob war hager, sein Spitzbart verbarg die fahle Haut seines Gesichts nicht ganz. Er machte große Augen, als ich hereinkam. Er und ich standen uns gegenüber.

»Steve, dein Vater sagt, dass du in Harvard gute Leistungen gezeigt hast, extrem gute Leistungen.«

»Na ja«, sagte ich und sah nach unten, »ich glaube schon.«

»Ja nun, ich denke, du bist bescheiden. Also, erzähl mir von deiner aktuellen Arbeit und weshalb du nach Los Angeles gekommen bist.« Ich erklärte es ihm, so gut ich konnte, und sagte ihm, dass ich mich im Herbst um Doktorandenprogramme in Klinischer Psychologie bewerben würde – und dass das Ausbildungsprogramm der University of California in Los Angeles ganz oben auf meiner Liste stand. Die ganze Zeit über wartete ich auf einen Anknüpfungspunkt, um über meinen Vater zu sprechen. Doch was gab es schon zu verlieren?

»Bob, ich habe, seit ich mit dem College angefangen habe, ein paarmal im Jahr mit meinem Dad gesprochen. Der zentrale Punkt ist: Ich glaube einfach nicht, dass er eine Schizophrenie hat. Ich meine, wie kann es ihm so viel besser gehen, wie es zwischen seinen Episoden der Fall ist, und dabei immer noch eine chronische Schizophrenie haben?« Ich fuhr fort, dass ich der Meinung sei, er solle Lithium nehmen. Ich hielt kaum inne, um Atem zu holen, und betonte, dass er einfach eine bessere Behandlung bekommen müsse.

Lithium ist ein natürliches Element, das leichteste Metall der Welt. Aus Gründen, die noch immer nicht ganz geklärt sind, hat sich die Intuition von John Cade – dem australischen Psychiater, der in diesem Bereich Pionierarbeit geleistet hat – bestätigt, dass Lithium die bipolaren Stimmungszyklen reguliert. Es verändert die Erregungsübertragung zwischen den Nervenzellen auf verschiedene Weise. Seine stärkste klinische Wirkung besteht darin, dass der Zeitraum der normalen Funktionstüchtigkeit zwischen den Episoden verlängert wird. Es ist diese ursprüngliche und immer noch unübertroffene Behandlung, die dazu beiträgt, ein Leben lang unkontrollierte Anfälle von Bipolarität zu verhindern.

Nun, als ich damit herausgeplatzt war, blickte Bob für eine kurze Zeit nachdenklich nach unten. Hatte ich meine Grenzen überschritten? Als er mich ansah, war Schmerz in seinem Gesicht zu erkennen.

»Steve, mit meinen gesundheitlichen Problemen habe ich vielleicht den Kontakt zu deinem Dad mehr verloren, als es sein sollte.« Ich stellte mir Bob vor, als er 18 Jahre alt war. Er war der Erste gewesen, der aus dem Haus gerannt kam und sah, wie sein jüngerer Bruder reglos auf dem Straßenpflaster unter dem Verandadach lag.

»Aber du willst damit sagen, dass er immer noch die Diagnose Schizophrenie hat?«, fuhr er fort. »Er nimmt weiterhin antipsychotische Medikamente?« Ich nickte. »Es ist also so«, sagte er, »dass noch nie versucht wurde, ihm Lithium zu geben?«

Bob meinte, dass meine Analyse zweifellos richtig sei. Er betonte, dass er damals, 1954, als Sally geboren wurde und Dad schwer krank war, für seinen Bruder ein Rezept für Chlorpromazin beschaffen konnte, das erste antipsychotische Medikament, das gerade aus Frankreich eingetroffen war. »Wenn ich mich nicht irre«, fuhr er fort, »war dein Vater der vierte Patient in den USA, der es bekam.«

Damals, sagte er, schien die Diagnose Schizophrenie plausibel zu sein, aber das Wissen auf diesem Gebiet habe sich in den letzten Jahren erheblich verbessert. Er schüttelte den Kopf, ob aus Unglauben über Dads Behandlung oder aus Ärger über sein eigenes fehlendes Engagement in der letzten Zeit – ich wusste es nicht. Er fragte nach Dads Psychiater und kannte tatsächlich den Namen Dr. Southwick. »Lass uns ihn anrufen«, sagte Bob zu meinem Erstaunen. »Zu dieser Zeit ist er in Ohio nicht mehr in seiner Praxis, also werde ich gleich morgen früh mit ihm telefonieren.«

Als ich Bob am nächsten Nachmittag erreichte, sagte er mir, dass Dr. Southwick berichtet habe, kürzlich einen Fortbildungskurs zu bipolaren Störungen besucht zu haben. Angeregt durch Bobs Anruf und diesen Kurs habe er schließlich seinen Diagnosefehler erkannt.

»Das ist eine Veränderung der Lage«, sagte ich schnell, und Bob stimmte zu. Dr. Southwick kontaktierte Dad, setzte sofort das Melleril ab und ließ ihn innerhalb von zwei Wochen mit Lithium beginnen.

Ich konnte es kaum glauben – und es kochte in mir. War es wirklich so einfach, eine vierzig Jahre sich haltende Fehldiagnose zu ändern? Warum war meine 4.500 km lange Reise nötig gewesen, um aufzuzeigen, was für einen an Evidenzbasierung orientierten Arzt offensichtlich hätte sein müssen? Was war nur auf dem Gebiet der Psychiatrie los? Ich fühlte mich bestätigt, sicherlich, aber mein tieferes Gefühl war Wut.

Ich fuhr zurück in den Osten der Vereinigten Staaten und machte auf dem Weg nach Neuengland Halt in Columbus. Ich hatte vorher angerufen, um allen mitzuteilen, dass ich käme. Mom war nicht begeistert von meinem Bart, sagte aber nicht viel dazu; sie konnte kaum verbergen, wie froh sie war mich zu sehen. Bei all der Aufregung über den unerwarteten Besuch war es schwer, etwas Zeit allein mit Dad zu verbringen, aber wir fanden ein paar Minuten. Er sagte mir, er wisse es zu schätzen, dass ich mit seinem Bruder Bob in Los Angeles gesprochen hatte. Vierzig Jahre zu spät hatte er eine neue Diagnose und kam in den Genuss einer neuen Behandlung.

Hatte ich das Richtige getan, indem ich mich dafür einsetzte? Zumindest hatte ich *etwas* getan. Einen kostbaren Augenblick lang fühlte ich mich erleichtert.

Der folgende Sommer im Camp Freedom war geprägt von einem Hurrikan, der sich langsam auf den Weg nach oben zur Ostküste machte. Aus den Radios des Camps und dem einzigen Fernseher kamen Berichte über drohende Zerstörungen. Die Polizei wies uns an, das Lager zu verlassen und in die dortige Schulsporthalle zu ziehen, die höher gelegen war. Zwei Tage lang war ich im Krisenmodus und überwachte den Umzug der Besucher und Mitarbeiter des Camps in die Schule und zurück. Als die Strapazen vorbei und die Böen des Sturms über das Campgelände gepeitscht waren, ohne größeren Schaden anzurichten, fühlte ich mich, als wäre ich von einem Kleinlaster überfahren worden. Sogar bei Steak und Hummer zum festlichen Abschiedsessen des Personals, bei dem mein Appetit legendär war, sehnte ich mich nach Schlaf.

* * *

Anlässlich einer Ausstellung von Bildern van Goghs in Paris im Winter des folgenden Jahres setzte sich der zweisprachige Katalog mit den Selbstporträts des Künstlers auseinander. Dabei wurden die frühen Werke denen gegenübergestellt, die er gegen Ende seines Lebens malte, nachdem er zermürbende Phasen einer psychischen Erkrankung durchgemacht hatte. Ich war auf meiner ersten Reise nach Europa, nachdem ich aus dem Therapiezentrum ausgeschieden war und mich für Doktorandenprogramme beworben hatte. Der Katalog beschrieb die wirbelnden Hintergründe der späten Porträts und lobte, welche Kontrolle er trotz der chaotischen Kräfte in seinem Kopf über den Pinsel ausgeübt hatte. »Kunst kann keinen höheren Ansprüchen genügen«, hieß es am Ende.

Ich starrte auf das unerschrockene Gesicht von van Gogh und den Strom von Pinselstrichen hinter seinem hageren Gesicht. Qualen und Kontrolle, Genie und Wahnsinn, Vererbung und Erfahrung: Das waren auch die Themen, die ich mit meiner Familiengeschichte in Verbindung brachte – und die Themen, auf die ich mich während meines gesamten Berufswegs konzentrieren würde.

Als ich Anfang April zurückkehrte, warteten bereits Zulassungsbescheide für Doktorandenprogramme auf mich. Überwältigt von der bevorstehenden Entscheidung, dachte ich, ein wenig Basketball zu spielen, wäre eine gute Idee, um meinen Kopf freizubekommen, und ich machte mich auf zum Sportplatz. Der Typ, gegen den ich verteidigte, trug schwere und starke Wanderschuhe; genau so einen Typ Schuhe wie er ein Typ Mensch war. Nach einem Wurf, der danebenging, prallte er mit seinem Körper gegen meinen Rücken, um den Rebound zu fangen. Als wir beide auf den Ball zusprangen, spürte ich, wie die Ferse seines Schuhs auf die Rückseite meines Knöchels stieß, gerade als ich mit der Ferse den Boden berührte. Ich stürzte zu Boden.

Beim Aufstehen fühlte es sich an, als wäre ich in einen Aufzugsschacht gefallen. Drei Tage voller quälender Schmerzen und zwei Fehldiagnosen später sagte ein Spezialist, dass meine Achillessehne gerissen sei; ich sollte drei Monate lang einen Gips um das gesamte Bein und zwei weitere Monate einen Gips um einen Teil des Beins tragen. Ich war also dazu auserkoren, Camp Freedom mein letztes Mal auf Krücken zu leiten. Drei Tage zu spät rief ich bei der UCLA (University of California in Los Angeles) an, um zu sagen, dass ich am Doktorandenprogramm teilnehmen würde.

Roberta und ich mussten herausfinden, wie es mit unserer Beziehung weitergehen sollte. Die Beziehung zwischen uns kam in ein immer ernsthafteres Stadium. »Ich weiß nichts über Südkalifornien«, zögerte sie. »Das ist nicht gerade ein Paradies für Feministinnen.« Ich entgegnete, dass sie vielleicht im folgenden Frühjahr umziehen könnte, wenn ihre Arbeit erledigt sei und ich mich in meinem ersten Jahr dort eingelebt hätte. Ihr Einfühlungsvermögen hatte mir Kraft gegeben und mich durch meine schlimmste Krise geführt. Ich freute mich auf eine gemeinsame Zukunft.

Der letzte Sommer in Camp Freedom war voll von den üblichen täglichen Triumphen und Tragödien, aber auf der anderen Seite des Kontinents erwartete mich ein neues Leben. Mein Gips kam am Ende des Sommers herunter, und ich begann eine Reha, um mein dünner gewordenes Bein wieder zu kräftigen. Auf dem Weg nach Los Angeles übernachtete ich ein paar Tage in Columbus.

»Wie geht es dir damit, nach Los Angeles zu ziehen?«, fragte Dad hinter dem hölzernen Schreibtisch in seinem Arbeitszimmer. Er war lebhaft, aber ganz kontrolliert. »Ich habe Philosophiekollegen an der UCLA.«

»Nun, Neuengland war wirklich gut, aber das sollte jetzt eine echte Herausforderung sein. Und ich werde in der Nähe des Ortes sein, in dem du aufgewachsen bist. Vielleicht kannst du mich ja besuchen?« Dad stimmte eifrig zu und merkte an, dass er immer gern die Chance wahrgenommen habe, nach Pasadena zurückzukehren.

Im Jahr zuvor war Onkel Harold – Dads ältester Bruder – an einer Alkoholvergiftung gestorben. Bobs gesundheitlicher Zustand war nicht gut, wärend er weiterhin seine Dialyse machte. Wie war ich eigentlich all dem entkommen?

Das war ich doch, oder?

Schließlich kam ich zu meiner wichtigsten Frage, zum Lithium. Dads neue Diagnose war vor über einem Jahr gestellt worden, und seit dieser Zeit lief auch seine neue Behandlung. Er antwortete, dass man ihm zu Beginn der Behandlung häufig Blut abgenommen habe und dass er wegen des bei ihm aufgetretenen feinmotorischen Zitterns betrübt sei, da es seine elegante Handschrift verschlechtere. Dennoch fasste er zusammen, dass er, soweit er sich erinnern könne, noch niemals diese Art von Sicherheit hatte –

nämlich vor einer weiteren Episode geschützt zu sein. Seine etwas ungeschickte Umarmung erleichterte meinen Körper um einige Tonnen an Gewicht.

Eine halbe Woche später nahm ich zwei riesige Koffer vom Gepäckband am Flughafen von Los Angeles. Auf der Autobahn nach Westwood war der Himmel nach Mitternacht in ein seltsames Orangeschwarz gehüllt, und man sah an beiden Seiten Millionen von Lichtern der Stadt. Ich betrat meine kleine Studiowohnung, die zwei Blocks vom Campus der UCLA entfernt war und vor deren Haustür blühende Kletterpflanzen rankten. Dann schlief ich völlig übermüdet ein.

In diesem Land mit verschmutztem Himmel, duftenden Blumen und gleißendem Sonnenlicht, in dem sich gelegentlich Winterstürme ereigneten, war ich der Erkenntnis nahe. Ich fragte mich, wohin mich der Strom führen würde.

10. Das Gedankenexperiment

»Wir werden das heutige Seminar mit einer Frage beginnen«, sagte Kay Redfield Jamison vom einen Ende des riesigen ovalen Tisches aus. »Es handelt sich um ein Gedankenexperiment.« Während meines einjährigen Praktikums nach dem vierjährigen Doktorandenprogramm erwies sich diese Frau als traumhafte Mentorin und Supervisorin; sie war offen, hilfsbereit, voller Autorität und Energie. Solche Praktika vermitteln Klinischen Psychologen die entscheidenden Erfahrungen während der Ausbildung. Es gab keinen Zweifel an der Schärfe ihres Verstandes, von dem jede ihrer Äußerungen durchdrungen war.

Alle zwanzig Psychologiepraktikanten und psychiatrischen Assistenzärzte unterbrachen ihre Gespräche. Während unserer intensiven Rotationen durch die einzelnen Abteilungen der Affective Disorders Clinic am UCLA Medical Center führten wir Aufnahmeuntersuchungen und Therapiesitzungen durch und in einigen Fällen leiteten wir auch Gruppen. Die Klinik war an der Westküste zu einem der besten Behandlungszentren für Patienten mit schwerer Depression oder schwer zu behandelnden Formen der bipolaren Störung geworden. Das wöchentliche Seminar festigte unseren Zusammenhalt und lieferte den theoretischen Hintergrund für die Aktivitäten. Als Klinikdirektorin und Seminarleiterin begann Kay Jamison in der Regel mit der Diskussion eines provokativen neuen Befundes oder mit der Vorstellung eines klinischen Falls. Warum hatte sie heute alles umgestellt?

Es sollte weitere 15 Jahre dauern, bis sie mit der Enthüllung ihrer eigenen lebenslangen bipolaren Störung an die Öffentlichkeit trat, durch die Veröffentlichung ihres Buches *An Unquiet Mind* (auf Deutsch erschienen unter dem Titel *Meine ruhelose Seele*). Wie dem auch sei, bereits

1981 bezog sie klar Position gegenüber den Implikationen dessen, was sich da in ihrem Fachgebiet an zunehmendem Wissen über die Genetik entwickelte.

»Stellen Sie sich einmal Ihre Situation in der Zukunft vor«, fuhr Jamison fort. »Angenommen, Sie oder Ihre Partnerin werden schwanger – und es gibt einen neuen Screeningtest, mit dessen Hilfe man das Risiko, dass das Kind eine bipolare Störung entwickeln wird, genau einschätzen kann.« Wenn Frau Jamison nicht vorher schon meine Aufmerksamkeit erregt hatte, dann jetzt. Auch wenn das Risiko für eine manisch-depressive Erkrankung, fuhr sie fort, nicht von einem einzelnen Gen, sondern von mehreren in Kombination miteinander bestimmt wird, könnte die Wissenschaft eines Tages so weit sein, dass man das Risiko präzise bestimmen kann.

»Nehmen wir einmal an, dass der Screeningtest positiv ausfällt. Mit anderen Worten, es ist praktisch sicher, dass Ihr Kind eine manisch-depressive Erkrankung entwickeln wird.« Sie merkte an, dass sich die Familien fast immer für eine Abtreibung entscheiden, wenn gängige Screeningtests positiv in Bezug auf das Downsyndrom oder andere Formen der geistigen Behinderung ausfallen.

Mir gingen Gedanken an Moms Schwester durch den Kopf. Obwohl Ginny Ann nicht mit der chromosomalen Regelwidrigkeit des Downsyndroms oder mit der tiefgehenden geistigen Behinderung geboren worden war, die sie nach ihrem katastrophalen Sturz auf der Kellertreppe entwickelt hatte, war sie mit einer Art von Entwicklungsstörung auf die Welt gekommen. Hätte man das vor ihrer Geburt erkannt, wäre sie dann jemals geboren worden?

Frau Jamison war zu ihrer Schlussfolgerung gekommen. »Hier nun die Frage: Wie viele von Ihnen würden sich bei diesem Szenario für eine Abtreibung bei sich selbst oder bei Ihrer Partnerin entscheiden? Wir stimmen ab. Heben Sie bitte die Hand, wenn Sie sich angesichts eines solchen

Untersuchungsergebnisses für die Abtreibung entscheiden würden.«

Für eine Sekunde war Schweigen im Raum. Einige Praktikanten sahen sich schüchtern um, während andere nach unten blickten. Frau Jamison wiederholte ihre Frage und bat erneut um die Probeabstimmung.

Eines war sicher: Meine Hand würde am Tisch kleben bleiben. Mein Arm fing tatsächlich an wehzutun, weil ich so fest auf die Holzoberfläche des Tisches drückte. Als ich jedoch aufblickte, waren alle Hände im Raum oben, alle Hände außer meiner und der meines besten Freundes, Jay Wagener. Er war mir ein Gefährte sowohl im Praktikum als auch als Mittlerer-Westen-Überlebender und kam aus einer begabten, aber mit Sorgen belasteten Familie. Jay und ich hatten zu Beginn des Praktikumsjahres zueinander gefunden, als wir in der Affective Disorders Clinic gemeinsam eine Gruppe von Menschen mit bipolarer Störung betreut hatten. Und außerdem waren wir uns dadurch nähergekommen, dass wir über die Serien von Manie, Drogenkonsum und Zusammenbrüchen in unseren Familien gesprochen hatten. Freitagabends nach dem Praktikum festigten wöchentliche Ausflüge in die Spelunken von West Los Angeles unsere Bindung.

Unglaublich – ich fragte mich, ob jemand die Luft aus dem Seminarraum abgesaugt hatte. Aber es gab in dieser Frage keinen Zweifel an der Übereinstimmung der Mitarbeiter und Praktikanten einer erstklassigen Klinik für schwere affektive Störungen. Ich machte eine kurze Zeitreise in die Vergangenheit: Wenn diese Art von Untersuchung sechzig Jahre vorher zur Verfügung gestanden hätte, wäre Dad nie auf die Welt gekommen. Unsere Familie, verloren im Äther.

Und was wäre womöglich mit meinen eigenen Kindern? In den letzten zehn Jahren seit Dads erster Enthüllung war die Idee zu beängstigend gewesen. Ich begann jetzt, noch einmal neu darüber nachzudenken. Aber wenn es einen solchen Test geben würde, wie könnte dann ein

Kind von mir auf die Welt kommen? Die Seminarliteratur zu dieser Frage war absolut eindeutig: Die Erblichkeit der bipolaren Störung ist ausgesprochen hoch, sogar höher als die genetische Anfälligkeit für Schizophrenie, wobei das Risiko fast ausschließlich durch Gene übertragen wird, die vom Elternteil an das Kind weitergegeben werden.

Aus der Ferne hörte ich, wie Frau Jamison die Abstimmung kommentierte, aber ich folgte dem Gesprächsfaden kaum. Als die Stunde zu Ende war, warfen Jay und ich uns über den Tisch hinweg einen verstohlenen Blick zu, bevor wir wegen unserer vollen Zeitpläne getrennte Wege gingen. Unsere Augen waren weit aufgerissen, unsere Augenbrauen hochgezogen. *War das jetzt wirklich gerade passiert?*

In den nächsten Tagen versuchte ich, der Geschichte eine moralisch vertretbare Seite abzugewinnen. Alle Seminarteilnehmer hatten angesichts einiger der problematischsten Patienten an der Westküste die verheerenden Auswirkungen kennengelernt, die oft mit schweren affektiven Störungen einhergehen. Die Affective Disorders Clinic war ein Magnet für Krisenfälle. Sie zog Menschen an, deren Manien zu unfreiwilliger Klinikeinweisung geführt hatten oder deren Depressionen gegen traditionelle Behandlungen resistent waren. Kein Wunder, dass alle so ausgeflippt waren. Aber alle Rationalisierungen der Welt konnten die Realität nicht verdecken: Die zukünftigen Führungskräfte im Bereich der seelischen Gesundheit hatten gerade beschlossen, meine Familienmitglieder aus der Welt zu befördern.

Ich rief das Seminar im Geiste noch einmal zusammen und hielt eine Rede: *Kennt ihr meinen Dad nicht? Den Menschen, der mich verstanden hat, als ich die Hoffnung aufgegeben hatte, und der trotz aller Schwierigkeiten durchgehalten hat? Er bekam endlich die richtige Diagnose und hat seine neue Behandlung dankbar angenommen. Doch ihr hättet ihn daran gehindert, Teil unseres Planeten zu sein – und die Chromosomen unserer Familie aus dem Genpool entfernt?*

Ich hatte mit ein paar weiteren Leuten offen über meine Familie gesprochen, aber nach dem Gedankenexperiment habe ich den Seminarteilnehmern nichts mehr zu diesem Thema gesagt. Würde dann nicht bekannt, dass ich ein makelbehaftetes Mitglied einer makelbehafteten Familie bin, nicht qualifiziert oder noch nicht einmal berechtigt, professioneller Psychologe oder Wissenschaftler zu werden? Eines Tages, so schwor ich mir insgeheim, würde ich den Beruf ausüben, und zwar gerade wegen Dads Leben und der Misere unserer Familie. Aber wie sollte ich jemals an diesen Punkt kommen?

* * *

Die letzten vier Jahre des Doktorandenprogramms liefen quasi ohne Unterbrechung ab: Seminare mit umfangreichen Lektürelisten, Praktika bei einer Klientel, die von Paaren mit Eheproblemen bis hin zu Mitgliedern von Jugendbanden reichte, und nicht enden wollende Fallkonferenzen. Aber ich habe mich nicht beschwert. Das Wissen war Futter für meinen Hunger, mehr über Hirnforschung, Persönlichkeitstheorie, Kindesentwicklung, Gemeinschaftsmodelle, Anamnese und Diagnose zu erfahren sowie über die Verbindung von medikamentöser und psychologischer Behandlung bei schweren psychischen Krankheiten. Nach meinen drei Jahren als Schulkoordinator und Leiter eines Camps im Anschluss an das College – wobei hier das Leben der Kinder auf dem Spiel stand – erschien mir meine Arbeit als Doktorand eigentlich ziemlich luxuriös.

Mein ursprüngliches Ziel im Hinblick auf das Doktorandenprogramm war es, weiterhin Schulen und Camps leiten zu können, aber dann ausgerüstet mit einem Doktortitel. Doch wenn ich an der Reihe war, etwas auf einer Fallkonferenz zu präsentieren oder einen Gastvortrag zu halten, konnte ich komplizierte Konzepte formulieren; die Worte schienen, ohne dass ich viel dafür tat, aus mir herauszusprudeln. Es dämmerte mir, dass ich eventuell mehr über Psychopathologie wusste als einige meiner Professoren. Im Laufe der Zeit entwickelte ich das Ziel, die biologische Seite der Gleichung – Gene, Gehirnfunktion, frühes Risiko – mit der kontextuellen Seite zu verbinden, und dazu gehörten Familien, Gruppen von Gleichaltrigen und Schulen. Eine Professur wäre vielleicht genau das Richtige, um Wissen hervorzubringen und es zu verbreiten.

Dabei halfen mir bei meinen Anstrengungen kleine Energieschübe. Ich ging nie bis zur Irrationalität, und mein kontrolliertes Leben hielt mich davon ab, die ganze Nacht durchzuarbeiten. Dennoch *musste* mein Appetit auf große Projekte, große Ideen und das Zusammenfügen aller Aspekte eines Themas angeregt werden – und das ist immer noch so – durch die DNA in meinen Zellen, die Wellen von submanischer Intensität erzeugt. Wenn mir, wie es in regelmäßigen Abständen geschieht, der Boden unter den Füßen weggleitet, besonders wenn ich spüre, dass ich meinen extrem hohen Erwartungen nicht gerecht werde, wird es in meiner Welt plötzlich stockfinster. Ich bin untröstlich und verzweifle darüber, dass alle meine Bemühungen umsonst waren. Meine kleinen Stimmungsumschwünge sind ein schwaches Echo von Dads Mega-Episoden.

Die späten 1970er- und frühen 1980er-Jahre waren eine umwerfende Zeit, um auf eine Promotion in Klinischer Psychologie hinzuarbeiten. Genetische Modelle waren in den Vordergrund gerückt. Im Jahr vor meinem Praktikum erschien die dritte Ausgabe der Psychiaterbibel, bekannt als *Diagnostic and Statistical Manual of Mental Disorders (DSM-III)*. Ziel war es, Diagnosen präzise zu stellen, mit klaren Symptomlisten, die in eine netzähnliche hierarchische Organisation eingebettet sind. Kurz gesagt, es handelte sich um ein Gesamtkonzept.

Als Junge liebte ich Weltkarten, diese zweidimensionalen Führer durch die Welt. Als ich auf der Highschool Football spielte, war das Strategiebuch, das ich schließlich erhielt, eine Offenbarung. Ich verschlang geradezu die komplizierten Spielsysteme, die auf grundlegenden Aufstellungen und Abwehrstrategien beruhten. Als Programmleiter von Camp Freedom habe ich das labyrinthartige Organisationsraster unseres Tagesablaufs erstellt und dabei das Ziel verfolgt, die Lern- und Verhaltensziele jedes Kindes zu erreichen. Jedes Mal war es der große Plan – die Ansicht aus 100 km Höhe –, der mich in seinen Bann zog.

Aber bei Karten gibt es nur die Vogelperspektive, nicht die Sicht auf das tatsächliche Gelände. Strategiebücher geben nicht das Knallen von Helm gegen Helm wieder oder bei einem harten Spiel die lungenbrennende Panik zu Beginn des vierten Spielabschnitts. Gesamtkonzepte sagen nichts über die Frustration von Kindern aus, die Schwierigkeiten beim Lernen haben, oder ihrer Familie, die verzweifelt irgendwelche Anzeichen für Fortschritte suchen.

Tatsächlich fanden einige der wichtigsten Lernprozesse während meiner Zeit als Doktorand statt. In meinem ersten Jahr an der UCLA hatte ich begonnen, mit Kindern zu arbeiten, die ernsthafte Probleme bei der Impulskontrolle hatten. Für einen Pilotversuch zu Selbstmanagement-Interventionen arbeitete ich an einer Schule mit einer Gruppe, zu der auch ein ausgesprochen aufgeweckter Zwölfjähriger gehörte. Er war von seinen Lehrern und seiner Familie als extrem impulsiv eingestuft worden und handelte ständig, ohne über die Folgen nachzudenken. Innerhalb der Gruppe beteiligte er sich an den Übungen und Rollenspielen und schien einen echten Nutzen daraus zu ziehen.

Ein paar Monate nach den Gruppensitzungen traf ich ihn und seine Eltern zufällig auf einer Straße in Los Angeles. An seiner rechten Hand trug er einen dicken Verband. Später erfuhr ich, dass er immer wieder in der Garage mit der Pneumatikpumpe für den Wohnwagen der Familie gespielt hatte, obwohl er genau wusste, dass er ein solches Risiko nicht eingehen sollte. Er war so sehr darauf aus gewesen, etwas zu erkunden und daran herumzubasteln, dass er eine Druckluftexplosion ausgelöst hatte, die ihm dauerhaft drei Finger seiner rechten Hand abriss. Ernüchtert verstand ich, dass ein wissenschaftliches und klinisches Konzept wie das der Impulsivität schwerwiegende klinische Folgen haben kann.

Ich habe an Orten gelernt, an denen ich es gar nicht erwartet hätte. Eines Tages ging ich ein paar Straßen weiter zu einem Reisebüro in Westwood, unweit des Uni-Campus, um für die Semesterferien einen Flug nach Columbus zu buchen. Ich begann zu verstehen, dass in Südkalifornien Temperaturen von 22 Grad im November normal sind. »Okay«, sagte der Typ hinter dem Schreibtisch, der nicht viel älter war als ich. »Lassen Sie uns Ihre Reservierung eingeben. Nachname?«

»Hinshaw«, antwortete ich, »mit einem ›i‹, nicht ›e‹. Und Stephen, mit ›ph‹, nicht mit ›v‹.«

Er hielt inne. »Warten Sie mal«, sagte er und sah mich von oben bis unten an. »Hinshaw? Vor ein paar Jahren kannte ich einen Hinshaw, östlich von Los Angeles, Richtung Wüste.« Gedankenverloren nannte er einen Vornamen, der mich an nichts erinnerte. Da es nicht allzu viele Hinshaws auf der Welt gibt, muss derjenige, über den er sprach, ein entfernter Cousin gewesen sein.

»Dieser Typ wohnte weit draußen«, fuhr der Reisebüroangestellte fort, wurde ganz aufgeregt und gestikulierte mit seinen Händen. »Mann, war der verrückt. Er war ganz weit weg, nicht zu erreichen. Er hörte und sah Dinge, die nicht da waren, er hatte die ganze Zeit über seltsame Einfälle. Was für ein komischer Vogel.« Ich hörte ihm schweigend zu und hatte nichts hinzuzufügen.

»Oh, Mann«, schloss er und schüttelte seinen Kopf, »war er jemals da draußen. Was für ein Wilder! Wie auch immer, lassen Sie uns Ihr Ticket fertigmachen.«

Es war ein Gefühl, als hätte man meine Familie unter dem Mikroskop betrachtet. Ich steckte den Reiseplan und den Umschlag ein und fragte mich, wie viele verrückte Hinshaws es auf der Welt geben könnte. Wenigstens war ich einem solchen Schicksal entkommen. Das stimmte doch, oder?

* * *

Ich hatte mich in meinem ersten Jahr im Doktorandenprogramm Kay Redfield Jamison vorgestellt. Sie hatte auf einer Fallkonferenz, an der ich teilnahm, einen Vortrag über affektive Störungen gehalten. Mein autodidaktisches Interesse an der bipolaren Störung, zusammen mit ihrem brillanten Vortrag, hatte mich in den Bann geschlagen.

Kurz darauf erhielt ich einen dringenden Anruf von Dad. Er hatte mit Bob gesprochen, dessen Nieren immer schlechter funktionierten. Bobs Facharzt hatte an alle Verwandten, die als Spender für eine Transplantation infrage kamen, eine Aufforderung zur Nierenspende geschickt. Dad wollte helfen, es war aber nicht klar, ob das Lithium, das er nahm – mit seinen möglichen Nebenwirkungen auf die Nierenfunktion –, für Bob oder ihn selbst zu einem Risiko werden könnte.

Ich dachte kurz nach und rief ohne große Vorankündigung Kay Redfield Jamison an, eindeutig eine weltbekannte Expertin für den gesamten Themenbereich. Da ich mir sicher war, dass eine Sekretärin eingehende Anrufe filtern würde, war ich schockiert, als sie nach zweimaligem Läuten selbst am Telefon war. Ich stellte mich vor, betete zu Gott, dass ich nicht zu sehr nach einem Studienanfänger klang, und fasste die Situation zusammen. Sie sagte mir, ich solle in der folgenden Woche vorbeikommen.

Es gelang mir, im Labyrinth der Flure des medizinischen Zentrums ihr Büro zu finden. Mit in sich versunkener Aufmerksamkeit und prägnanten Kommentaren gab sie die Art von respekteinflößender Rückmeldung, nach der ich mich gesehnt hatte. Am Ende haben Dad und sein Arzt darauf verzichtet, Dad eine Niere spenden zu lassen; das Risiko wäre zu hoch gewesen. Es ließen sich aber keine weiteren möglichen Spender finden. Bobs Schicksal schien damit besiegelt zu sein.

Der Herbst meines zweiten Jahres als Doktorand war ebenso furchterregend wie mein zweites Jahr in Harvard, da ich mit einer Seminararbeit und klinischen Fällen überschüttet wurde. Ich hatte in zu kurzer Zeit viel zu viel zu tun. Ich arbeitete hektisch, aber meine Vitalität verebbte. Roberta war im vorherigen Frühjahr nach Südkalifornien gezogen, und wir bemühten uns herauszufinden, wie unsere Beziehung weitergehen sollte. Meistens hatte ich morgens das Gefühl, dass eine graue Wolke um meinen Kopf schwebte, und ich fragte mich, ob ich die Energie aufbringen würde, um das alles zu schaffen.

Als der Oktober zu Ende ging, wurde es immer früher dunkel, ein kühler Nebel zog vom Pazifik herüber und hielt sich die Nacht über. Unerwartet rief Bobs Frau an, um mir zu sagen, dass Bob im Cedars-Sinai Hospital sei. Nach all dem Warten hatte sich plötzlich eine Person gefunden, die für eine Nierenspende die richtige war. Es musste jetzt sein, sonst wäre es zu Ende gegangen: Er wurde zur Transplantation ins Krankenhaus gebracht. Würde die Niere von seinem Körper angenommen werden?

An einem nebligen Abend einige Tage später fuhr ich in die mir nicht vertraute Gegend von Beverly Hills und West Hollywood. Als ich vom riesigen Krankenhausparkplatz kam, fand ich den Aufzug zum Stockwerk, in dem Bobs Zimmer war. Zu meinem Erstaunen lag er strahlend in seinem Bett, fröhlich und begeistert, endlich ein neues Leben zu haben. Seine mittlere Tochter Barbie – im Alter lag sie zwischen Sally und mir, und auf das Temperament bezogen hätte sie fast ein Zwilling von mir sein können – sagte im Flur, dass dies der Vater sei, den sie seit Jahren nicht mehr gesehen habe: lachend und voller Energie. Sicherlich, vielleicht war er auch bester Stimmung aufgrund der hochdosierten Steroide, die ihm verschrieben worden waren, um die Abstoßung der neuen Niere zu verhindern. Aber da war etwas Echtes an der Freude. Ich hatte inneren

Auftrieb bekommen und empfand Gefühle, die ich seit Monaten nicht mehr gespürt hatte.

Zwei Tage danach rief Dad früh morgens vor meinen Lehrveranstaltungen an – so etwas machte er selten. Ich war sofort in Alarmbereitschaft und erwartete schlechte Nachrichten. »Mein Sohn, es ist eine schreckliche Tragödie«, sagte er mit düsterer Stimme. »Mein Bruder Bob ist gestern Abend im Krankenhaus gestorben. Die Medikamente, die die Abstoßung bekämpfen sollten, haben ihn das Leben gekostet.« Er wiederholte den makabren Witz, dass die Niere gerettet wurde, nicht aber der Patient.

Mein Gefühl von Unwirklichkeit wurde von einem Wetterumschwung begleitet, als die heißen Santa-Ana-Winde über das Talbecken von Los Angeles fegten. Heulende Böen durchdrangen die Luft und bliesen den Smog zum Strand. Die Temperaturen stiegen auf fast 38 Grad. Der kleinste Funke im Gebüsch des Vorgebirges ließ riesige Feuer entstehen; die Luft war von Rauch erfüllt. Als Dad eine Woche später zur Beerdigung am Flughafen von Los Angeles eintraf, fiel über den westlichen Teilen von Los Angeles heiße Asche vom Himmel und hinterließ kleine Brandspuren auf Autos und Dächern.

Der Bruder, der ihm am nächsten stand, war plötzlich im Alter von sechzig Jahren verstorben. Ich dachte immer wieder daran, wie tief man in meiner Familie fallen konnte. Das Grab war so tief, dass ich den Boden in der Grube gar nicht sehen konnte.

* * *

Im folgenden Frühling hellte sich mein Leben allmählich auf. Ich beschloss, es sei an der Zeit, Dads Familie besser kennenzulernen. Ich verbrachte einige Zeit mit Barbie, die dabei war, Fotografin zu werden. Sie war eine mutige Person mit einem schelmischen Grinsen, und sie hatte gerade allen mitgeteilt, dass sie lesbisch sei. Nach einem Gespräch mit Paul, Dads jüngstem Bruder, der jetzt Solist im Master Chorale von Los Angeles ist, fuhr ich an einem warmen Nachmittag nach Long Beach, um dessen Sohn Marshall zu besuchen.

Marshall, zwei Jahre älter als ich, war ein hervorragender Schüler in der Highschool gewesen und hatte die Zulassung für ein Studium in Berkeley bekommen. Der einzige mögliche Auslöser für das, was geschehen war, war sein Marihuanakonsum in dieser Zeit. Aber wer rauchte damals nicht eine Menge Gras, besonders in Kalifornien? Im Herbst des ersten Studienjahres von Marshall erhielt Paul einen Anruf vom Krankenhaus der University of California in Berkeley. Man sagte ihm, dass Marshall dort Patient sei, nachdem er begonnen habe, Stimmen zu hören und wildes Verhalten zu zeigen. Er blieb kein Jahr an der Universität, da seine psychotischen Symptome weiterhin vorhanden waren und ihm die Diagnose einer paranoiden Schizophrenie gestellt wurde. Im Laufe der Jahre trieb er sich an verschiedenen Orten in Kalifornien herum, manchmal in psychiatrischen Kliniken, aber oft auf der Straße. Auch die heruntergekommenen Windmühlen am Ende des Golden Gate Parks von San Francisco gehörten zu den Orten, an denen er eine Zeitlang hauste.

Er lebte jetzt in der Nähe der Innenstadt von Long Beach, in einem Board-and-Care Home, so der offizielle Name für Kaliforniens gewinnorientierte Heime, die als Reaktion auf die Schließung der meisten psychiatrischen Krankenhäuser eingerichtet worden waren. Das flache, heruntergekommene Gebäude sah dubios aus wie ein verlassenes Motel 6, mit dürren Palmen, die in dem einsamen Innenhof hin und her schwankten. Verzweifelte Männer und Frauen, die pausenlos Zigaretten rauchten, schmachteten in ihren Zimmern oder liefen auf dem Gelände herum. Ihre Köpfe waren nach unten gerichtet, viele wiesen die entstellenden Gesichtskrämpfe einer Spätdyskinesie auf, einer Bewegungsstörung, die durch Grimassieren, Schmatzen oder Schürzen der Lippen und übermäßiges Blinzeln gekennzeichnet ist. Dieses Syndrom ist manchmal eine Folge der langfristigen Einnahme antipsychotischer Medikamente. Diese Arzneimittel können oft viel bewirken, indem sie Halluzinationen und Wahnvorstellungen verringern. Aber es besteht die Gefahr, dass es zu dieser Nebenwirkung kommt, die ihrerseits wegen der starken Verzerrung des Gesichtsausdrucks und der Körperbewegungen zur Stigmatisierung führt.

In den meisten dieser Einrichtungen des Betreuten Wohnens tauchte nur selten ein behandelnder Psychiater auf, und die Überwachung der Medikamenteneinnahme war bestenfalls mangelhaft. So viel zur visionären Politik der Deinstitutionalisierung in Kalifornien.

Marshall hasste es, irgendwelche Medikamente zu nehmen, obwohl seine seltsamen Ideen und Wahnvorstellungen etwas abzunehmen schienen, wenn er bei seinem Haldol blieb – einem stärker wirksamen Verwandten von Chlorpromazin und Melleril. Ich brachte ihn zu meinem Auto, und wir fuhren zu einem schönen Strand auf der anderen Seite der Stadt. Er hatte seine sonst ungepflegten Haare geschnitten und seinen Bart rasiert, aber da war etwas in seinen Augen, das anzeigte, dass irgendetwas nicht ganz in Ordnung war. Wir sprachen über das Leben in seiner Einrichtung, seine Brüder und seine Schwester, über alles, was mir einfiel, doch ich war es, der das Gespräch führte. Alle paar Minuten erhob er seine Stimme zu einer Tirade. Es war ein schnelles Murmeln von Halbsätzen, er rollte dabei mit den Augen, und seine Worte sprudelten in einer Endlosschleife aus ihm heraus: »Gott, der Heiland ... Paul, mein Vater, nicht mein Vater .... Steve hier, Steve nicht hier ... Gott, der Heiland ...« Während er redete, war jeder einzelne Muskel in seinem Körper angespannt.

Das ist eine chronische Schizophrenie, sagte ich mir.

Ich sprach häufiger mit Paul, eigentlich, wann immer ich konnte. Er erzählte mir, dass er im Laufe der Jahre immer wieder nach Berkeley und San Francisco gefahren war und endlos mit seinem Auto die Telegraph Avenue oder die Market Street abfuhr, in der Hoffnung, einen flüchtigen Blick auf seinen verlorenen Sohn zu erhaschen. »Am schlimmsten war es, als er hierher zurückkam, da er nicht auf dem College bleiben konnte«, fuhr Paul fort und meinte das Ende der Sechzigerjahre und den Anfang der Siebziger. »›Dieses Medikament wird ihn heilen‹, sagte uns ein Psychiater. Und die Psychotherapeuten! Du wirst es kaum glauben, Steve, da sagte einer von ihnen zu mir: ›Geben Sie mir einfach ein Jahr mit ihm, ein paar Sitzungen pro Woche, weg von seiner Familie. Ich werde ihn von jeglicher Schizophrenie heilen.‹«

Als Paul über die Dreistigkeit der Fachleute für psychische Gesundheit klagte, der er und seine Familie ausgesetzt waren, zeigte ich Mitgefühl, versteckte aber meine Wut. Warum musste man sich entweder für die Biologie oder für die Psychotherapie entscheiden? Hatte sich denn nichts geändert? Wer waren diese modernen Varianten der Besserwisser, die so sicher waren, dass Dad eine Schizophrenie hatte – oder die auf dem Maulkorberlass des Schweigens beharrten, darüber, was meiner Familie jeden Tag ihres Lebens in die Augen sprang? Ich dachte immer wieder, dass es im Bereich der Psychiatrie eine Revolution geben müsste.

Und das denke ich immer noch.

Im selben Sommer kamen Mom, Dad und Sally zu Besuch nach Los Angeles. Während ich an ihrem ersten Tag in der Stadt auf dem Campus als wissenschaftlicher Assistent arbeitete, fuhren sie nach Pasadena, um die Gegend aufzusuchen, in der Dad früher gewohnt hatte. Sally sagte, dass er wie besessen davon war, das Haus mit der Adresse 935 North Oakland zu sehen. Ich vermutete, dass er immer noch auf der Suche nach Anhaltspunkten war, nach *irgendetwas*, was seinen Flug im Alter von 16 Jahren erklären könnte.

Am Wochenende veranstalteten Paul und seine Frau Mary ein Familientreffen. Ich war überrascht, unter den vielen Cousins und anderen Verwandten auch Marshall zu sehen. Als ich mich auf der Suche nach etwas zu trinken in die Küche begab, blickte ich aus dem Fenster und sah, wie Dad mit Marshall im Garten sprach. Beide waren lebhaft in ein Gespräch vertieft und gestikulierten dabei stark, wenn ich auch ihre Worte nicht verstehen konnte. Marshall sah besonders aufgeregt aus. Dad lächelte etwas, schien aber wie so oft zu dozieren und gestikulierte ebenfalls.

Am nächsten Tag erklärte Dad es mir. »Marshall hat behauptet, Jesus zu sein«, sagte er. »Anscheinend hat er diese Wahnvorstellung schon seit einiger Zeit. Aber ich kann das nicht ertragen. Als Philosoph und gläubiger Mensch stellte ich seine Argumente infrage. ›Wo ist dein Beweis für diese Blasphemie?‹, fragte ich ihn. ›Nimm die Behauptung, der Sohn Gottes zu sein, nicht auf die leichte Schulter!‹«

Ein Kampf der Titanen! Marshalls andauernde psychotische Störung und Dads Geschichte der Fluktuation zwischen Irrationalität und zu starker Vernunftbetonung bildeten den Hintergrund. Ich hatte Dads Mitgefühl für Menschen mit gestörtem Verhalten erlebt, aber es war klar: Seine Toleranz ging nicht so weit, dass die endgültigen Fragen der Religion und des Glaubens davon berührt wurden. Was er akzeptieren konnte, hatte seine Grenzen.

Anfang September veranstalteten einige Verwandte eine Miss America Party. Auf die Idee dazu waren Barbie und ihre Partnerin gekommen. Zentraler Punkt war dabei der Fernseher, in dem Bert Parks und alle fünfzig Teilnehmerinnen des Wettbewerbs zu sehen waren. Mit unseren falschen Kronen machten wir ständig Witze über den lächerlichen Wettbewerb und lachten so heftig, dass uns Tränen in den Augen standen. In ernsteren Augenblicken sprach Barbie über ihren bevorstehenden Umzug nach Santa Fe, wo sie ihre Fotografie auf ein neues Niveau bringen wollte. Ihre Koffer waren bereits gepackt, und sie und ihre Partnerin wollten am nächsten Nachmittag zu einer zweitägigen Fahrt aufbrechen, bei der sie mit zwei Autos fuhren, um alles unterzubringen.

Am Dienstagmorgen erhielt ich einen Anruf von Bobs Witwe, die ganz außer sich war und kaum sprechen konnte. Nach ihrer Abreise hatten Barbie und ihre Partnerin, wie sie berichtete, die Nacht in Phoenix verbracht. Am nächsten Morgen standen sie früh auf, um sich auf den Weg zu machen. In ihrem Rückspiegel sah Barbies Partnerin dann ein Auto, das in Schlangenlinien über den Mittelstreifen fuhr und frontal auf Barbies Fahrzeug prallte – es handelte sich um einen betrunkenen Fahrer, und sie war sofort tot. »Sie war 26, genau wie du, Steve. Ich kann es gar nicht fassen.«

Ich saß schweigend und fassungslos da. Wie kam es nur, dass ich auf diesem Schlachtfeld zurückgelassen worden war, das mit immer mehr mit Leichen übersät war? Ich war nicht sicher, ob die schwarze Wolke jemals vom Himmel verschwinden würde. Das Einzige, was mir blieb, war, pflichtbewusst den Übriggebliebenen zu helfen.

Am Ende meines Promotionsstudiums erhielt ich Nachrichten von meinem Onkel Harvey, einem weiteren Halbbruder Dads, einem virtuosen Pianisten und Professor für Musik in Nebraska. Er, seine Frau und sein ältester Sohn, Harvey Jr. – genannt Chip –, würden bald nach Südkalifornien zu Besuch kommen. Roberta und ich planten, uns mit ihnen zum Abendessen zu treffen.

Harvey, ein musikalisches Wunderkind, strahlte wie gewohnt eine nervöse Energie aus, die mit Sanftmut gepaart war. Seine Frau Marcy war sehr interessiert an meinem Doktorandenprogramm und Robertas gemeinnütziger Arbeit. Auf der gegenüberliegenden Seite des Tisches im Pizzarestaurant saß Chip und blickte in die Ferne. Mit seinem süßen, fast unschuldigen Lächeln schien er in einer anderen Welt leben. Er sprach über seine Wohngemeinschaft, in der er nach seinen Psychiatrie-Aufenthalten gelebt hatte, und über seine Freundin, ebenfalls eine ehemalige Patientin. Ich fragte mich, ob es sein psychischer Zustand oder die Medikamente waren, die ihm so etwas Ätherisches gaben.

Bei ihm wurde eine schizoaffektive Störung diagnostiziert – eine Erkrankung, die gekennzeichnet ist durch die Stimmungsschwankungen der bipolaren Störung, aber auch durch die anhaltende Irrationalität der Schizophrenie zwischen den Episoden. Verblüffend ist, dass die Personen in unserer Familie mit ausgeprägten Schizophreniemustern, wie Marshall und Chip, von der Seite der Stiefmutter von Dad in die Familie kamen, während affektive Störungen und Substanzmissbrauchsprobleme in dem Teil der Familie auftraten, der auf Eva, Dads leibliche Mutter, zurückgeht.

Es war das letzte Mal, dass ich Chip sah. Ein paar Jahre später, kurz nach seinem dreißigsten Geburtstag, erschoss er sich. Wieder einmal spürte ich, wie verheerend unsere Familiengeschichte war. Wie betäubt, hatte ich mich an das Muster gewöhnt. Auf welche Weise hatte ich es geschafft, psychisch einigermaßen gesund zu bleiben: durch eine ausgeprägte Arbeitsmoral und das Abblocken von Gefühlen? Oder war es einfach Glück, dass es mich trotz der genetischen Veranlagung nicht getroffen hatte? Ich konnte es damals nicht herausfinden. Und auch jetzt bin ich mir immer noch nicht sicher.

* * *

Auf einem internationalen Symposium, das von der Affective Disorders Clinic während meines Praktikumsjahres veranstaltet wurde, lud Kay Redfield Jamison Professor Mogens Schou ein, einen dänischen Psychiater, der seine Karriere damit aufs Spiel gesetzt hatte, dass er die Auswirkungen von Lithium auf bipolare Störungen gründlich überprüfte. Mogens Schou hatte mit großem Interesse Cades kleine Studien aus Australien gelesen – die von einem Großteil des Berufsstands der Psychiater nicht zur Kenntnis genommen oder verspottet worden waren – und sie überprüft.

In einem kleinen Seminar krempelte er vor den angehenden Psychiatern die Ärmel auf und enthüllte seine Arme, die in grotesker Weise mit violetten Flecken bedeckt waren. »Zu dieser Psoriasis ist es durch die sechsmonatige Einnahme von Lithium gekommen«, sagte er uns. »Ich bestand darauf, dass meine Mitarbeiter und ich das Medikament zunächst selbst testen. Natürlich würden wir niemals einem Patienten ein Medikament geben, das wir nicht selbst ausprobiert hatten.« Er zeigte mit der Hand direkt auf die Anwesenden und fragte sie, ob sie jemals ein Medikament verschreiben würden, das sie nicht zuerst selbst eingenommen hätten. Ich hatte ein solches Ausmaß an Inspiration, Offenheit und Herausforderung nicht erwartet.

In einem weiteren Vortrag beschrieb er die klinischen Studien seines Teams mit Lithium in den 1960er-Jahren. Lithium unterscheidet sich von fast allen anderen psychoaktiven Medikamenten – es ist die Nummer drei im Periodensystem und ein natürliches Element, das aus der Erde abgebaut wird. Seine Entdeckung als Wirkstoff, der das Risiko für bipolare Stimmungsschwankungen senken kann, hat unzählige Menschenleben vor dem Suizid bewahrt. Als einer der ersten Europäer, der sich für dieses Medikament einsetzte, wurde Schou in großen medizinischen Fachzeitschriften lächerlich gemacht, weil er eine Pille ohne strenge Tests propagierte. Aber solche Tests experimentell durchzuführen würde bedeuten, dass man die Patienten nach dem Zufall in zwei Gruppen einteilt: eine, die Lithium bekommt, und eine andere, der ein Placebo verordnet wird.

»Ich befand mich in einem Konflikt«, sagte er uns leidenschaftlich. »Das außergewöhnlich hohe Suizidrisiko einer manischen Depression war gut bekannt. Ich hätte mir selbst nicht mehr in die Augen sehen können, wenn sich der Gesundheitszustand bei jemandem mit einem Placebo so sehr verschlechtert hätte, dass er Suizid begangen hätte.« Der Forschungsplan, den er entwickelte, war genial. Sein Team bildete abgestimmt nach Geschlecht und Schwere der Episoden Paare von Patienten mit bipolarer Störung. Mit einem Münzwurf wurde darüber entschieden, wer aus dem jeweiligen Paar Lithium und wer ein Placebo bekam. Jedes Paar sollte nur so lange in der Studie verbleiben, wie es erforderlich war. Das hieß, dass die Studie beim ersten Anzeichen einer Verschlechterung bei einer der beiden Personen abgebrochen wurde. Das Forscherteam lüftete dann das Geheimnis und enthüllte, ob die Person, die rückfällig geworden war, das echte Medikament oder das Scheinmedikament genommen hatte. Entscheidend war, dass die Forscher genau berechnet hatten, wie viele Paare jeweils in den Gruppen »Rückfall unter Placebo« versus »Rückfall unter Lithium« sein mussten, um einen statistisch bedeutsamen Effekt zu erhalten, sodass sie so wenige Paare wie möglich testen mussten. An diesem Punkt konnte dann die gesamte Studie gestoppt werden.

»So wie es sich verhielt«, schloss er, »hatte fast jede einzelne Person der Paare unter Placebo einen Rückfall. Wir verfügten jetzt über einen experimentellen Nachweis.« Der Rest war Geschichte, denn Lithium wurde schnell zur ersten praktikablen vorbeugenden Behandlung gegen manische und depressive Episoden. Anfang der 1970er-Jahre wurde das Medikament nach weiteren Versuchen in den USA zugelassen.

Vorbilder wie Mogens Schou gaben mir Hoffnung. Vielleicht war es möglich, streng und moralisch zugleich zu sein – zu integrieren und nicht zu spalten.

Jeden Dienstagabend leiteten Jay und ich gemeinsam eine Therapiegruppe für Erwachsene mit bipolarer Störung. Die Teilnehmer führten ein Leben mit schrankenlosen Höhepunkten und erdrückenden Tiefpunkten. Sie waren begierig, etwas zu lernen und sich gegenseitig zu unterstützen, aber manchmal auch am Boden zerstört angesichts ihres zunehmenden Bewusstseins von der eigenen Lage. Abgesehen von den Gefühlen der Besonderheit, Kreativität und sexuellen Kraft in den hypomanen Phasen verstanden sie nun, dass sie abstürzen und verbrennen würden, wenn sie die Realität ihrer Erkrankung nicht akzeptierten. Der Gruppenprozess trug dazu bei, dass sie sich als Menschen mit einer Erkrankung sahen, die einer kontinuierlichen Behandlung bedürfen. Warum hatte es so etwas nicht im Entferntesten gegeben, als Dad noch jung war?, fragte ich mich.

Zu einer Sitzung im späten Herbst kam eine der Teilnehmerinnen, Deena, die Ende zwanzig war, mit einem zerfahrenen Blick, der im Laufe des Abends immer hektischer wurde. In rasch dahingeworfenen Sätzen sprach sie von ihrer sich wiederholenden Vision, dass sie in voller Fahrt aus ihrem Auto auf die Fahrbahn springen würde, sobald sich die Gruppe aufgelöst hätte. Im nächsten Moment sprach sie über den Geruch ihres eigenen Todes. Ihre Darlegungen wurden immer irrationaler.

Die Gruppenmitglieder warfen sich Blicke zu: Jeder wusste, dass da etwas Schlimmes vor sich ging. Auf Nachfrage gab Deena zu, dass sie in den letzten Tagen nicht das Bedürfnis verspürt hatte, ihre Medikamente zu nehmen. Denn die Stimmen in ihrem Kopf hätten ihr gesagt, sie solle damit aufhören. Plötzlich rannte sie ohne Vorwarnung aus dem Raum und sprintete durch die Tür zum Treppenhaus. Jay und zwei Teilnehmer liefen schnell hinter ihr her. Wir mussten sie ins Krankenhaus bringen, bevor sie erneut davonrannte und vielleicht nicht wiederzufinden wäre. Ich blieb bei den anderen, bis die Gruppe sich vorzeitig auflöste, nachdem Deena in einem nahe gelegenen Café entdeckt worden war.

Sie befand sich in einem Mischzustand und hatte überhaupt keine Kontrolle über sich selbst. Gelegentlich hatte sie olfaktorische Halluzinationen. Sie hörte und sah also nicht nur Dinge, die nicht da waren, sondern nahm auch imaginäre Gerüche wahr. Sie erlebte die schlimmste Kombination aus der hektischen Energie der Manie und der Selbstzerstörung einer schweren Depression.

Jay und ich gingen langsam mit ihr zum Krankenhaus, einer auf jeder Seite, um sicherzustellen, dass das Personal der Notfallaufnahme erfuhr, was sich abgespielt hatte. Dass es bei unserer Arbeit um Leben und Tod ging, wurde uns bei jeder Gruppensitzung vor Augen geführt.

Jay und ich hatten Professor Schou während seines Besuchs einige Monate später zu einer unserer Dienstagabendsitzungen eingeladen. Die Teilnehmer hatten seine Veröffentlichungen gelesen; er war ein Held für sie. Mit Mitte sechzig strahlte er Intelligenz, Fürsorglichkeit und eine tiefe Ruhe aus. Er gab sich großenteils damit zufrieden, Beobachter zu sein, ließ sich aber am Ende zu einigen abschließenden Kommentaren erweichen.

»Eines Tages«, sagte er ruhig, aber nachdrücklich, »werden Gruppensitzungen wie diese hier, eher als Medikamente allein, die Hauptbehandlung von Menschen mit bipolarer Störung darstellen. Der Gruppenprozess wird als Signalsystem dienen, da Anzeichen für eine neue Episode oder eine Eskalation von der Gruppe erkannt und im Blick behalten werden können.« Die Medikamente, erläuterte er, könnten dann in Absprache mit dem behandelnden Arzt des Patienten wieder eingesetzt oder die Dosis erhöht werden.

Seine Unparteilichkeit beeindruckte mich zutiefst. Über bipolare Störungen sprach man zu diesem Zeitpunkt fast ausschließlich unter genetischen und biologischen Gesichtspunkten, aber hier hob der weltbekannte Experte hervor, wie wesentlich soziale Interaktionen und soziale Unterstützung waren. Ich ermahnte mich, offen zu bleiben und eher weit als eng zu denken.

Ende Januar verließ Dad Columbus, um den letzten Teil einer einwöchigen internationalen Konferenz zu besuchen. Es war ein klassischer El-Nino-Winter mit Regenschauern, die über das Talbecken von Südkalifornien zogen. An einem Tag, an dem es sich etwas aufhellte, erkundete Dad die Gemeinschaft am Strand in der Nähe meiner Wohnung in Venice, die viele unkonventionelle Typen beherbergte. Die Mode der Rollerskates war gekommen und wieder gegangen, und der Platz war eine Mischung aus schmuddelig und ultraangesagt. Einige Jahre zuvor hatte Marshall mit seinen wehenden Haaren und seinem Bart die Straßen von Venice unsicher gemacht und sich selbst zu Jesus erklärt. Als ich nach meinem ersten Jahr an der UCLA an den Strand gezogen war und die Leute meinen Namen hörten, gaben sie ein Stöhnen von sich, wenn ihnen klar wurde, dass Jesus von Venice Beach mein Cousin war.

Als der funkelnde blaugraue Pazifik hohe Wellen an den Strand warf, hatte Dad den Tag für sich allein. Während meines eng getakteten Tagesablaufs im medizinischen Zentrum stellte ich mir vor, wie er in der Nähe des Ozeans war, und malte mir die Szene aus. Da ich dem starken Autoverkehr ausweichen wollte, fuhr ich erst am späten Nachmittag eilig zurück zu meiner Wohnung. Er strahlte, als ich eintrat, und erinnerte sich daran, wie sehr er seine Kindheit in Südkalifornien genossen hatte.

»Ich bin heute stundenlang durch die Gegend gelaufen«, sagte er. »Der Ozean war großartig. Was für eine Sicht auf der Strandpromenade!« Ich antwortete, dass Venice in der Tat eine Reise wert sei.

»Ich habe ein ansprechendes Restaurant zum Mittagessen gefunden«, fuhr er fort. »Neben mir saßen einige ziemlich interessante Charaktere, das kann ich dir sagen.« Ich fuhr sofort meine Antennen aus.

»Ich hatte gleich einen Bezug zu ihnen. Als ich ihre Gespräche am Tisch nebenan mit anhörte, wusste ich sofort, dass einige von ihnen Zeit in psychiatrischen Kliniken verbracht hatten.«

Fasziniert hielt ich inne und fragte ihn, woran er das erkannt hätte.

»Steve«, erklärte er und blickte mir direkt ins Gesicht, »wenn man so oft in einer psychiatrischen Klinik war wie ich, kann man die Psychotiker, von denen man selbst einer ist, sofort erkennen.«

Ich starrte ihn direkt an. Hinter dem Panoramafenster der Wohnung füllte ein Flutgebiet das große leere Stück Land aus, einen knappen Kilometer vom Strand entfernt. Auf der Suche nach einer Antwort blickte ich auf die ausgetrocknete Erde voller einzelner Wassertümpel. Hatte ich ihn richtig verstanden: die *Psychotiker*, von denen man selbst einer ist?

In meinem Kopf bereitete ich eine Erwiderung vor. *Dad, du nimmst an einer großen Konferenz über bipolare Störungen teil und hörst Vorträge über Gene und Fortschritte bei der medikamentösen Behandlung. Du hast die wissenschaftlichen Berichte gelesen, die ich dir seit Beginn meines Studiums geschickt habe. Ist dir nicht klar, dass du jemand mit bipolarer Störung bist – einer stark genetisch bestimmten Krankheit, die irrationale Höhepunkte und leere Tiefpunkte auslöst –, viel eher als ein Verrückter, ein »Psychotiker«?*

Aber die Worte kamen nie aus mir heraus. Wer war ich, um ihm zu sagen, wie er über sich selbst denken sollte? Alle Messwerte, die ich ihm geschickt hatte, alle Erklärungen, die er in den letzten Jahren zum Thema bipolare Störungen gehört hatte, hatten nur an der Oberfläche gekratzt. Nichts davon hatte sein grundsätzliches Selbstbild erschüttern können: seine Wahrnehmung, dass er einer von *denen* ist, nicht einer von *uns*. Mit 16 Jahren war er brutal ins psychiatrische Krankenhaus eingeliefert worden und hatte sich eine Identität geschaffen, die auf dem Gefühl tiefer moralischer Fehlerhaftigkeit beruhte. Das Stigma war sein ständiger Begleiter gewesen.

Als sich der Himmel draußen verdunkelte, kam plötzlich eine Erkenntnis über mich. Als er in der Nervenheilanstalt als ein zum Tod Geweihter aufgegeben worden war und als Jugendlicher an sein Bett gefesselt war, empfand er überall äußerste Irrationalität. Er war zu dem Schluss gekommen, dass seine vermeintlich grandiosen Ideen völliger Unsinn waren. Spätere Krankenhausaufenthalte, in Byberry und im Columbus State Hospital, hatten ihn weiter erniedrigt. Nichts, was er im mittleren Alter lernen konnte, hatte eine Chance, das, was er tief im Inneren wusste, zu verändern – nämlich dass er grundlegend anders, verrückt und nicht vollends ein Mensch war.

Bitterkeit erfüllte mich. Diagnosen und Behandlungen haben am Ende keine Chance, tief verwurzelte Identitäten zu verändern. Wir sollten uns besser anhören, was uns die Leute sagen, die wir vermeintlich behandeln.

Mein Promotionsstudium ging seinem Ende entgegen, aber das, was ich eigentlich lernen wollte, begann gerade erst.

11. Eine tiefere Schicht

Dad wurde zunehmend bewusst, dass sein Körper und sein Geist langsamer wurden, und er entschied sich für den Teilruhestand, während ich zur selben Zeit das Doktorandenprogramm beendete. Nach diesem Plan würde er einmal oder höchstens zweimal im Jahr Lehrveranstaltungen abhalten, und dies ermöglichte es freundlicherweise der Philosophischen Fakultät, ein jüngeres und dynamischeres Fakultätsmitglied einzustellen. Sally, Mom und ich behielten ein Geheimnis für uns: Ich würde mit dem Flugzeug aus Kalifornien kommen, um ihn bei seinem offiziellen Abendessen anlässlich seines Ruhestands auf dem Campus zu überraschen.

Als der warme Maiabend zu Ende ging, war über der ovalen Grünfläche der Ohio State University eine goldene Abenddämmerung zu sehen. Ich eilte zum Club der Fakultät und traf Dad auf den Treppenstufen vor dem Gebäude, wo er mit Kollegen sprach. Ich klopfte ihm auf die Schulter. »Was machst du denn hier!«, rief er und strahlte.

Der Abend war damit ausgefüllt, dass Reden gehalten und Telegramme mit Lobeshymnen und Briefe von Philosophen aus aller Welt verlesen wurden. Dad machte vollmundige Anmerkungen über seine 35 Jahre an der Ohio State University und versprach, dass noch weitere hinzukommen würden. Doch kurz vor den Feierlichkeiten zog mich der damalige Dekan zur Seite und flüsterte mir zu, es sei ein Segen, dass sich Dad für den vorzeitigen Ruhestand entschieden habe. Andere Mitglieder der Fakultät hatten darauf hingewirkt, dass er vorzeitig gehe; er begann, eine Belastung zu werden. »Er bewundert dich, Steve, und zwar sehr. Vielleicht kannst du ihm helfen, mit seinem neuen Status ins Reine zu kommen. Viel Glück dabei.« Mit dieser Bürde auf den Schultern sah ich dem Abend entgegen.

Mom schlug sich täglich mit ihrer schweren Arthritis herum und bereitete sich auf Operationen vor, bei denen die Hauptknochen in beiden Händen und Füßen durch Implantate ersetzt werden würden. Anschließend sollten auch ihre beiden Knie erneuert werden. Ihr Energie- und Aktivitätsniveau ging nicht zurück, aber die Schmerzen waren erbarmungslos. Und als Dads Teilruhestand begann, schien er abzugleiten. Ich sah, wie sich meine Eltern in getrennten Sphären bewegten, wie konnte ich da ein Stabilitätsanker sein? Der Schatten der Stigmatisierung hatte unsere Familie schon seit jeher von dem Licht einer offenen Kommunikation abgeschirmt.

Im Anschluss an die Zeremonie blieb ich blieb noch ein paar Tage da, die Luft war schwer vor Feuchtigkeit. Als ich mit Dad in seinem Arbeitszimmer sprach, schien er leer und ohne Energie zu sein. War dies das Ergebnis seines nun offiziellen Ruhestands oder vielmehr die Form der Depression, die oft auf eine Manie folgt?

Während der praktischen Ausbildung ließ Frau Jamison jeden angehenden Therapeuten der Affective Disorders Clinic an einem klinischen Interview teilnehmen, das sie durchführte, eine althergebrachte Methode, die aber absolut beeindruckend sein kann. Der Patient, den sie in meiner Anwesenheit befragte, hatte ein Leben lang eine bipolare Störung gehabt mit wilden produktiven und manchmal destruktiven manischen Zuständen. Aber jetzt befand er sich in einer stark depressiven Phase. Ich hatte Schreie der Verzweiflung erwartet, aber stattdessen bewegte dieser vornehm aussehende Herr während der ganzen fünfzig Minuten nicht einen einzigen Muskel. Sein Gesicht war so ausdruckslos wie blanker Granit, während er mit kühler Distanz sein Leben voller großer Träume, Erfindungen, ruinierter Geschäftsvorhaben und gescheiterter Ehen beschrieb. Sein Körper war leer – ohne irgendeine Emotion. *Das* ist eine bipolare Depression, sagte ich mir mit neuem Respekt vor der Schwere einer psychischen Krankheit. Es half mir, die leeren, starren Zeiten der Traurigkeit bei Dad zu verstehen.

Als ich wieder einmal die Grenze zwischen Sohn, medizinischem Berater und Betreuer überschritt, forderte ich Dad auf, seinen Arzt zu kontaktieren und darum zu bitten, dass ihm zusätzlich zu seiner Dosis Lithium ein Antidepressivum verschrieben würde. Es wurde immer klarer, dass Lithium besser geeignet ist, Manien zu unterdrücken als Depressionen zu lindern. Ich konnte es nicht ertragen, dass Dad vor meinen Augen immer weiter abdriftete. Aber als ich ihn anflehte, starrte er mich nur an. Die Machtlosigkeit erdrückte mich wie die übel riechende Luft um mich herum.

Als ich wieder in Kalifornien war, gab Dad schließlich nach und kontaktierte seinen Psychiater, der ein Rezept für ein neues Antidepressivum ausstellte; doch bei diesem Mittel war die Wirksamkeit nie nachgewiesen worden. Bald darauf erhielt ich einen panischen Anruf. »Ich kann nicht mehr gut sehen«, sagte Dad. »Das Autofahren wird jetzt gefährlich. Mein Augenarzt vermutet eine Makuladegeneration, und das neue Medikament könnte schuld daran sein.« Tatsächlich stellte sich heraus, dass einige der neueren Antidepressiva aus dieser Zeit genau diese Nebenwirkung haben konnten. Spezifische Medikamente gegen Depressionen, die auf Manien folgen, wurden erst im 21. Jahrhundert entdeckt. Das bekannteste davon ist Lamotrigin (Lamictal), das bei vielen Menschen die bipolare Depression lindert.

Es waren bedenkliche Anzeichen aufgetreten. Während eines Besuchs in Südkalifornien mit Mom, als ich mein Promotionsstudium absolvierte, schien Dad lethargisch und sogar verwirrt zu sein. Das Zittern seiner Hände war schlimmer als sonst. Da eine der Wirkungen von Lithium darin besteht, die Nierenfunktion zu unterdrücken, kann der Lithiumspiegel steigen, da der chemische Stoff nicht ausreichend ausgeschieden wird; das gilt insbesondere für ältere Patienten. Am nächsten Morgen erzählte mir Mom, dass es immer schlimmer werde. Er schaffe es nicht einmal, einen Schlüssel ins Schloss zu stecken, und habe sich in der Nacht übergeben. Ich rief eiligst im UCLA-Krankenhaus an, wo er dann aufgenommen wurde. Mit erbitterter Resignation erkannte ich, dass sein verwirrter Zustand, seine Lethargie und seine Übelkeit allesamt Anzeichen für eine Überdosierung des Lithiums waren.

Es gibt im Bereich der seelischen Gesundheit nur wenige Wundermittel, wenn es sie überhaupt gibt. Ich war auf mich allein gestellt, um mich für Dad einzusetzen, aber meine Solonummer war eine wacklige Angelegenheit. Bitterkeit und Selbstanklage nagten an mir – ätzend wie Batteriesäure. Dads bipolare Störung hatte wieder ihr Haupt erhoben und saß oft wie eine stille Dritte bei unseren Gesprächen mit am Tisch.

* * *

Nach meiner Promotion erhielt ich ein Forschungsstipendium am Langley Porter Institute an der University of California, San Francisco. Als ich dorthin kam, war der berühmte Psychoanalytiker Robert Wallerstein Leiter der Abteilung für Psychiatrie. Als ich zwei Jahre später fertig war, gab er die Leitung an den ebenso bedeutenden biologisch ausgerichteten Psychiater Sam Barondes ab, der die grundlegenden zellulären Prozesse untersuchte. Ihre Ansätze waren diametral entgegengesetzt. Überall, wohin ich blickte, schienen die Gräben im Feld der seelischen Gesundheit unüberbrückbar zu sein.

Roberta war bereits nach Berkeley gezogen, um dort im Masterstudiengang Sozialwesen zu studieren. Wir mieteten zusammen ein Haus und beschlossen schließlich, zu heiraten. Wer sonst würde mich jemals unterstützen? Aber ich lebte weiter mit dem Persönlichkeitsmuster, das ich als Junge entwickelt hatte. Zu oft fehlte es mir an Spontaneität, um unter die Oberfläche meiner Routinen und meiner Kontrolliertheit zu gelangen. Ich hatte mich bei Jay und ein paar anderen Freunden offen gezeigt, ich spielte Touch-Football und Basketball, so oft ich konnte, und ich suchte weiter nach dem großen Plan, mit dem sich das Rätsel der psychischen Krankheiten lösen ließe. Aber in den wichtigsten Bereichen meines Lebens fühlte ich mich eher abgeschottet als aufgeschlossen für andere. Weit davon entfernt, mich emporzuschwingen, ging es langsam bergab mit mir.

Dennoch nahm mein akademisches Renommee weiter zu. Meine nun veröffentlichte Doktorarbeit hatte ergeben, dass bei Kindern mit großen Problemen bezüglich Aufmerksamkeit und Impulskontrolle die Kombination aus einer biologisch orientierten Behandlung (Medikamente) und psychosozialen Interventionen (Verhaltens- und kognitive Therapie) am meisten bewirkte; das galt vor allem für ihre sozialen Interaktionen. Ich bewarb mich auf einige Stellen an der Fakultät und lehnte mehrere Angebote ab, weil Roberta inzwischen schwanger war. Stattdessen nahm ich eine Stelle als Dozent in Berkeley an. Aufgeregt ging ich im Herbst zum dortigen Campus, um Lehrveranstaltungen abzuhalten und meine Forschung weiterzuführen. Ich war ein Neuling mit einem befristeten Job inmitten von Giganten des Fachs. Ich wusste, dass es nicht klug war, in einer Position auf Zeit zu bleiben, also nahm ich im folgenden Frühjahr eine Assistenzprofessur an der UCLA an. Dort war ich zumindest eine bekannte Größe, und wir konnten in Kalifornien bleiben. Mit dem sieben Wochen alten Jeffrey auf dem Autositz fuhren wir Ende 1986 die Autobahn Nummer fünf hinunter, zurück in die wüstenartige südkalifornische Landschaft.

Im vorangegangenen Frühjahr waren Dad und Mom nach Palm Springs gereist, wo sie sich für mehrere Monate eine Wohnung mieteten. Als die Märztage länger wurden und der frühe Sonnenaufgang ihr Schlafzimmer im Obergeschoss um halb sechs Uhr mit hellem Licht erfüllte, hob sich Dads Stimmung. Während ich die beiden besuchte, hörte ich ihn ununterbrochen reden; er war nicht in der Lage, sich zurückzuhalten. In Columbus hatte sich Dr. Southwick Sorgen wegen der Nebenwirkungen des nun niedrig dosierten Lithiums bei Dad gemacht und das Medikament im Jahr zuvor ganz abgesetzt. Im Frühjahr hoffte ich, ohne einen Anlass dazu zu haben, dass seine Symptome in einer nicht so schlimmen Phase der Hypomanie enden würden. Das war alles sehr riskant. Manchmal kommt es bei Menschen mit bipolarer Störung später im Leben zum Nachlassen ihrer Zyklen, aber in anderen Fällen wird es nur noch schlimmer. Bislang konnte man keine sichere Vorhersage machen.

Als Dad einen Monat später wieder in Columbus war, besuchte er mit großem Interesse einen Vortrag von R.D. Laing an der Ohio State University. Dessen Buch *Das geteilte Selbst* hatte ich ihm einige Monate vor unserem ersten wichtigen Gespräch zu Weihnachten geschenkt. Laing war sowohl in Kreisen von Psychiatern als auch in solchen von Existenzphilosophen einflussreich; Dad hatte seine Arbeit weiterverfolgt. Nach dem Vortrag stellte er sich vor und lud »Ronnie« zu sich nach Hause ein. Aus welchen Gründen auch immer nahm Laing die Einladung an. Sie fuhren dorthin, und nach einer kurzen Begrüßung meiner Mutter holte Dad Gin, Bourbon und zwei Gläser aus dem Schrank. Nachdem er die Schiebetür zum Arbeitszimmer geschlossen hatte, trank er mit Laing etwas und vertiefte sich mit ihm bis zu ziemlich später Stunde in ein Gespräch, bevor der Gast dann ein Taxi zurück zu seinem Hotel nahm.

Zu diesem Zeitpunkt hatte Laing in einem Buch offen über seine eigenen psychotischen Erfahrungen berichtet, und Dad gab zweifellos viel über seine Abwege preis. Ich würde eine beträchtliche Summe für eine Tonbandaufnahme ihres Gespräches bieten.

Dad blieb mehrere Monate lang in gehobener Stimmung, kam aber an einer übermäßigen Stimmungssteigerung in einer ausgewachsenen Manie vorbei und musste nicht ins Krankenhaus. Ohne Lithium und jede echte therapeutische Unterstützung schaffte er es – nur mit Glück –, zurechnungsfähig zu bleiben.

Was die Form anging, veränderten sich zu diesem Zeitpunkt die Gespräche mit Dad. Während wir in seinem Arbeitszimmer saßen, begann er, Briefe und handschriftliche Tagebucheinträge aus Mappen zu ziehen, die in seinen vollgepackten Aktenschubladen lagen, und sie auf seinem Schreibtisch zu verteilen. Bei einigen handelte es sich um handschriftliche Notizen in gelben Notizblocks, bei anderen um Dokumente, die ordentlich in großen Zeilenabständen getippt worden waren. Wie lange hatte er diese Schriftstücke bereits aufbewahrt? Wer hatte sie schon einmal gesehen?

In vielen von ihnen konzentrierte er sich auf seine Kindheit. In einem Eintrag wurde beschrieben, wie seine Stiefmutter nach der Wiederverheiratung seines Vaters von Virgil Sr. die Erlaubnis erhielt, sich um das Wohlverhalten von Junior zu kümmern. Die anderen Jungen wurden älter, und sie sah in ihm einen Jungen, der klein und gefügig genug war, sodass sie ihn unter strenger Kontrolle halten konnte. Dad erinnerte mich daran, dass sie Missionarin in Lateinamerika und Leiterin einer religiös ausgerichteten Schule gewesen war. Er erzählte mir, dass sie ihn vor den Gästen des Hauses für seine schulischen Fähigkeiten und seinen religiösen Glauben lobte, aber eine hohe Messlatte bei ihm ansetzte.

Es konnte mit einer kleinen Regelverletzung beginnen, etwa dass er den Toilettensitz nicht heruntergeklappt oder dass er etwas Freches gesagt hatte. Dann konfrontierte sie ihn damit und wies ihn an, in ihr Zimmer zu gehen, um auf die strenge Strafe zu warten. Dad hatte einen Brief abgeheftet, den sie 1925 an ihre Schwester geschrieben hatte:

Diese Woche war ich an einem Tag vor dem Haus und kaufte Gemüse vom Gemüsemann, als ich sah, wie die Kinder von der Schule die Straße herunter nach Hause kamen. Da hörte ich, wie Junior mit grober Stimme laut sagte: »Halt die Klappe! Putz dir nicht so laut die Nase. Ich geb dir Saures!« Ich kam zu dem Schluss, dass das für einen Fünfjährigen ziemlich rau und heftig war. Also fragte ich ihn, als er hereinkam: »Junior, hast du all diese Dinge zu dem kleinen Jungen auf der Straße gesagt, mit dem du sonst spielst?« Er sah ein wenig ausdruckslos aus, schüttelte dann den Kopf und sagte: »Nein, das habe ich nicht zu ihm gesagt.« Dann fragte ich: »Zu wem hast du es dann gesagt? Es waren ziemlich grob klingende Worte, egal, zu wem du das sagst.« Dann sagte er: »Ich habe es zu niemandem gesagt.«

Und dann fing er an zu weinen ... und schluchzend sagte er: »Ich habe es zum Wind gesagt.«

Würde dir das nicht zu schaffen machen? Der Wind! Wie auch immer, selbst gegen den Wind wären es keine netten Worte, die man laut auf der Straße herumschreien sollte.

Am Rand des Briefes hatte Dad eine handschriftliche Notiz hinzugefügt:

Als ich mit Weinen fertig war, wurde ich aufgefordert, auf die Toilette zu gehen, mich in die Ecke zu stellen und mein Gesäß zu entblößen, um geschlagen zu werden. »Sag nie wieder zu jemandem oder zu etwas, die Klappe zu halten«, sagte meine Stiefmutter.
Es folgten harte Schläge.

Viele von Dads maschinengeschriebenen Tagebucheinträgen konzentrierten sich auf die Schläge, die mit zunehmendem Alter heftiger wurden. Er begann einen Eintrag mit einer Erinnerung an die erste Klasse:

Gewöhnt an die strenge Disziplin zu Hause empfand ich die offene Atmosphäre im Klassenzimmer an der fortschrittlichen Schule als willkommene Abwechslung. Bald nutzte ich diese Freiheit, indem ich so handelte ..., wie ich es zu Hause vor meiner Stiefmutter nie gewagt hätte. Kurz gesagt, ich wurde bald ein vorlauter Typ. Eines Tages, als ich weiter mit meinen Sitznachbarn sprach und lachte (in der Französischklasse, in der eher strukturiert als offen unterrichtet wurde), wurde unsere Lehrerin ärgerlich und sagte: »Mir gefällt dein Verhalten nicht.« Daraufhin stand ich blitzschnell auf, kletterte auf meinen Schreibtisch und antwortete ihr: »Nun, wie gefällt Ihnen meine Haltung jetzt?« (Im Englischen ein Spiel mit Wörtern: attitude und altitude.)

Die Schüler lachten, und mitgerissen von meinem spontanen frechen Auftreten war ich mir meiner Ungezogenheit oder zumindest ihrer möglichen langfristigen Folgen nicht bewusst. Ich wusste wenig ...

Dad wurde ins Büro des Direktors geschickt, der zu Hause bei der Familie anrief, um das Fehlverhalten zu melden. Die Stiefmutter war am Telefon.

Als ich nach Hause kam, änderte sich die ganze Situation plötzlich ... Niemand sonst war zu Hause, also ergriff sie diese Gelegenheit für die reinigende Bestrafung. Diese Tracht Prügel war sicherlich die ausgiebigste, die ich je bekommen habe. »Wir werden das einmal pro Woche machen, bis du deine Lektion gelernt hast«, sagte sie leise, aber streng. »Rechne für die nächsten drei Wochen damit, dass du genau wie heute versohlt wirst. Du kannst dir den Wochentag und die Tageszeit aussuchen.«

Und so sollte es auch sein: Ich habe sie noch dreimal um eine Tracht Prügel gebeten.

In der Fortsetzung des mit einer Schreibmaschine geschriebenen Aufsatzes las ich Folgendes:

Geringfügige Vergehen wurden zunächst einfach verbal korrigiert, nach einem oder zwei harten Schlägen auf jede Wange. Wenn sich solche Vergehen wiederholten, wurde ich gebeten, auf die Toilette zu gehen und zu warten. Meine Mutter nahm ein Stück Seife und ein feuchtes Waschtuch heraus und spülte meinen Mund kräftig mit Seife aus. Die eigentliche Wäsche war nicht so schlimm, aber ihre selbstgerechte Empörung und ihre Körpergröße (etwa 1,63 m groß, aber über 90 kg schwer) ließen sogar eine solche Bestrafung beängstigend werden ... Als ich etwas älter war, ersetzte sie die Seife durch Rizinusöl ... Auf schwerere Vergehen folgten immer Prügel, immer entblößt, zuerst im Badezimmer des Erdgeschosses und später in meinem Schlafzimmer im Obergeschoss ... Die Prügel waren immer heftig und taten immer weh (anfangs waren es etwa 15 bis 20 Schläge), aber selbst als Fünfjähriger weinte ich während oder nach einer solchen Disziplinierung nicht. Das war eine Sache von Stolz, Trotz und Masochismus ...

Obwohl der Begriff damals nicht verwendet wurde und obwohl Nettellas Absicht darin bestand, sein moralisches Verhalten zu formen, schrieb Dad in einem seiner Tagebucheinträge, er sei zu dem Schluss gekommen, dass er ein Opfer dessen war, was heute als Kindesmisshandlung bezeichnet wird.

Ich bezog das alles schnell in meine Überlegungen mit ein: Es war nicht nur der Verlust seiner Mutter, als er drei Jahre alt war; es war nicht nur die Zusammensetzung seiner DNA. Es war etwas in diesen Bestrafungen, was sein Bild von ihm selbst und der Welt geprägt hat. Besonders behielt er in Erinnerung, dass seine Stiefmutter ihn im Anschluss an einen Regelverstoß nach oben gehen und auf die unvermeidliche Strafe *warten* ließ.

Manchmal war das Warten im Bett kurz, manchmal lang (eine Stunde oder mehr), aber normalerweise schien es lange zu dauern. Ihre Augen und ihr Gesicht sahen dann immer sehr finster aus, aber ihre Art war die einer Schulleiterin, die ein Mädchen der zehnten Klasse dafür bestrafen will, dass sie gegen Regeln verstoßen hatte ... Sie redete ruhig, aber mit moralischem Eifer, in dem Wissen, dass keine Verletzung von Regeln, die sie festgelegt hatte, ungestraft bleiben sollte ... Am Ende stellte sie immer dieselbe Frage: »Glaubst du, du solltest bestraft werden?« Dem stimmte ich dann kleinlaut zu ... Ich kletterte dann auf den Knien (in Strafposition) aufs Bett ... Mit selbstgerechten, empörten Gesten machte sie mit dem Unvermeidlichen weiter – mit rhythmischen, heftigen Schlägen. Ich kann die Schläge immer noch lebhaft hören und spüren! Schlag! Schlag! Schlag! Schlag! Dieser und viele weitere Schläge, die noch folgen sollten ...

... Ich glaube, es war das erste Mal, dass ich mit einem Lederriemen geschlagen wurde, der mich rasiermesserscharf traf, als sie vorschlug, es sei besser, wenn ich beim Schlagen festgebunden würde, um Verletzungen durch unfreiwillige Bewegungen zu vermeiden, während ich gepeitscht werde ... Wie ihr Vater, ein gradliniger deutsch-amerikanischer Methodist, sie geschlagen hatte, so musste auch sie mich jetzt schlagen. Ich bin überzeugt, dass sie mich sehr geliebt hat und dass sie dachte, das Schlagen sei notwendig, um aus mir einen guten Menschen zu machen.

Wenn sie mit den Bestrafungen begann, rief sie, sich dabei an ihre Zeit als Missionarin in Lateinamerika erinnernd, laut auf Spanisch, um das Ritual einzuleiten.

»Presentame, por favor, tus naglas desnudas para zurrarte« oder »Bitte zeig mir dein nacktes Gesäß, damit ich dich hauen (oder auspeitschen) kann.«

»Immediatamente, Madre« oder »Sofort, Mutter«, erwiderte ich dann.

Schon von früh an wurde sein älterer Bruder Bob gelegentlich neben ihm bestraft. Dad beschrieb ihre unterschiedliche Einstellung so:

> Als ich jung war, zeigte sie sich erstaunt darüber, dass ich, als ich abwechselnd mit meinem nächstälteren Bruder geschlagen wurde, nie weinte oder schrie, obwohl er es tat. Später lobte sie mich dafür, dass ich nicht weinte, als sie mich heftiger schlug, als sie es bei den älteren Mädchen in ihrer Schule getan hatte. Sie mag wegen meiner frühen stoischen Ruhe erstaunt gewesen sein und lobte mich häufig dafür, doch ich machte das vor allem, weil mein Schweigen, wie ich zu glauben begann, mehr Privatsphäre garantierte, da das dann ablaufende Ritual ... mit geringerer Wahrscheinlichkeit belauscht würde.

Gleich nach einem besonders heftigen Schlagen oder Peitschen rieb sie ihm, berichtete Dad mir, Olivenöl in die Wunden und sorgte so für eine gewisse Linderung der Schmerzen. Das Gefühl verwandelte sich in ein sinnliches Vergnügen, als er in die Pubertät kam, und er fing an, die sexuelle Erleichterung damit zu verbinden, dass er gefesselt und bestraft wurde – und dann von seiner Stiefmutter beruhigt wurde.

Wichtige Forschungsarbeiten haben gezeigt, dass bei bipolaren Störungen trotz ihrer außergewöhnlich hohen Erblichkeit auch Misshandlungen ein wesentlicher Teil der Erklärung sein können. Bei Personen mit der Neigung zu manischer Depression, die auch ein Trauma erleiden, setzt die Krankheit häufig früher ein und sie haben häufigere und schwieriger zu behandelnde Episoden. Bei solchen Erfahrungen lässt sich ein schwererer Verlauf der Krankheit vorhersagen. Einfache Antworten und Wundermittel sind nicht in Sicht. Integration vielmehr als Spaltung ist von-nöten.

* * *

Als frischgebackener Vater konnte ich nicht überse-hen, dass es bei Jeffrey manchmal eine fast unendliche Zahl von Ausdrucksänderungen im Laufe einer Stunde gab, an einem anderen Tag dagegen viel weniger. An der UCLA gab es eine Kindertagesstätte direkt in der Psychologieabtei-lung, ein Stockwerk unter meinem Büro, so konnte ich ihm während meiner Arbeitszeit das Fläschchen geben. Doch Roberta, die nun in einem neuen Masterprogramm im Be-reich Gesundheitswesen eingeschrieben war, sehnte sich danach, nach Nordkalifornien zurückzukehren. Ich war gespalten. Die University of California in Los Angeles war gut ausgestattet, und ich hatte dort ein hervorragendes Re-nommee. Aber mehrere Mitglieder der Fakultät behandel-ten mich trotz bester Absichten weiter wie einen Lehrling. Nichts schien einfach zu sein.

In den späten 1980er-Jahren sah es so aus, als ob man in der Forschung kurz davor sei, die spezifischen Gene zu entdecken, auf die sich die Schizophrenie und die bipolare Störung zurückführen lassen. Die Aufregung war zu spü-ren, aber es sollte noch mehrere Jahrzehnte dauern, bis sich die ernüchternde Wahrheit herauskristallisierte, dass es kein einzelnes Gen gibt, das für irgendeine Form von psychischer Krankheit verantwortlich ist. Es sind komplexe Genkombinationen in Interaktion mit der Umwelt, die zur Anfälligkeit für bestimmte psychische Krankheiten führen. Das sich herausbildende Wissen über die Art und Weise, wie Gene epigenetisch – durch chemische und andere Um-weltsignale – aktiviert werden, hat der in der Geschichte der Psychiatrie und Psychologie so beliebten Sichtweise »Anlage kontra Umwelt« den Boden entzogen. Das ulti-mative Argument gegen eine solche simple Dichotomie könnte durchaus sein, dass die genetische Anfälligkeit für bestimmte Formen psychiatrischer Krankheiten tatsächlich eine hohe Sensibilität für die Auswirkungen von Misshandlungen, Stress oder anderer Formen von Kontexteinflüssen ist. Wenn man diese Fakten im Hinterkopf behält, ergeben Entweder-oder-Argumente keinen Sinn mehr. Kurz gesagt: Um die Ursachen von psychischen Störungen zu verstehen und Stigmen zu überwinden, müssen wir alles Mögliche berücksichtigen und multidisziplinär denken.

※ ※ ※

Nachdem ich Ende der 1970er-Jahre mit dem Doktorandenprogramm an der UCLA angefangen hatte, begann Mom, im Winter Reisen nach Palm Springs zu unternehmen, die ihr bei ihrer schweren systemischen rheumatoiden Arthritis halfen. Die Wärme wird Ihnen guttun, hatte ihr Rheumatologe gesagt. Wenn Dad seine Lehrveranstaltungen im Wintersemester beendet hatte, konnte er für ein paar Wochen mitkommen. Mom mochte die Wüste, ihre indigofarbenen Sonnenuntergänge und die Kunst der indigenen Bewohner des Landes sehr. Wann immer möglich, machte ich die zweistündige Fahrt von Los Angeles aus, um sie am Wochenende zu sehen. Auf den nachmittäglichen Fahrten außerhalb der Stadtgrenzen öffnete sie sich mir gegenüber. Die riesigen Sanddünen unterhalb der rundum aufragenden Gipfel boten dafür den richtigen Kontext.

In meiner Zeit als Assistenzprofessor an der UCLA sagte sie mir eines Nachmittags, dass sie ein besonders schwieriges Thema zur Sprache bringen müsse. Während sie über die ersten Jahre ihrer Ehe mit Dad sprach, wurde sie zunehmend zögerlich. »Es gab da ein frühes Anzeichen«, sagte sie, »für das, was später kommen würde.« Sie hielt inne. »Es fällt mir schwer, darüber zu sprechen, Steve.«

Im ersten Jahr ihrer Ehe lebten sie unweit des Campus in einem angemieteten Haus auf der anderen Seite des Olentangy Rivers. Sie mochte dieses Haus sehr, sagte sie, weil es die Hoffnung ihres gemeinsamen Lebens symbolisierte. Sie freuten sich darauf, eines Tages eine Familie zu gründen. Mit dem Blick auf die Autobahn und die riesigen Sanddünen um mich herum hörte ich aufmerksam zu.

»Aber, Steve, dein Vater hatte eine, wie könnte man es nennen, nun, eine perverse Seite. Eines Nachts kam Virg kurz vor dem Schlafengehen mit einer Bitte zu mir. Er bat mich, ihn zu fesseln, bevor wir uns lieben würden.«

Zuerst wusste sie nicht recht, was sie von seiner Bitte halten sollte, aber der Blick in seinen Augen sagte ihr, dass er es völlig ernst meinte. »›Genau, wie es meine Stiefmutter mit mir gemacht hat‹, sagte er, ›als ich erwachsen wurde und sie mich bestrafte.‹« Kaum zu glauben, was Mom da sagte; ich erstarrte.

Mom fuhr fort. »›Dich fesseln?‹, fragte ich ihn. Steve, ich wusste nicht, was ich davon halten sollte. Ich konnte mir nicht vorstellen, auf was ich mich da eingelassen hatte, ein Mädchen aus dem Mittleren Westen wie ich. Die meisten meiner Freunde hatten ihre Liebsten von der Highschool geheiratet. Hier befand ich mich nun bei diesem Philosophen aus Kalifornien mit einer magnetischen Anziehungskraft und einer Vergangenheit, von der ich nichts wusste.«

Für einen kurzen Augenblick war das einzige Geräusch das Summen der Reifen auf dem glatten grauen Asphalt.

»Ich habe mir schnell meine Antwort zurechtgelegt. Ich wusste, dass ich bei ihm etwas klarstellen musste. Ich habe es ihm deutlich gesagt: ›Virgil, ich bin nicht deine Stiefmutter, ich bin nicht deine Herrin, und ich bin nicht deine Geliebte. Ich bin deine Frau. Ich werde dich nicht fesseln.‹«

Ich habe die Situation still für mich einer Einschätzung unterzogen. Seine Stiefmutter hatte ihn an sein Bett gefesselt, um ihn seiner Strafe zuzuführen. So haben es auch die Pfleger in Norwalk gemacht, um sein nächtliches Umherwandern zu verhindern. Mitinsassen in Byberry hatten ihn an ein Seitpferd geschnallt, bevor sie ihn schlugen.

Das Bild wurde klarer. Gab es einen anderen Weg für Dad?

Jahrzehntelang hatte Mom auf ihren Schultern eine lähmende Last getragen – Dads Wahnsinn, das von der Gesellschaft auferlegte Stigma und das Schweigen über alles, was mit psychischen Krankheiten zu tun hatte, die Notwendigkeit, besonders wachsam zu bleiben, um unser Überleben als Familie zu sichern. Die Anstrengung hatte ihr Immunsystem in höchste Alarmbereitschaft versetzt, und dies war der Ursprung ihrer lähmenden Arthritis. Aber ihre Zuversicht wurde nie zerstört.

Sie beendete ihre Geschichte. »Immer wieder, Steve, wurde mir klar, dass die Dinge in unserer Ehe nie so sein würden, wie ich es mir vorgestellt hatte.«

Danach war es völlig still im Auto.

12. Fortschreitender Verfall

An einem dunstigen Abend hielt ich im März 2009 in Berkeley eine Lesung aus meinem kurz zuvor veröffentlichten Buch *The Triple Bind*. Vor den zahlreich erschienenen Zuhörern erläuterte ich die zentrale Annahme des Buches, dass der kulturelle Einfluss Mädchen im Teenageralter immer anfälliger gemacht hat für Depressionen, Essattacken und Selbstverletzungen, insbesondere Mädchen, die genetisch anfällig sind oder Misshandlungen erlebt haben. Da sie immer stärker der Botschaft ausgesetzt sind, dass sie sowohl fürsorglich und hilfsbereit als auch im schulischen und sportlichen Bereich konkurrenzfähig sein müssen – und dabei noch ungezwungen sein und »heiß« aussehen sollen –, kommt es häufig zu Hilflosigkeit und zur Internalisierung fremder Werte und Normen.

Als die Diskussion über das Buch begann, gehörte ein älterer Herr, der hinten saß, zu den Ersten, die ihre Hand hoben. Er stand wackelig auf. Die Menge bemühte sich, seiner gut artikulierten, aber stockenden Stimme zu lauschen. »Ich möchte, dass das Publikum weiß«, sagte er, »dass ich gerade ein Déjà-vu-Erlebnis hatte. Vor vielen Jahren war ich Schüler von Professor Hinshaws Vater, dem angesehenen Virgil Hinshaw von der Ohio State University.« Ein hörbares Murmeln ging durch die Reihen.

Ich versuchte, meine Betroffenheit zu verbergen, und beantwortete seine sowie einige andere Fragen. Am Ende der Veranstaltung kam der ältere Herr langsam zum Podium und stellte sich als Joel Fort vor – er war ein prominenter Psychologe aus der Bay Area mit großem Interesse an rechtlichen und ethischen Fragen sowie an der Erforschung des Substanzmissbrauchs. Er hatte sein ganzes Leben lang für eine progressive Politik gekämpft und sogar in den 1970er-Jahren im Fall Patty Hearst ausgesagt, dass er der Behauptung des Verteidigers widerspreche, es habe nach ihrer Entführung eine »Gehirnwäsche« gegeben. Das Thema, über das er vor allem mit mir reden wollte, betraf jedoch Dad. Am Ende haben wir uns schließlich mehrere Male getroffen, bevor er im Jahr 2015 starb. Während dieser Jahre war Joel älter als achtzig Jahre und zeigte fortschreitende Anzeichen eines körperlichen Verfalls. Doch er schwelgte immer noch begeistert in seinen Erinnerungen.

Im Jahr 1946, so erfuhr ich, war Joel Fort als früh entwickelter 16-Jähriger zum Begabtenprogramm der Ohio State University in seiner damaligen Variante zugelassen worden. Es zog ihn in die Fachgebiete der Philosophie und der Psychologie. Besonders fesselnd fand er einen neuen Professor am Philosophischen Institut mit ungeheurer Anziehungskraft, Virgil Hinshaw Jr., bei dem er ein Einführungsseminar besuchte. Er traf sich mit dem Professor in dessen Büro; das neue Mitglied der Fakultät und seine Kollegen luden ihn und andere Studierende zu Vorträgen in der akademischen Gemeinschaft ein. Für ihn hatten sich neue Welten geöffnet. Joel schätzte die Betreuung durch einen Mentor sehr, zumal er unter den Studenten auf dem Campus keine echten Gesprächspartner fand.

Im nächsten Jahr meldete er sich für einen Fortgeschrittenenkurs an, eine lehrreiche Tour durch die Wissenschaftstheorie. Der vollgepackte Lehrplan, der in hellvioletter Schrift vervielfältigt worden war, warf die großen Fragen auf: Auf welche Weise bilden sich wissenschaftliche Theorien? Kann Ethik auf einem Fundament aus Logik beruhen? Wie kann man den Fortschritt im menschlichen Denken erfassen? Während Joel in einem Restaurant in Berkeley saß, zitterte seine Hand wegen einer Lähmung, die sich bei ihm entwickelt hatte. Er erzählte mir, dass für ihn jede Vorlesung verlockender gewesen sei als die vorangegangene. Die philosophische Fakultät war dabei gewesen, sich zu wandeln, sagte er; angeregt durch die neuere personelle Veränderung verschrieb sie sich sowohl dem logischen Positivismus des 20. Jahrhunderts als auch den Klassikern.

Gegen Ende des Herbstes 1947 knarrten Stühle, als die Studenten ins kleine Auditorium mit den im Kreis aufgestellten Sitzreihen eilten. Joel, der begeisterte Student im zweiten Studienjahr, staunte über sein Glück. Das Flüstern und die Umtriebigkeit hörten auf, als Professor Hinshaw den Vorlesungssaal betrat. Die schwarzen Haare hingen ihm in die Stirn, sein Blick war ausdrucksvoll. Welche neuen Perspektiven könnten sich heute wieder eröffnen?

Aber von den ersten Worten auf dem Podium an wusste Joel, dass etwas nicht stimmte. Der Professor sah über die Köpfe seiner Zuhörer hinweg mit einem Blick, der weit in die Ferne ging. Stolz und selbstbewusst sprach er, ohne dass er zwischendurch auf seine Notizen blickte, seine Stimme hatte einen seltsamen Befehlston.

»Heute wollen wir einmal über unseren Ursprung nachdenken«, verkündete er. »Sehen wir uns die Urzeit an – voller Dinosaurier, Höhlenbewohner und Urformen der Liebe. Das Geheimnis der Menschheit liegt hier!«

Die Studierenden starrten in ihre Unterlagen, aber im Lehrplan fanden sie keinen Zusammenhang zwischen dem vorgesehenen Thema und diesen unbesonnenen Äußerungen. Fast pausenlos erzählte ihr Professor von den Anfängen des modernen Menschen und konzentrierte sich hier auf das Aufkommen des Mitgefühls in den Höhlen, wobei sich Mann und Frau in einem ewig andauernden Freudentaumel befanden.

»Im Kampf gegen die Elemente«, rief er nun aus, »hat sich die Menschheit durchgesetzt, die Raubtiere bezwungen und ihren Weg gefunden. Die Kooperation entstand durch harten, brutalen Wettbewerb! Primitive Lust verwandelte sich in sinnliche, tiefgehende Liebe! Die menschliche Art stieg zu neuen Höhen auf!«

War das so eine Art Scherz? Das hatte sich Joel zunächst gefragt. Aber die Überzeugtheit in der Stimme seines

Professors machte deutlich, dass das alles, was da geschah, nicht zum Lachen war.

Professor Hinshaw kam mit seinem Stegreifvortrag zu einem Ende. »Die Entwicklung unserer Art stand unter der Aufsicht des Herrn. Der neu herausgebildete menschliche Geist wird sich nie brechen lassen!«

Als er die Geschichte erzählte, war Joels Gesicht von einer Mischung aus Mitgefühl und Entsetzen erfüllt. Während des Vortrags war ihm klar geworden, dass Hinshaws Eingebung auf den 1940 gedrehten Film *One Million B.C.* mit Victor Mature, Carole Landis und Lon Chaney Jr. zurückging. Eine märchenhafte Geschichte, die die Notlage der frühen Menschen beschreibt. Der Film war in erbärmlicher Weise ungenau, wobei Höhlenmenschen und Dinosaurier durcheinandergebracht wurden. Dennoch war er für zwei Oscars nominiert. An Sorgfalt hatte man es fehlen lassen, und das Machwerk war ausgesprochen melodramatisch. Es handelte sich um genau die Art von Film, die Dad bei klarem Verstand scharf kritisiert hätte.

Wo war eigentlich der rote Faden in der Lehrveranstaltung und der Bezug zum Hollywood-Epos? Die Verbindungen, das war klar, existierten ausschließlich in der Fantasie des Professors. Verzagt erkannte Joel, dass sein Mentor, den er so sehr mochte, unmittelbar während der Vorlesung eine voll entwickelte Psychose hatte.

Nach der verblüffenden Tirade erhoben sich die Studierenden mit abgewandten Augen schweigend von ihren Stühlen. Joel dachte schnell nach und entwickelte eine Strategie. Als er wieder in seinem Zimmer war, holte er das Telefonbuch der Universität hervor. Er nahm den schwarzen Hörer vom Telefongerät und wählte die Nummer des Dekans der Psychologischen Fakultät, Professor Julian Rotter, eine bekannte Persönlichkeit und Klinischer Psychologe. Zu Joels Überraschung stellte ihn die Sekretärin direkt durch, und er erzählte, was gerade im Vorlesungssaal geschehen war. Der Dekan war mitfühlend und aufrichtig und versicherte, dass er die notwendigen Schritte einleiten werde. Tatsächlich waren Gerüchte über die psychische Instabilität des neuen Professors aufgetaucht, der eben erst sein Promotionsstudium in Princeton abgeschlossen hatte, obwohl niemand genau sagen konnte, was da eigentlich passiert war. Wenn Krankheiten stigmatisiert werden, haben Geheimnisse und Andeutungen Vorrang vor jeder Wahrheit.

Ein Gastprofessor wurde hinzugezogen, um die letzten Vorlesungen zu halten. Aber was würde aus Professor Hinshaw werden? Es war die Plötzlichkeit, die ihn verstört habe, klagte Joel, die völlige Überraschung, solch eine komplette Irrationalität bei einer geistig hervorragenden Persönlichkeit, die er verehrt hatte, miterleben zu müssen. Die ersten Erfahrungen, die Joel mit einer schweren psychischen Störung machen musste, hatten ihn fast umgehauen.

Im folgenden Jahr ging Joel an die University of Chicago, um sein Undergraduate-Studium abzuschließen, bevor er ein Graduiertenstudium in Psychologie begann. Doch seine dauerhafte Erinnerung an die Ohio State University war die, dass sich der gewohnte Intellekt und das gewohnte Verhalten seines Professors über Nacht aufgelöst hatten.

Innerhalb weniger Tage nach dem Vorfall, so habe ich vermutet, wurde Dad erstmals ins Columbus State Hospital eingewiesen, die riesige psychiatrische Einrichtung im Westen der Stadt. Dies war seine dritte Zwangseinweisung: nach Norwalk, wo er als Jugendlicher gewesen war – wo nichts mit ihm gemacht wurde –, und nach Byberry, wo er als frischgebackener Doktor Insulinschocktherapie bekam und Schläge, über die ich schon berichtet habe. Diesmal wurden seine wilden Gedanken und abstrusen Äußerungen durch Beruhigungsmittel und seine ersten Erfahrungen mit der Elektrokrampftherapie unsichtbar gemacht. Warum, fragte er sich, muss ich meine Kleidung wieder einmal mit der tristen Anstaltsuniform tauschen, bei der kein Gürtel über der schlabbernden Hose zugelassen ist, damit sich die

Insassen nicht erhängen? Der Tagesablauf wurde regelmäßig durch Schreie der Verzweiflung und der Wut aus irgendeiner Ecke der Station unterbrochen. Wer würde heute wieder in eine Einzelzelle gesteckt werden?

Irgendwie klang die Episode innerhalb weniger Wochen ab, und er wurde entlassen. Zurück auf dem Campus im Wintersemester sprach er nie von seinem Abstecher in den Wahnsinn. Er hatte gelernt, alles wieder in den Griff zu bekommen und weiterzumachen. Sollte irgendjemand davon erfahren haben, hätte er nur verstanden, dass Dad einem der Vergessenen geworden ist – weniger als ein Mensch und kaum mehr als ein Tier.

Obwohl Dad es nicht so ausgedrückt hätte, erlebte er zu diesem Zeitpunkt eindeutig das *antizipierte Stigma*: die Angst vor dem, was passieren könnte, wenn die Welt von seinem Makel, seinem Brandzeichen, erfahren würde. Diese Erwartung ist von besonderem Belang bei Gruppen mit versteckten oder potenziell zu verheimlichenden Stigmen, wie bei psychischen Krankheiten. Wenn jeder leicht erkennen kann, dass man »anders« ist, wie etwa aufgrund der Hautfarbe oder der Abhängigkeit von einem Rollstuhl, muss man kein Geheimnis wahren. Aber wenn das Problem im Verborgenen besteht, ist man immer mit der Entscheidung konfrontiert, ob man offen dazu stehen soll oder nicht. Welche Freunde wird man verlieren? Welche Jobs wird man nicht bekommen? Würde man jemals eine intime Beziehung eingehen können? Das antizipierte Stigma verhindert nicht nur die Preisgabe, sondern hält Menschen auch davon ab, sich wichtigen Herausforderungen im Leben zu stellen. Wenn Trauma und Misshandlung noch dazukommen, spitzen sich Stigmatisierung und Scham typischerweise zu. Denn die Opfer neigen dazu, sich selbst die Schuld zu geben und derartige Erfahrungen geheim zu halten.

Wie so viele andere in dieser Zeit tat Dad alles in seiner Macht Stehende, um zu verbergen, was sich in diesen Phasen seines Lebens ereignet hatte, als sein Verstand außer

Kontrolle geraten war. Er rechnete mit dem Schlimmsten, wenn die Menschen davon erfahren sollten – aus gutem Grund angesichts der damals üblichen unbarmherzigen Stigmatisierung. Wie viel anders hätte sein Leben verlaufen können, wenn er seiner zukünftigen Frau, seinen Kollegen und Freunden von seinen lebenslangen Kämpfen hätte erzählen und sich dabei hätte in Sicherheit fühlen können? Wie viel freier hätte er sich gefühlt, wenn er durch seinesgleichen, durch Peers, unterstützt worden wäre, die genau wie er auf Irrwege geraten waren?

Später in diesem Jahr wurde er einer bemerkenswerten Master-Studentin der Geschichte, Alene Pryor, vorgestellt. Nach ihrem Blind Date fühlten sie sich intensiv voneinander angezogen, lernten sich immer besser kennen und verlobten sich später. Sein Kapitel in einem Buch über Einsteins Sozial- und Moralphilosophie sorgte für Aufsehen, ebenso wie die Veröffentlichungen, die er während seines Promotionsstudiums in Princeton verfasst hatte. Wieder einmal war er im Aufstieg begriffen.

Wenn er sich nur an die rationale Seite der Existenz halten könnte. Wenn er nur das absolute Schweigen über das Chaos aufrechterhalten könnte. Niemand würde wahrscheinlich je Bescheid wissen.

* * *

Ich selbst war dabei, die akademische Karriereleiter zu erklimmen. Ich führte staatlich unterstützte Sommerprogramme für Kinder mit Verhaltensstörungen durch, verfasste empirische und theoretische Arbeiten über die Entwicklung psychischer Probleme bei Kindern und hielt Vorträge auf nationalen und internationalen Konferenzen. Als Zögling der ich war, kehrte ich zurück an die UCLA, die im Jahr meiner Rückkehr ein Zentrum für Kinderforschung eröffnet hatte. Das war eine sehr gute Grundlage für die Arbeit, die ich machte. Doch mir wurde klar, dass ich von meinen Kollegen immer als der aufstrebende junge Mann, als vielversprechender Handlanger und nicht als echter Erwachsener bzw. als unabhängiger Wissenschaftler angesehen werden würde.

Dennoch fragte ich mich, ob ich es irgendwo anders zu etwas bringen könnte. Während meines zweiten Jahres zurück in Südkalifornien schrieb die University of California in Berkeley schließlich die Stelle eines Assistenzprofessors aus. Ich konnte mir nicht vorstellen, so schnell meine Wurzeln zu kappen und dorthin zu gehen. Durch irgendein Wunder blieb die Stelle jedoch unbesetzt, und im folgenden Herbst erhielt ich Anrufe von Mitgliedern der Fakultät in Berkeley, die mich vorwurfsvoll zu einer Bewerbung aufforderten. Kurz vor Ablauf der Frist rannte ich zu Federal Express, um meine Unterlagen per Eilbrief zu versenden. Dass ich bis zur letzten Minute gewartet habe, verriet, wie ambivalent ich war.

Roberta und ich hatten strategische Diskussionen darüber geführt, wo ich als Professor und Vater am besten zurechtkäme. Aber abgesehen von dem Hin und Her mit Roberta über eine mögliche Rückkehr in die Bay Area gab es einen tiefer gehenden Grund für meinen inneren Konflikt. Als Dad Anfang dreißig war – also im gleichen Alter wie ich jetzt –, hatte bei ihm bereits der langsame, unaufhaltsame Niedergang begonnen, der befeuert wurde durch seine katastrophalen Episoden und brutalen Krankenhausaufenthalte; und dies schloss auch seine Reise zurück ins Jahr 1.000.000 vor Christus ein, gerade als seine Karriere am Beginn stand. In der ersten Phase seiner Ehe verbrachte er, nachdem er eine Dauerstelle als Professor bekommen hatte, nach wilden, unberechenbaren Episoden viel Zeit in Krankenhäusern und verlor allmählich seinen beruflichen Ehrgeiz. Während viele Philosophen, Mathematiker und Physiker ihre bahnbrechenden Arbeiten machen, wenn sie in den Zwanzigern sind, hatte die falsch diagnostizierte und falsch behandelte psychische Krankheit bei Dad den Niedergang eindeutig beschleunigt.

Wie konnte ich es nur wagen, Dad in den Schatten zu drängen? *Er* war derjenige, der sich auf den Weg gemacht hatte, um den grundlegenden Fragen des Lebens nachzugehen. *Er* war derjenige, der mich gerettet hatte, als ich verloren war. Ihn zu übertreffen, fühlte sich wie Verrat an. Im Nachhinein verstehe ich, dass ich die Schuld des Überlebenden empfand, die aufkommt, wenn es jemand schafft, eine Katastrophe zu überleben, während andere ihr erliegen. Die Folgen sind Selbstbeschuldigung, Schuldgefühle und eine Sichtweise, wonach das eigene Leben bedeutungslos ist. Vielleicht war es kein Flugzeugabsturz, den ich überlebt hatte, aber es fühlte sich an, als würde ich eine andere Art Wrackteile durchforsten, und es war beunruhigend für mich, dass ich es gewagt hatte, über das Vermächtnis der Familie hinauszugehen.

Im Winter war ich in Berkeley in der Gruppe der verbliebenen Bewerber und hatte mein Bewerbungsgespräch während der sintflutartigen Februarregenfälle, genau in den Tagen, in denen sich solche Unwetter tatsächlich ereignen. Den letzten Morgen meiner dreitägigen Präsentationen und Sitzungen verbrachte ich am Krankenhausbett von Shelly Korchin, dem ehemaligen Leiter des Studiengangs Klinische Psychologie. Er war der Psychologe, der die Astronauten des Raumschiffs Mercury Jahre zuvor befragt hatte, der das moderne Programm für Klinische Psychologie in Berkeley begründet hatte und mich in seinen letzten Jahren, in denen ich meinen Gastprofessorenaufenthalt absolvierte, sehr mochte. Er hatte schon viele Jahre Krebs und wurde akut krank wegen eines Rückfalls, bestand aber darauf, Mitglied der Berufungskommission zu sein. Er gab seine Stimme für mich gerade noch rechtzeitig ab und überlebte meinen Besuch und die entscheidenden Treffen um wenige Wochen, bevor er starb. Obwohl es ein halbes Jahr dauerte, bis ich das formelle Angebot erhielt, räumte ich mein Büro an der UCLA im folgenden Herbst.

Nach den Qualen im Zusammenhang mit der Entscheidung geschah etwas Seltsames, als ich auf dem Campus von Berkeley eintraf. Vom ersten Morgen an fühlte ich mich so, als würde mich ein Jetstream vorwärtstreiben. Ich wusste sofort, dass dies meine Chance war, ein eigenständiges Zeichen zu setzen. Ich wäre nach der Highschool fast in Columbus geblieben, weil ich mich, ohne dass ich darüber sprach, schuldig fühlte; ich hätte mich fast entschieden, meine akademische Karriere an der University of California in Los Angeles zu machen, wo ich mir meiner Sache sicher war. Jedes Mal schubste mich etwas, damit ich vorankam. Manchmal muss man einfach auf sein Bauchgefühl vertrauen.

Das Psychologiegebäude in Berkeley ist nach Edward Tolman benannt, dem berühmten Wissenschaftler, dessen klassisches Werk der 1930er- und 1940er-Jahre aufzeigte, dass selbst primitive Nagetiere, die ein Labyrinth durchlaufen, mentale Landkarten verwenden, um ihr Verhalten zu steuern. Im Kern war er der Begründer der modernen kognitiven Psychologie. Doch Tolman verließ Berkeley in den 1950er-Jahren, um nicht den neuen Loyalitätseid für Mitarbeiter des Staats Kalifornien abzulegen, ein Erbe des McCarthyismus. Nachdem sein Protest dagegen weit und breit bekannt geworden war, kehrte er einige Jahre später im Triumph nach Berkeley zurück, wo er seine Karriere später beendete. Als ich ankam, spürte ich, dass die Luft hier oben dünner wurde.

Indessen war ich oft einsam. Ich war der einzige Assistenzprofessor in der Abteilung, und für einen Großteil der Woche war ich Alleinerziehender, weil Roberta zum Doktorandenprogramm der UCLA im Fach öffentliche Gesundheit zugelassen worden war und jede Woche nach Südkalifornien pendelte, um für ihren Abschluss zu arbeiten.

Aber wegen der Hügel direkt oberhalb des Campus und der Bucht in Sichtweite war die Luftqualität bemerkenswert gut. Der nordkalifornische Frühling, der Ende

Januar beginnt und sich bis Juni erstreckt, bringt alle paar Wochen neue Blüten hervor, so als würden sie immer wieder von Neuem erwachen. Ich entwickelte einen Undergraduate-Kurs zur Entwicklungspsychopathologie, in dem es um das kontinuierliche Zusammenspiel von Biologie und Kontext bei der Herausbildung einer Störung und der Resilienz ging. Im Zusammenhang mit meiner Karriere entwickelte sich alles gut weiter. Als einem von sechs Wissenschaftlern wurden mir für eine standortübergreifende Studie größere finanzielle Mittel bewilligt. Es ging um eine klinische Studie zu Medikamenten, verhaltenstherapeutischer Behandlung und deren Kombination, mit dem Ziel, den Verlauf der schulischen und Verhaltensprobleme von Kindern mit schweren Aufmerksamkeitsdefiziten und starker Impulsivität zu beeinflussen. Die Überprüfung meiner Befristung, die ich wegen des Umzugs hinausgeschoben hatte, bestand ich spielend, und ich bekam einige Jahre später eine Stelle als Professor. Ich hatte durchgestartet.

* * *

Um Ordnung im Chaos zu finden, suchen Wissenschaftler nach Mustern. Um die Unmengen von Rohmaterial, mit dem sie konfrontiert sind, zu organisieren, schaffen sie Schemata und Hierarchien. Sie klassifizieren.

Das funktionierte beim Periodensystem der Elemente, wo geordnete Reihen Einblick in die atomaren Mechanismen geben, die der Materie zugrunde liegen. Es funktionierte – mit Anpassungen, um die moderne Genetik zu berücksichtigen – bei der Klassifizierung des Pflanzen- und Tierreichs durch Linné in immer neue Unterabteilungen bis hin zu den Arten. Es funktionierte auch in Bezug auf Äonen, Zeitalter, Perioden, Epochen und Zeitabschnitte der geologischen Erdgeschichte, bei denen das Alter der Erde nach Schichten und Streifenbildung der Gesteine strukturiert wird (man denke zum Beispiel an die Kreide und den Jura). Medizinische Klassifikationen, bei denen es um Symptome,

Zeichen, Syndrome und Krankheiten geht, haben dazu beigetragen, unzählige Menschenleben zu retten.

Sollte das nicht auch für die Schaden anrichtenden menschlichen Probleme beim Verhalten und bei den Emotionen gelten, die heute als psychische Störungen bezeichnet werden? Wenn wir nur dieses riesige Spektrum an Leidenszuständen strukturieren und klassifizieren könnten, würden wir vielleicht das Zeitalter der Ungewissheit, der Rätsel und der Angst hinter uns lassen. Kein Rätselraten mehr, kein Stigma mehr. Die *International Classification of Diseases*, die in einem Großteil der Welt verwendet wird, enthält einen Abschnitt über psychische Störungen. In den Vereinigten Staaten ist das *DSM* (Diagnostisches und Statistische Manual psychischer Störungen) die Bibel der Psychiater. Dessen dritte Auflage hat während meines klinischen Praktikums meine Ausbildung geprägt.

Als ich die Welt der wissenschaftlichen Psychologie betrat, war ich überzeugt davon, dass man schon bald Antworten finden würde. Psychische Erkrankungen sollten Teil einer rationalen Wissenschaft sein. Durch die Einordnung der ungewöhnlichen und beunruhigenden Symptome einer Person in ein psychiatrisches Klassifikationssystem sollte sich der Fortschritt beschleunigen. Die Aufgabe würde natürlich nicht einfach zu lösen sein angesichts der unendlich vielfältigen Weisen, in der Menschen mit der Welt interagieren, angesichts der Komplexität des Gehirns und des verstörenden Fehlens jeder »neuronalen Signatur« für spezifische Krankheitszustände. Und doch könnte eine Diagnose den Betroffenen die persönliche und familiäre Schuld nehmen, indem sie das Problem in einem geordneten System verortet. Behandlungsstrategien würden daraus abgeleitet, wobei jede einzelne jeweils mit einer Diagnose innerhalb der Klassifizierung verbunden wäre. Das Problem der psychischen Krankheit könnte endlich gelöst werden!

Aber wie viele andere im Fachgebiet kam ich langsam zu einer anderen Erkenntnis. Ein solcher Leitfaden für die

Architektur der Psyche verschleiert die Realität der Gefühle, Konflikte, Bewältigungsstrategien und des Lebens der Menschen. Mehr noch, Menschen mit der gleichen Diagnose, etwa schwere Depression oder bipolare Störung, mögen tatsächlich ganz unterschiedlich sein: Ihre ähnlichen Symptome können unterschiedliche Anfälligkeiten, Risiken und Entwicklungswege verraten. Viele Wege können nach Rom führen, aber diese ganz unterschiedlichen Muster werden durch die traditionellen Diagnosen verschleiert.

Mehr noch, die Umwelt prägt das Verhalten zum selben Zeitpunkt, zu dem Personen ihren jeweiligen Kontext auswählen und interpretieren, sodass ständig *reziproke* Prozesse im Gange sind. Im Laufe der Zeit führen wiederholte reziproke Muster zu *Transaktionen*, wenn sich reziproke Muster spiralförmig entwickeln und festigen. Schließlich kommt es, wenn sogar eine kleine Änderung in den Transaktionen eine neue Konfiguration hervorbringt, zu *Transformationen* – etwa, wenn ein schwieriges Lebensereignis bei einer dafür anfälligen Person zu einer schweren Dysfunktion führt. Wenn man solche komplizierten Prozesse diagnostisch in einem Kasten anordnet, kann die lebende, atmende Person aus dem Blick geraten.

Im Gegensatz zu leblosen Gegenständen reagieren Menschen auf die Art und Weise, wie sie klassifiziert werden. Wenn bei ihnen eine psychische Störung diagnostiziert wird, kann das zur Befreiung, Entlastung von Scham und Ungewissheit und zur Motivation für eine Behandlung führen, aber es kann auch Demoralisierung und Dehumanisierung Vorschub leisten, wenn das Wesen einer Person verloren geht – und wenn eine psychische Krankheit weiterhin als etwas Beschämendes angesehen wird. Als ich zu dieser Einsicht kam, erschütterte das meine Gewissheiten. Damit das alles einen Sinn ergäbe, wusste ich, dass ich die Komplexität der Transaktion erfassen und die Erfahrungen der Menschen hinter den Diagnosen verstehen musste. Um Transformationen zu verstehen, musste ich mich transformieren.

Dad war 1945, also in dem Jahr, als er seine Dissertation abschloss, Sprecher der Doktoranden in Princeton. Bei Besuchen zu Hause sah ich, wie er pflichtbewusst die Geschichten mit den Erinnerungen abtippte, die die Jahrgangskameradinnen und -kameraden ihm später für den Newsletter der ehemaligen Absolventen des Doktorandenprogramms geschickt hatten. Jeden Juni reiste er nach Princeton zur Abschlussfeier für die neuen Absolventen. Manchmal begleitete ihn Mom, damit sie zusammen ein Wochenende dort verbringen konnten.

Auf einer Reise in den späten 1980er-Jahren verbrachten sie die Nacht in Philadelphia, bevor sie nach Columbus zurückkehrten. Am nächsten Morgen, so erzählte es mir Dad ein paar Monate später in seinem Arbeitszimmer, sei er wie besessen davon gewesen, das Philadelphia State Hospital – Byberry – zu finden, wo er fünf lange Monate im Frühjahr und Sommer des Jahres 1945 verbracht hatte. Dad sagte, dass er nach Karten gesucht und schließlich herausgefunden habe, wie man dorthin kommt, auch wenn die Gegend durch die Ausweitung der Vorstädte fast nicht mehr wiederzuerkennen gewesen sei. Als sie schließlich den Ort gefunden hatten, kratzte sich Dad am Kopf: Die einzigen Gebäude, die es dort gab, waren verlassene Ruinen, mit Wohnungen, Bürogebäuden und Einkaufszentren in der Nähe. Ihm wurde klar, dass man gerade dabei war, den monumentalen Gebäudekomplex dem Erdboden gleichzumachen.

Waren die Ereignisse dort wirklich passiert? Hatten seine Erinnerungen an das Grauen, die Schläge und die Insulinschocktherapie eine reale Grundlage? Oder hatte er sich die ganze Sache nur eingebildet? Er brauchte Belege, aber der Nachweis dafür verschwand vor seinen Augen von der Bildfläche.

* * *

Mit dem Material aus Dads Aufzeichnungen, das mir jetzt zur Verfügung stand, fühlte ich mich wie ein Astronom mit einem leistungsfähigeren Teleskop. Eines Nachmittags beschäftigte ich mich eingehender mit einem nicht datierten gelben Notizblock, der sich in den vielen Unterlagen befand. Die eilig gekritzelten Buchstaben standen in deutlichem Kontrast zu seiner ansonsten eleganten Schreibweise. Er schilderte jene Monate im Norwalk County Hospital, in denen er kurz vor dem 17. Geburtstag stand. Das war nach seinem erfolglosen Flugversuch, mit dem er die Welt vor dem Faschismus retten wollte.

◦ Eins mit der Welt – »in, aber nicht ganz von dieser Welt«.
◦ Himmlische Sphärenmusik, die ganze Nacht lang, deswegen habe ich so wenig geschlafen.
◦ Im Vorhof der Hölle, mit Mikro- und Makrozephalie ...
◦ Ich versuchte, meine eigene Säuglingszeit und Kindheit oder die frühe Kindheit von Vergil, dem römischen Dichter, wieder zu durchleben, besonders was das Erlernen der Sprache anging. Ebenso, um den Ursprung aller Sprachen zu untersuchen, aus den ersten Worten des Babys Vergil bzw. des Dichters Virgil. Sind viele der lateinischen Wörter von ihrem Ursprung her lautmalerisch, und hängen sie mit dem Atemmuster eines Babys zusammen? War ich in gewisser Hinsicht der Vergil der Äneis? Gibt es eine Seelenwanderung? Eine Reinkarnation?

Es gab keine Erwähnung davon, dass er sich in der Einrichtung geweigert hatte, Essen zu sich zu nehmen – das seiner Vorstellung nach vergiftet war –, sodass er schließlich das Gewicht eines Skeletts hatte und beinahe gestorben wäre, doch es gab viele weitere Belege für seine Größenideen.

In anderen Notizbüchern kamen eng beschriebene Passagen zum Vorschein, in denen seine Notizen an den Rändern verwirrenderweise durch eine Reihe von wilden Pfeilen in irgendeinem wirren Geheimcode miteinander verbunden waren. Dad musste, als er diese Zeilen damals schrieb, auch wenn sie an frühere Zeiten mit Bewusstseins-erweiterungen erinnerten, ebenfalls ziemlich pathetisch ge-wesen sein:

> Im Wahnsinn und bei großer Begeisterung wird das bizarre Verhalten durch die Anwesenheit einer myste-riösen Kraft in der Welt erklärt, die in den Menschen eindringen und ihn zu seinem Instrument machen kann. Im Alten Testament nennt man diese Kraft Ruah oder Atem (Odem). Daher Sampsons Stärke oder der Wahnsinn von Saul ... Es wurde ein Zeitalter erwartet, in dem Gott seinen »Geist über alles Fleisch ausgießen« würde ... vgl. Anwendungen auf Gefüh-le, Grimassen, Gesten usw., die, wenn auch subtil, an irgendeine frühere Geste in einer ähnlichen Situation »erinnern«: eine Hand, um eine Träne wegzuwischen, jetzt, wo keine Träne da ist ... ein scheinbar brennen-des Gesäß, wenn man jetzt daran denkt oder über-legt, etwas zu tun, wofür man, wenn man eine solche Handlung als Jugendlicher oder als Kind begangen hätte, gründlich bestraft worden wäre.

Warum habe ich so lange dafür gebraucht? Dad nahm seine Krankenhausaufenthalte vollständig vorweg; sie waren für ihn genauso unvermeidlich wie die Schläge, die seine Stiefmutter Jahrzehnte zuvor ausgeteilt hatte. Psy-chische Krankheit und Krankenhauseinweisungen waren eine verdiente Abfolge von Folterungen und Bestrafungen, die er durch seinen Mangel an Glauben und seine Charak-terfehler selbst verursacht hatte.

In einem Text nahm Dad auf Goffman Bezug. Für einige der zentralen Bücher des Soziologen – wie *Stigma* und *Asyle* – hatte der Autor selbst Monate in einer psy-chiatrischen Klinik verbracht, um die Erfahrung zu verste-hen. Er prägte den Begriff der »totalen Institution«, um die Entmenschlichung zu beschreiben, die darin besteht, einem

Gefängnis, einem Krankenhaus oder einem Todeslager seine vollständige Identität zu überantworten. In seinem maschinengeschriebenen Tagebuch verglich Dad den Akt des Verzichts auf seine eigene Kleidung und des Vorwegnehmens des Urteils in Norwalk, Byberry oder im Columbus State Hospital mit seiner Situation als Kind, wenn er mit heruntergezogener Hose auf seine Bestrafung wartete, über deren Art, Zeitpunkt und Strenge er selbst entscheiden musste. In Dads Kopf waren diese Vorgänge ein und dasselbe.

* * *

Als Jeffrey und ich Anfang der 1990er-Jahre während eines Feiertags in Columbus waren, nahm uns Mom in die stationäre Einrichtung der Gemeinde mit, in der ihre ältere Schwester Virginia – Tante Ginny Ann – untergebracht war. Die Räume waren schön und hell, es handelte sich um das Gegenteil einer traditionellen staatlichen Institution. Ginny Ann war jetzt in ihren Siebzigern und hatte ihre weißen Haare zu einem Bob geschnitten. Wir bemerkten, dass sich das Personal der Einrichtung ihr wirklich widmete, auch wenn sie seit ihrer Kindheit nicht mehr gelaufen war oder gesprochen hatte und aus ihrem leeren Gesichtsausdruck klar ablesbar war, dass sie es nie wieder tun würde. Dennoch wurden ihre Verhaltensziele im Hinblick auf größtmögliche Unabhängigkeit jede Woche öffentlich ausgehängt, damit alle Mitarbeiter sie einsehen konnten. Jahre später erzählte mir Jeffrey, wie viel Angst er vor dieser Einrichtung mit den Rollstühlen, Grunzlauten und undefinierbaren Gerüchen von Desinfektionsmitteln aus den Toiletten hatte. Stille Tragödien waren zum Vermächtnis nicht nur von Dads Seite der Familie geworden, sondern auch von Moms Seite. Dennoch gab mir diese Einrichtung erneut Hoffnung, dass die Entwicklung hin zur Humanisierung fortschreiten würde.

Weil Mom und Dad die Wüste so sehr mochten, beschlossen sie, ein Reihenhaus in Palm Springs zu kaufen. Es lag ein paar Häuserblocks von der Wohnung entfernt, die sie jeden Winter gemietet hatten. Der Pool war umrahmt von blühenden Bäumen und Palmen und bot eine Oase, direkt dahinter ragte der Berg San Jacinto mit mehr als 3.000 Metern aus der sich auf Meereshöhe befindenden Wüste auf. Während meiner Besuche fanden Dad und ich oft Zeit, miteinander zu reden. Wie immer enthüllten die Gespräche eine neue Realität, die pulsierender war als die meisten anderen, die ich erfahren hatte.

Als er eines Morgens am Pool saß, bevor sich jemand anders nach draußen gewagt hatte, sah ich seinen melancholischen Gesichtsausdruck. Seine Augen waren nach oben gerichtet, ein Zeichen dafür, dass er eine Art höheren Sinn suchte. »Ich habe mich mein ganzes Leben lang nach einer Möglichkeit gesehnt, meine schwierigen Erfahrungen zu verstehen«, sagte er. »Ich habe eine Erklärung für das gesucht, was mit mir geschehen ist.«

Er atmete tief durch. »Es gab Zeiten, in denen ich mir gewünscht hätte, Krebs zu haben.«

Ich war fassungslos und hörte ihm schweigend zu. »Krebs?«, wiederholte ich schließlich. War Dad dabei, vor meinen Augen seine Rationalität zu verlieren?

»Krebs ist eine reale Krankheit«, fuhr er ruhig fort. »Aber jede meiner Erfahrungen hing mit einer *Geisteskrankheit* zusammen. Denk einmal genau über den Begriff nach: eine Krankheit des Geistes.« Er betonte, was es für einen Philosophen bedeutete, eine solche Krankheit zu haben: Vielleicht war alles, was er erlebt hatte, frei erfunden, nur ein Hirngespinst seiner Fantasie.

»Wie sehr habe ich mich danach gesehnt, eine reale Krankheit zu haben«, fasste er zusammen.

Ich war mittlerweile so klug und protestierte nicht dagegen, etwa indem ich die Realität einer psychischen Krankheit klarstellte oder an den aktuellen Stand der Wissenschaft erinnerte, was die Rolle der Gene in Bezug auf bipolare Störungen angeht. Die Bedeutung dessen, was Dad gesagt hatte, war klar: Wenn Menschen mit psychischen Störungen davon überzeugt sind, dass das eigentliche Problem in ihrem eigenen fehlerhaften Charakter liegt – und dass ihre Symptome irgendwie nur eingebildet sind –, ist es kein Wunder, dass ihre Motivation für eine Behandlung gering und ihre Selbststigmatisierung hoch ist. Wenn in den prägenden Jahren eine brutale »Betreuung« stattgefunden hat, wie es bei Dad in Norwalk geschah, hat jeder spätere Erwerb neuen Wissens aus Büchern keine Chance, die eigene Kernidentität zu verändern.

Dad hatte bereits als Teenager geraucht und ernsthaft mit dem Rauchen begonnen während seiner ersten Episode mit manischen Größenideen auf den Straßen von Pasadena. Wie es sich für einen Philosophen gehört, fühlte er sich zunächst zu Pfeifen hingezogen, machte dann aber mit Zigaretten weiter. Ende der 1980er-Jahre gewöhnte er sich einige Monate vor seinem siebzigsten Geburtstag das Rauchen ab, weil er genau wusste, welche Gesundheitsrisiken er eingegangen war. Er posaunte das nicht überall herum, aber er war trotzdem stolz. Doch schon nach wenigen Monaten setzten bei ihm Probleme mit der Stimme ein. Er konnte die Lautstärke nicht halten; seine Worte klangen rau. Wenn wir am Telefon miteinander redeten, bat ich ihn immer wieder, laut zu sprechen. Sein Arzt dachte zunächst, es handele sich um eine Halsentzündung, aber mit Medikamenten ließ sich keine Besserung erzielen. Dies war das erste Anzeichen. Tatsächlich ist mittlerweile bekannt, dass das Nikotin im Zigarettenrauch das Auftreten von Bewegungsstörungen wie bei der Parkinsonkrankheit überdecken kann.

Als er und Mom im Herbst 1990 nach Nordkalifornien zu unserer ersten Thanksgiving-Feier in Berkeley flogen, sah ich, wie er versuchte, aufzustehen oder die Richtung zu ändern. Er erstarrte und war vorübergehend bewegungsunfähig. Obwohl er sehr stolz und glücklich war, dass ich in Berkeley arbeitete, sah er zerbrechlich aus, nachdem er, trotz gleicher Ernährung, einige Kilos abgenommen hatte.

Im nächsten Frühjahr erhielt er eine Einladung zu den renommierten Gordon Research Conferences, die jährlich in Neuengland stattfinden. Er bereitete einen Vortrag mit dem Titel »Die Dialektik der Kontrolle« vor, in dem er die Gedanken von Aristoteles, Plato, Hume, Marx und Engels sowie von R. D. Laing miteinander verband. Mom reiste mit und besuchte die Sitzung, in der er seinen Vortrag hielt. Sie erzählte mir später, dass es ihm nicht ganz gelang, die Seiten seiner Notizen umzublättern, und dass er dadurch den Faden verlor. Traurig stellte sie fest, wie groß der Unterschied zu seinen faszinierenden Vorträgen viele Jahre früher war, als er am Anfang seiner Karriere stand.

In dieser Zeit umarmte mich Dad steif bei unserer Begrüßung; das war etwas ganz anderes als sein Händedruck, den er sein Leben lang praktiziert hatte. Im Herbst reiste er in die Bay Area, wo das fünfzigste Treffen ehemaliger Stanford-Studenten des Jahrgangs 1941 stattfand, aber seine Gesichtsmuskeln machten den Eindruck, als seien sie vergipst. Ehemalige Mitstudenten und Freunde bemerkten sein verändertes Verhalten und seine verminderte Kraft.

Im Sommer des nächsten Jahres reiste ich mit Jeffrey, der damals fünfeinhalb Jahre alt war, nach Columbus, um seine Großeltern zu besuchen. Dad und ich nahmen ihn eines Nachmittags auf einen Spielplatz mit, als die Luftfeuchtigkeit am höchsten war und alle erschlaffen ließ. Wir beobachteten sein übermütiges Spielen auf Schaukel und Balken. Dad bekam einen Gesichtsausdruck, als wolle er auch spielen; es war zu erkennen, dass er zu dem riesigen hölzernen Klettergerüst gehen wollte, um sich seinem Enkel anzuschließen. Doch in dem Moment, als ich versuchte, ihm die kleinen Stufen zur Plattform hinaufzuhelfen, plumpste er mir entgegen, und ich fing ihn auf. Dann zog er sich in Babyschritten wieder zurück.

»Was ist los, Dad?«, fragte ich leise.

»Es ist der ›Angsthase‹«, antwortete er, nachdem er wieder festen Stand gefunden hatte. »Als ich ein kleiner

Junge war, nannte ich das: ›Angsthase werden‹, wenn mich etwas erschreckt hatte.« Angst zu haben war jetzt mit seiner wachsenden Bewegungsunfähigkeit verbunden. Fest im Sand stehend beobachteten wir, wie Jeffrey schnell durch das Gerüst turnte.

Wieder einmal übernahm ich die Rolle des Vermittlers. Dad suchte einen leitenden Neurologen an der Ohio State University auf, also verfasste ich die aussagekräftige Lebensgeschichte seiner Episoden, Behandlungen und Krankenhausaufenthalte, um sie nach Columbus zu schicken. Was herauskam, war keine Überraschung: Die Begutachtung ergab den Ausbruch einer parkinsonähnlichen Krankheit, die einherging mit Verlangsamung, motorischer Starre, schleppendem Gang, Gleichgewichtsproblemen und Gewichtsabnahme sowie einem Tremor, der aber anders aussah als sein früherer, der durch das Lithium hervorgerufen worden war. Mehr noch beunruhigte mich, dass es im weiteren Verlauf zu einer Lewy-Körperchen-Demenz kommen konnte, einer komplexen Variante der Parkinsonkrankheit, von der nicht nur die motorischen Bereiche des Gehirns befallen sind, sondern auch Regionen und Nervenbahnen, die der Kognition zugrunde liegen. Dad wurde zunächst L-DOPA verschrieben, genau wie meinem Großonkel Ezra vor all den Jahren. Doch es gab kein Wundermittel, und sein Verfall setzte sich langsam fort.

Im folgenden Jahr entdeckte ich in Berkeley ein Plakat mit der Ankündigung einer Konferenz, die in ein paar Monaten stattfinden sollte und in der es um Wissenschaftsgeschichte ging. Historiker und Philosophen von der University of California und der Stanford University würden Vorträge über Epistemologie, Erkenntnistheorie und den Fortschritt des wissenschaftlichen Denkens halten. Vielleicht, so hoffte ich, könnte Dad im April von Palm Springs herfliegen, bei uns zu Hause übernachten und daran teilnehmen. Aber konnte er allein fliegen? Mom und ich waren der Meinung, dass er vielleicht in der Lage wäre, die Reise zu schaffen, wenn Mom ihn so nah wie möglich an den Flugsteig bringen und die Flugbegleiter informieren würde. Am Telefon schien Dad erpicht auf die Reise zu sein.

Am Ankunftstag fuhr ich mit Jeffrey zum Flughafen Oakland, um uns dort mit seinem Opa zu treffen. In dieser Zeit vor dem 11. September 2001 konnten wir direkt am Flugsteig stehen und ihn in Empfang nehmen, sobald er langsam die Fluggastbrücke hinabstieg. Sein Gesicht war eingefallen, und beim Gang zur Gepäckausgabe machte er den Eindruck, als befände er sich auf einer Beerdigungsprozession. An der Rolltreppe, die nach unten führte, bewegte er sich zentimeterweise zum Anfang der Rolltreppe und begann, seinen Fuß anzuheben, hielt aber plötzlich inne, als ob er einen Schlag abbekommen hätte. Die Leute, die hinter uns warten mussten, waren offensichtlich verärgert. Ich bat um Nachsicht, wir drei drehten uns langsam um und gingen zum Aufzug. »Ich wusste einfach nicht, wie ich meinen Fuß mit der sich bewegenden Treppenstufe abstimmen sollte«, sagte Dad auf dem kurzen Weg nach unten. »Es tut mir leid.«

Am nächsten Morgen im überfüllten Hörsaal konnte ich gar nicht darüber hinwegkommen, wie viele Redner und Tagungsteilnehmer Dad kannten. Denn alle gingen auf ihn zu, um ihn in den Pausen zu begrüßen. Wenn sie bemerkten, wie sehr er sich verändert hatte, war dies an ihrem Gesichtsausdruck deutlich erkennbar. Die Vorträge waren beeindruckend: Wie kam es im 17. und 18. Jahrhundert zur ersten experimentellen Wissenschaft? Welche Probleme gibt es weiterhin beim Verständnis dessen, wie das Wissen voranschreitet? Sind Kuhns Vorstellungen von den wissenschaftlichen Paradigmen stichhaltig? Dad dämmerte in regelmäßigen Abständen dahin, bemühte sich aber, den Vorträgen zu folgen, wenn er wach war.

Gegen Ende des Nachmittags gingen wir langsam auf die andere Seite des Campus zum Empfang. Dad war begeistert, aber etwas verwirrt. Als ich auf der Terrasse des

Fakultätsclubs in der unvergleichlichen Frühlingsdämmerung mit ihm einen Gin Tonic trank, wurde mir klar, dass er an seiner letzten wissenschaftlichen Konferenz teilgenommen hatte.

* * *

Ein Jahr später an einem Abend in Palm Springs sah der Himmel so aus, als wäre er aus schwarzem Samt. Der Swimmingpool war von innen beleuchtet und völlig ruhig. Dads Zustand hatte sich weiter verschlechtert. Er konnte kaum das Gleichgewicht halten, wenn er aufstand. Etwas über Philosophie zu lesen, gehörte nun der Vergangenheit an. Aber seine Fähigkeit, über die Vergangenheit nachzudenken und darüber zu sprechen, war noch intakt.

Es war ein guter Tag gewesen. Dad genoss die Zeit mit Jeffrey, dessen fröhliches, aber sprunghaftes Temperament ihn daran erinnerte, wie er selbst als Junge gewesen war. »Ich wünschte mir, ich könnte wieder barfuß gehen«, sagte er wehmütig. In seltenen Momenten erinnerte er sich an seine Kindheitserlebnisse: wie er mit der Straßenbahn in die Innenstadt von Los Angeles gefahren war, wie er Spielführer seiner Sportmannschaften auf der Junior-Highschool war und wie er sich mit seinen Brüdern über die ökonomischen Strategien während der Wirtschaftskrise gestritten hatte.

Nach neun Uhr abends, als Jeffrey nach dem Abendessen auf der Terrasse fest schlief, gingen Vater und Sohn nach draußen; dabei achtete ich sorgfältig auf den Steinweg und die Treppe. Überall waren Sterne zu sehen. Wir hielten inne, um auf das gewaltige Bergmassiv im Westen zu schauen.

»Ich habe nachgedacht«, sagte Dad schließlich und hielt sich an der Rückseite eines Stuhls fest, um das Gleichgewicht zu halten. Ich bemühte mich, seine undeutlichen Worte zu verstehen. »Was für ein wunderbares Leben ich doch hatte. Stell dir vor, welche Leute ich getroffen habe, welche Studenten ich unterrichtet habe, welche Ideen ich ihnen vermittelt habe. Einige Erfahrungen waren erschreckend, besonders die Zeit in den psychiatrischen Kliniken. Aber jede Erfahrung war für sich genommen aufschlussreich.«

Ich war erstaunt über seine Haltung. Viele seiner Erfahrungen waren von der Art, dass ich mich selbst jahrelang damit herumgequält hatte, sie abzuwehren.

Seine Stimme wurde lauter. »Tatsächlich würde ich keine Erfahrung, die ich je hatte, eintauschen wollen. Nicht eine einzige!« Ich schwieg. »Was für ein reiches Leben ich doch hatte!«

Wenn ich über seine Misere nachdachte, empfand ich hauptsächlich Erschütterung, Bedauern und Wut, besonders auf den ignoranten und doch so völlig selbstgewissen Berufsstand, der ihn angeblich therapiert hatte. Wie könnte ich jemals auch nur einen Bruchteil der philosophischen Einstellung erlangen, die Dad hatte, seinen Sinn für das Staunen?

Wir betrachteten noch einige Augenblicke das weiche Blaugrün des Pools, bevor es Zeit war, ins Haus zu gehen. Ich führte ihn am Arm durch die Dunkelheit, und wir machten uns ganz, ganz langsam auf den Weg zum Hauseingang.

13. Das Ende und der Anfang

Mit meinem ausgeprägten Gefühl, eine Mission zu haben, war bei mir auch eine immer stärker werdende Motivation verbunden, das Stigma zu verstehen. So setzte ich mich an einem grauen Wintermorgen des Jahres 2003 in mein Arbeitszimmer. Meine Hauptlektüre war an diesem Tag ein Buch des bekannten Medizinhistorikers Gerald Grob mit dem Titel *The Mad Among Us: A History of the Care of America's Mentally Ill.* Es stellt eindrucksvoll und überzeugend Einstellungen und Praktiken in Bezug auf psychische Krankheit von der Kolonialzeit bis heute dar. Perioden der Reform und der Hoffnungslosigkeit, so Grob, wechseln sich eher zyklisch ab, als dass sie linear aufeinanderfolgen, wobei das soziale Handeln der einen Epoche allzu oft zur Unterdrückung in der nächsten Epoche führt. Das im Buch dargestellte Material ist überzeugend und motiviert zur Suche nach der Art von Veränderung im Bereich der Psychiatrie, die wirklich Bestand haben könnte.

Während ich intensiv las, spürte ich, wie meine Augen am späten Morgen zu ermüden begannen. Um eine Pause zu machen, wandte ich mich den Abschnitten mit Illustrationen und Fotos in der Mitte des Buches zu. Chronologisch geordnet, waren sie von sich aus schon faszinierend. Eine davon war eine frühe Lithografie des McLean Hospital außerhalb von Boston, das offiziell »Irrenhaus« hieß. Andere standen für Reformversuche, da die staatlichen Krankenhäuser im späten 19. und 20. Jahrhundert immer größer und unmenschlicher wurden. Als ich den letzten Abschnitt der neueren Fotos durchblätterte, fiel mir eine Bildunterschrift auf; darin hieß es, dass das Bild einen Schlafraum für Männer im Philadelphia State Hospital, bekannt als Byberry, in den 1940er-Jahren zeige.

Aber Moment mal! Dad war doch zu diesem Zeitpunkt in Byberry gewesen. Plötzlich war ich voll da, alle Müdigkeit war verflogen.

Vertrauenswürdige Quellen zeigen, dass Byberry stark überfüllt war und weithin als das schlimmste psychiatrische Krankenhaus in den Vereinigten Staaten galt. Es war Gegenstand einer Denkschrift in der Zeitschrift *Life* mit dem Titel »Bedlam 1946«. Das Buch und der Film *The Snake Pit* waren teilweise davon inspiriert. Der Film schärfte in den späten 1940er-Jahren das Bewusstsein der Nation über die Notlage der Menschen in solchen Aufbewahrungsstätten. Meine Augen gingen schnell zum Foto oben auf der Seite: ein ödes Schwarz-Weiß-Bild von einem großen Raum, der von Wand zu Wand voller Betten war – äußerst steril, ganz und gar entmenschlichend. Das Foto auf der gegenüberliegenden Seite zeigte in die Ferne blickende, verzweifelte Frauen, die ziellos in einem der schrecklichen Räume von Byberry umherwanderten. Die Menschenmenge war so groß, dass es keinen Platz mehr gab, um sich irgendwo hinzusetzen.

In den folgenden Jahren habe ich mir neu erstellte Websites angesehen, die die Geschichte des Gebäudekomplexes von Byberry dokumentieren, der in seiner Hochzeit 7.000 Insassen zählte; und das war weit mehr, als er fassen konnte. In den letzten Jahren des Zweiten Weltkriegs wurden Fotos von Menschen herausgeschmuggelt, die den Kriegsdienst aus Gewissensgründen verweigert hatten und die zur gleichen Zeit in Byberry untergebracht worden waren, als Dad dort Insasse war. Es waren drastische Bilder von nackten, hageren Männern in leeren Aufenthaltsräumen ohne irgendwelche Möbel. Das Abwasser floss ungefiltert durch die Gänge. Zeugenaussagen aus den 1940er-Jahren dokumentierten Schläge und Todesfälle, die sowohl von Mitarbeitern als auch von Mitpatienten ausgingen. Von offizieller Seite vertuscht, sind diese Berichte heute Teil des schrecklichen Vermächtnisses der Institution. Byberry war der Ausgangspunkt äußerster Stigmatisierung gewesen.

An diesem Wintermorgen kamen mir die Bilder aus einer anderen berühmt-berüchtigten Ausgabe der Zeitschrift *Life* in den Sinn, die bei der Auflösung der Konzentrationslager im Frühjahr 1945 entstanden sind. Auf diesen eindringlichen Fotos wenden sich abgemagerte Häftlinge aus Doppel- und Dreifach-Etagenbetten der Kamera zu, ihre Augen leer und vorgewölbt nach stundenlangem oder tagelangem Hungern. Die Schauplätze waren allzu ähnlich: die gleichen Räume voller Urin und Kot, die gleichen ausgemergelten Gesichter jenseits der Verzweiflung, das gleiche Beraubtsein jeglichen Scheins von Würde. Die gleiche äußerste Hoffnungslosigkeit ohne Kontrolle durch die Gesellschaft außerhalb der Anstalt. Meine Haare am Nacken richteten sich auf.

In seinem 1948 erschienenen Buch *The Shame of the States*, das die abscheuliche Realität in US-amerikanischen Einrichtungen für psychisch Kranke aufdeckte, beschrieb Albert Deutsch die von ihm beobachteten Zustände:

> Als ich durch einige Stationen von Byberry ging, wurde ich an die Bilder der nationalsozialistischen Konzentrationslager erinnert. Ich betrat ein Gebäude, in dem es vor nackten Menschen nur so wimmelte; sie wurden wie Vieh herumgetrieben, und man kümmerte sich nur wenig um sie. Alles war durchdrungen von einem stinkenden Geruch, der so heftig, so ekelhaft war, dass er fast eine eigene körperliche Existenz zu haben schien.

Ich hatte mich lange gefragt, ob Dads Berichte über Byberry übertrieben waren. Wurde er wirklich von Mitinsassen geschlagen, während Mitarbeiter den Zugang zum Bewegungstherapieraum blockierten? War der Schauplatz so verkommen und unmenschlich, wie er es mir gegenüber angedeutet und in seinen Tagebüchern festgehalten hatte? Vielleicht hatte ihm sein psychotisches Denken die Berichte diktiert. Aber die Fotos, Bildunterschriften und Texte vor meinen Augen waren keine Wahnvorstellungen. Immerhin war es Hitlers Ziel gewesen, die Erde nicht nur von Juden, sondern auch von Zigeunern, schwulen Männern und lesbischen Frauen, von »Schwachsinnigen« – Personen mit geistigen Behinderungen – und von Menschen mit schweren psychischen Krankheiten zu befreien. Weil sich Dad mit Geschichte beschäftigt hatte, wusste er davon. Als Patient konnte er Zeugnis ablegen.

Als Dad mit seinem Bruder Randall im Auto saß und die Verkehrszeichen ins Deutsche übersetzte, war er da tatsächlich auf der Flucht aus einem überseeischen Konzentrationslager gewesen? Natürlich nicht. Aber er hatte sich seit seiner Jugend fast zwanghaft mit den Nazis beschäftigt. Seine Besessenheit, angeheizt von seiner Manie mit Größenwahn und der zugrunde liegenden Verzweiflung, hätte beinahe dazu geführt, dass er im Alter von 16 Jahren gestorben wäre. In Norwalk glich er, nachdem er sechzig Pfund abgenommen hatte, einem Überlebenden eines Konzentrationslagers, der von den Wachen für tot erklärt worden war. Er hatte sich nämlich wegen einer nationalsozialistischen Verschwörung, von der nur er wusste, geweigert zu essen. In Byberry trug er eine schmutzige Anstaltskleidung und zwängte seinen Körper jede Nacht in die schmale Koje, um sich ein paar Stunden lang von den täglichen Peinigungen zu erholen.

Ungewollt ging mir das Ende von *Lost Horizon* durch den Kopf. Conway war mit einer kleinen Gruppe aus Shangri-La geflohen, erkannte aber, dass er seine Chance auf Unsterblichkeit verloren hatte. Er wollte unbedingt zurückkehren, aber die Frage blieb bestehen: War die gesamte Szene im Kloster echt gewesen, oder war es nur eine Erfindung seiner überbeanspruchten Vorstellungskraft? In seiner Zeit im Kloster hatte er sich in Lo-Tsen verliebt, eine schöne junge Cembalistin. Sie hatte Shangri-La mit seiner Gruppe verlassen und Conway bald zu einem Arzt begleitet, weil er krank geworden war. Personen aus dem Buch, die Conways fantastische Geschichte über Shangri-La und die damit verbundene Beinahe-Unsterblichkeit bestätigen wollten, fanden später diesen chinesischen Arzt, der in gebrochenem Englisch enthüllte, dass die Frau nicht jung und schön, sondern alt war – die älteste von allen Menschen, die er je gesehen hatte.

Diese Worte dienten als Bestätigung: Nachdem sie Shangri-La verlassen hatte, war Lo-Tsen schnell zu ihrem wahren Alter zurückgekehrt. Sie war weitaus älter als alle anderen Menschen. Der oberste Lama hatte die Wahrheit gesagt: Shangri-La war etwas Reales.

Die Enthüllungen dieses Februarmorgens dienten mir selbst als Bestätigung. Dad hatte nicht gelogen. Hinter seinen psychotischen Gedanken und Überzeugungen war die Realität dessen, was sich in Byberry ereignet hatte. Das Stigma der psychischen Krankheit war alles andere als ein kleines, nebensächliches Problem. Stattdessen handelte es sich um eine Frage von Leben oder Tod.

Mein Projekt, zu verstehen, was Stigma bedeutet, so wurde mir jetzt klar, würde viel tiefer gehen, als ich es mir je vorgestellt hatte.

* * *

Nachdem mir zehn Jahre zuvor ein klinisches Forschungsprojekt in Zusammenarbeit mit einer Reihe von Behandlungszentren genehmigt worden war, befand ich mich gemeinsam mit einer großen Gruppe von Psychologen und Psychiatern von sechs ausgewählten Forschungszentren aus dem ganzen Land auf einer weiteren nicht enden wollenden Sitzung in Washington, D.C. Unser Ziel war es, eine Studie zu planen und zu gestalten, aufgrund derer man sagen könnte, ob eine Behandlung wirkt oder nicht. Eine zentrale Anforderung war, dass jedes Team jeden Monat zum National Institute of Mental Health (NIMH) zu Planungssitzungen anreisen musste. Diese interdisziplinären Treffen waren eine prägende Zeit in meiner frühen Karriere.

Aber diese Sitzungen konnten ewig dauern.

Einer der Wissenschaftler vom NIMH, die die Untersuchung betreuten, war der brillante Entwicklungspsychologe John Richters. John war ein wenig anders: Er wanderte oft während der Besprechungszeit durch die im Kreis stehenden Tische und machte in jeder Pause des Verfahrens das Zwitschern und Trällern von Vögeln nach. Das Sitzenbleiben gehörte nicht zu seinen Stärken, was daran deutlich wurde, dass später bei ihm Erwachsenen-ADHS diagnostiziert wurde. Doch wenn es galt, bei den Forschungsdesigns oder Messstrategien konzeptionell auf den Punkt zu kommen, trafen sein scharfer Fokus und seine präzisen Kommentare genau ins Schwarze.

Wenn außerhalb des Besprechungsraums etwas Zeit war, erzählte er mir davon, welchen Hintergrund er hatte und wie er erzogen worden war; da dominierten harte Disziplin und Misshandlung. »Denk an *The Great Santini*«, sagte er zu mir und beschrieb seinen Vater, der beim Militär war. John hatte in jungen Jahren Autos gestohlen und später eine gewisse Zeit in Jugendstrafanstalten verbracht. Sein Leben verlief fast ständig auf Abwegen, aber in einem Alter, in dem die meisten jungen Erwachsenen das College abgeschlossen hatten, begann er schließlich – ohne dass er neun Jahre in der Schule gewesen wäre – mit dem Studium. Er machte Examen mit Auszeichnungen und wurde anschließend ein herausragender Doktorand. Seitdem wurde er für seine prägnanten Analysen von Entwicklungsproblemen bei Kindern ausgezeichnet. Angriffslustig, herausfordernd, aufmüpfig und mit beißendem Witz war John einen Ausflug nach Washington wert.

Wenn hitzig Argumente ausgetauscht wurden über Auswahlstrategien für Familien, die richtigen Bewertungsinstrumente und über den Wert von Medikamenten im Unterschied zu psychologischen Behandlungen, gingen die Sitzungen manchmal bis spät in die Nacht. Wir diskutierten darüber, wie zu gewährleisten sei, dass die Interventionen mit hoher Qualität und Genauigkeit durchgeführt wurden, dass die Behandlung an jedes einzelne Kind angepasst wurde und gleichzeitig die Integrität einer randomisierten, experimentellen Studie gewahrt blieb. Es ging hier um sehr viel, denn die Untersuchung war – und ist – die größte Behandlungsstudie für Kinder mit psychischen Problemen in der Geschichte des NIMH.

Wenn es im Sitzungssaal zu hitzig wurde, schlichen John und ich uns manchmal auf den Hotelflur hinaus. Jedes Mal, wenn wir miteinander sprachen, zündeten die Ideen wie ein Buschfeuer, Funken sprangen von Ast zu Ast. Eines Nachmittags fragte er mich nach meinem Hintergrund. Mit trüben Augen, noch in der Zeitzone der Pazifikküste und unsicher, ob wir vielleicht in den Sitzungssaal zurückkehren sollten, falls eine entscheidende Abstimmung bevorstünde, wagte ich den Sprung. Ich brachte Dad zur Sprache, Pasadena, Russell und Einstein, Krankenhausaufenthalte, Schizophrenie kontra bipolare Störung und die Gespräche, die während meiner ersten Frühjahrssemesterferien eingesetzt hatten. Ich machte es kurz, ließ aber nichts aus.

Als ich fortfuhr zu sprechen, bekam John große Augen. Schon bald nickte er, gestikulierte und neigte sich mit jedem Satz zu mir herüber. An einem Punkt machte er einen Schritt zurück, erhob seine Hände und langte dann nach vorn, um mich an den Schultern zu packen.

»Steve, weißt du, was du mir da erzählst?«, schrie er fast, seine Stimme klang extrem eindringlich. »Verstehst du nicht, wie wichtig die Geschichte deines Vaters ist?« Er war 15 Zentimeter von meinem Gesicht entfernt. »Schreib darüber und rede darüber!«

Ich nickte. Dies war mein erstes öffentliches Bekenntnis, auch wenn mein Publikum zu diesem Zeitpunkt nur aus einer einzigen, äußerst aufgeregten Person bestand.

Während meines Rückflugs über den Kontinent hinweg nach Hause begann ich, meine Gedanken zu sammeln. In freien Augenblicken entstanden die ersten Skizzen. Während der folgenden Jahre begann ich, öffentlich über Dad, unsere Familie und mich selbst zu sprechen, nachdem ich schließlich die Unschlüssigkeit, Geheimhaltung und Scham überwunden hatte, die zum Kernlehrplan meiner Kindheit gehörten. Im Jahr 2002 veröffentlichte ich eine Monografie, die am Beispiel von Dads Leben die klinische Realität der bipolaren Störung hervorhob.

Bei der Analyse unserer Familiengeschichte beeindruckte mich das schreckliche Konzept des Stigmas mehr denn je. Ich hatte es mir vorher nicht eingestanden, doch genau dieser Begriff verströmt Gift. Wenn man ihn laut ausspricht, kommt man nicht umhin, die Laute dabei zu bemerken – die Verschlusslaute »t« und »g« –, die man aus dem Hals spuckt und die sich dann irgendwo niederlassen. Die Bedeutung des Wortes Stigma ist ähnlich schlimm, da die Personen in der degradierten Gruppe als Ausgestoßene gebrandmarkt werden: schändlich, abstoßend und keine richtigen Menschen. Unter der giftigen Wolke des Stigmas lauern Verneinung, Unterdrückung und Verbannung. Für viele stigmatisierte Menschen ist die damit verbundene Isolation gleichbedeutend mit einer Einzelhaft. Es gibt vielleicht keine schlimmere Empfindung, als vom Hauptteil der Gesellschaft ausgeschlossen zu sein und dabei keine Gemeinschaft oder soziale Unterstützung zu haben.

Nach dem Zusammenbruch des Faschismus Ende der 1940er-Jahre glaubten viele Sozialwissenschaftler, dass nur eine bestimmte Gruppe von Menschen – solche, die strafenden Erziehungspraktiken ausgesetzt waren – zu Stigmatisierern oder Eiferern würde. In der Tat wurde ein Hauptwerk zu diesem Thema, *Die autoritäre Persönlichkeit*, damals von Psychologen und Soziologen der University of California in Berkeley geschrieben. Im Laufe der Jahre hat sich die zentrale Prämisse jedoch grundlegend verändert. Vorurteile und Stigma werden heute als Produkte der alltäglichen sozialen Kognition angesehen.

Mit anderen Worten: Jede Interaktion mit einer Gruppe bringt eine Flut von sozialen Informationen mit sich, sodass man seine Mitmenschen, um den Datenstrom zu verringern und einen Sinn in der sozialen Welt zu erkennen, schnell kategorisieren muss – als junge im Gegensatz zu alten, als kluge im Gegensatz zu dummen, als große im Gegensatz zu kleinen. Die zentrale Kategorisierung besteht jedoch darin, zu entscheiden, wer zur Eigengruppe gehört (Familie und enge Kontakte) im Gegensatz zur Fremdgruppe der potenziell bedrohlichen Fremden. Die ursprünglichen Stereotype in Bezug auf »Unterschied« sind oft von Negativität durchdrungen und verwandeln sich, wenn den Mitgliedern der Fremdgruppe grundlegende Rechte verweigert werden, in Vorurteile und Diskriminierung.

So ist das Stigma nicht auf eine kleine Gruppe von vorurteilsbehafteten Personen beschränkt, sondern es ist nahezu universell, insbesondere gegen Untergruppen, die als bedrohlich und irrational angesehen werden, wie Menschen mit psychischen Krankheiten. Tatsächlich kommt es in jeder Kultur und Gesellschaft, die je daraufhin untersucht wurde, zum Stigma gegen Menschen mit psychischen Störungen. Die Überwindung des Stigmas, so verstand ich es jetzt, wäre ein gewaltiges Unterfangen, das einen grundlegenden Wandel in Bezug auf Geisteshaltung und Einfühlungsvermögen der Menschheit beinhalten würde.

* * *

1994 wurde mir in Berkeley ein Sabbatjahr genehmigt. Das war keine Gelegenheit für Reisen in die exotischen Ecken der Welt, da Jeffrey in der zweiten Klasse war und ich die Zeit brauchte, um mich meiner Forschung zu widmen. Aber die Auszeit von der Lehre erlaubte es mir, mich auf meine Projekte zu konzentrieren und gelegentlich nach Columbus zu reisen. Tatsächlich war die Parkinsonkrankheit bei Dad inzwischen fortgeschritten, was seine körperlichen Fähigkeiten und geistigen Funktionen einschränkte.

Ich flog Anfang September nach Hause. Wie immer schien Ohio Welten von Kalifornien entfernt zu sein. Unser Garten war wunderschön, die Wärme des Spätsommers durchdrang den weichen blauen Himmel voller Zirruswolken. Gänse, die riesige V-Formationen bildeten, zogen nach Süden. Dad und ich saßen am Gartentisch im Schatten der jetzt alten Bäume. Sie unterschieden sich deutlich von den zerbrechlichen Stangen, die auf uns warteten, als wir vor über drei Jahrzehnten hier eingezogen waren, bevor Dad dann insgesamt für fast ein ganzes Jahr verschwand.

Er begann damit, leise darzulegen, dass das genaue Datum der 6. September war, als er 58 Jahre zuvor vom Verandadach in Pasadena gesprungen war. Ich war verblüfft, weil ich ausnahmsweise den Überblick über meinen inneren Kalender verloren hatte. Fast ein Vierteljahrhundert nach unserem ersten Gespräch katapultierten mich seine Worte der Erinnerung wieder in seine persönliche Geschichte und die Geschichte unserer Familie.

Ich flog Anfang Januar zurück. Glitzernd weißer, vereister Schnee bedeckte den Boden, mit Temperaturen weit unter null. Mom und ich führten Dad aus zum Mittagessen im German Village, einem restaurierten Teil von Columbus mit Läden in roten Backsteinhäusern, Kopfsteinpflasterstraßen und Gebäuden aus dem vorigen Jahrhundert, die nun zu neuem Leben erweckt wurden. Nachdem Mom einen Parkplatz gefunden hatte, half ich Dad aus dem Auto und führte ihn die kurze Treppe zum Restaurant hinauf. Für einen Augenblick unbeweglich hielt er auf halbem Weg an, sein Körper war von der arktischen Luft starr vor Kälte. Als er zu mir hinüberblickte, waren Resignation und Verzweiflung in seinem steifen Gesicht zu erkennen. Wir hielten inne.

»Ich hätte nicht im Traum gedacht, dass es so weit mit mir kommen würde«, sagte er leise und ungläubig. »Schaut mich an, aufgeschmissen, wie ich bin. Wer hätte je gedacht, dass ich so enden würde?« Er bemitleidete sich eigentlich gar nicht selbst, sondern brachte nur seinen Unglauben zum Ausdruck.

Am folgenden Nachmittag begann ich in seinem Arbeitszimmer ein Gespräch mit ihm. Ich hatte mich seelisch schon seit einiger Zeit darauf vorbereitet. Das war vielleicht meine einzige Chance. Ich schloss die Schiebetür hinter uns. Das golden schimmernde Holz und die farbigen Buchumschläge bildeten einen scharfen Kontrast zu den kahlen, mit Eis bedeckten Zweigen hinter den Fenstern.

Wie oft hatten wir seit meinem ersten Jahr am College hier gesessen? Wenn ich in den Frühjahrssemesterferien zu Hause war, waren wir von den rosa und weißen Blüten im Hof in der kurzen Zeit ihrer Existenz wie geblendet. Während unserer Gespräche im Sommer waren die Blätter und der Rasen in ein majestätisches Grün gehüllt. Im Herbst trafen wir uns kaum: Ich konnte nämlich nicht oft fort, wenn die Vorlesungszeit im Herbst begonnen hatte. In den Weihnachtsferien waren die Farben in der Außenwelt verschwunden, während zugleich unsere Verbundenheit im warmen Zimmer zunahm.

Meine Absicht war klar: Ich brauchte Dads Erlaubnis, um seine Geschichte auf eine andere Ebene zu bringen. Mein Gespräch mit John Richter im Jahr zuvor hatte meinen Entschluss gefestigt. Aber es war keine leichte Aufgabe, Dads Aufmerksamkeit darauf zu konzentrieren.

»Ich muss dich etwas fragen«, sagte ich vom kleinen Sofa aus, das von seinem Schreibtisch aus gesehen am anderen Ende des Zimmers mit all seinen Ablenkungen stand. Doch zu meinem Erstaunen versuchte er aufzustehen. Mit quälender Langsamkeit taumelte er zu seinem Aktenschrank hinüber und fingerte ungeschickt herum, als er versuchte, die Schublade zu öffnen. Nach langer Zeit blickte er einmal wieder in das Durcheinander der Lehrpläne und der anderen Materialien dort. Seine Hände zitterten, er durchsuchte die Ordner und griff sich den heraus, den er haben wollte. Er ging steif zu mir zurück und hielt ihn mir entgegen.

Als ich ihn aufschlug, wurde mir sofort klar, dass es sich hier um die zusammenfassende Darstellung seiner Erfahrungen handelte. Auf den getippten Seiten, die er in der dritten Person über sich selbst geschrieben hatte, verwies er noch einmal auf Goffman, der die These vertreten hatte, dass die Institutionalisierung einen völligen Identitätsverlust mit sich bringe:

> Man ist ein Büßer, ein »entwerteter« Mensch. Wofür man früher nur einen Morgen brauchte, das dauert jetzt bis zu fünf Monate des eigenen Lebens. Was früher eine momentane Demütigung war (die hinausgezögerten Schläge, die unweigerlich erfolgten), dauert heute Monate. Was früher die erste Stufe des Strafrituals war, in der die Schuld festgestellt wurde ..., wird heute als psychiatrische Untersuchung oder »Erniedrigungszeremonie« bezeichnet, in der man seiner bürgerlichen Freiheiten beraubt wird und in Wirklichkeit in einer totalen Institution, der sogenannten psychiatrischen Klinik, eingesperrt ist.

Angesichts des Bogens seines Lebens verstand ich nun vollständig, dass Dad Strafe und Stigma als seine zentralen Themen ansah.

Doch ich konnte es nicht zulassen, dass wir vom eigentlichen Punkt abgelenkt wurden. Ich dankte ihm, wiederholte aber, dass wir miteinander reden müssten. Nachdem er seinen Körper wieder in eine sitzende Position gebracht hatte, sah ich ihn direkt an. »Ich habe über die Jahre hinweg viel über unsere Gespräche nachgedacht«, erklärte ich. »Ich möchte, dass du dir einmal etwas überlegst.«

Aber konzentrierte er sich wirklich auf meine Worte? Seine nahezu gelähmten Gesichtsmuskeln zeigten nichts an. Ich sagte weiter, dass ich über sein Leben schreiben wolle und dass ich dabei das, was wir besprochen hatten, und die Tagebucheinträge, die er mir gezeigt hatte, als Leitfaden benutzen wolle. Ich sagte ihm, dass ich glaubte, viele andere Menschen könnten aus seinem Leben etwas lernen.

»Also, Dad«, fragte ich so prägnant, wie ich es konnte, »darf ich etwas über dich und dein Leben schreiben?«

Er sah auf. Er war zunächst unbeweglich, begann aber langsam nickend seine Zustimmung zu erteilen.

Aber hatte er wirklich zugehört? Ich wiederholte die Frage noch einmal. Diesmal war seine Antwort eindeutig. »Auf jeden Fall, mein Sohn«, antwortete er schwach, aber direkt, und kehrte zur formalen Ausdrucksweise zurück, die er verwendete, wenn er etwas betonen wollte. Bei allem, was ich seitdem zu diesem Thema geschrieben habe, ist Dad der Co-Autor.

Es war das letzte Gespräch, das wir in seinem Arbeitszimmer miteinander geführt haben.

* * *

Auf irgendeine Weise brachte Mom Dad im März nach Palm Springs. Ich sollte in der folgenden Woche dorthin kommen, aber eines Abends während ihres Aufenthalts passierte etwas. Weil Dad glaubte, dass eine Nachttischlampe in ihrem Schlafzimmer in Flammen stand, warf er einen Becher Wasser in diese Richtung, löste damit einen Kurzschluss aus und erzeugte eine Menge Rauch und Funken. Es muss schlimm gewesen sein. Mom brach die Reise ab.

Neurologische Untersuchungen in Columbus belegten, dass die als Parkinson diagnostizierte Krankheit im Fortschreiten begriffen war und mit einer Lewy-Körperchen-Demenz einherging. Die Parkinsonkrankheit beginnt mit einem Dopaminmangel in jenen Nervenbahnen im Gehirn, die etwas mit willkürlichen motorischen Bewegungen zu tun haben, aber im Laufe der Zeit können sich abnorme Proteinablagerungen an wichtigen Nervenbahnen in höhere Regionen des Gehirns ausbreiten und zur Demenz führen. Ende Mai schaffte es Dad kaum noch aus dem Bett, um auf die Toilette zu gehen. Es bestand keine Möglichkeit für ihn, zu Hause zu bleiben. Da Mom ihn nicht mit einem Krankenwagen in Panik versetzen wollte, richtete sie es so ein, dass eine alte Freundin und ihr Bruder Buddy ins Haus kamen, ihn die Treppe hinunterhoben und ins Krankenhaus fuhren.

Im Juni war ich auf einer Konferenz in New York City und reiste sofort ab, als ich meinen Vortrag beendet hatte, um mich auf den Weg nach Columbus zu machen. Als sie mich direkt ins Krankenhaus fuhren, sagten Mom und Sally mir, dass es mit Dad geistig rapide abwärtsgehe. Ich näherte mich seinem Bett, um mir seinen geschwächten Körper und sein gezeichnetes Gesicht anzusehen. Doch er war wach. Als er bemerkte, dass ich den Raum betreten hatte, zeigte er ein strahlendes Lächeln. »Was machst du denn hier?«, rief er so laut, wie er konnte. »Ich freue mich so, dich zu sehen!« Ich umarmte ihn ungeschickt, weil er ja im Bett lag. Er konnte sein Glück darüber, dass ich plötzlich erschienen war, kaum fassen.

Es war bald Zeit für eine weitere Blutdruckmessung. Die Krankenschwester bat uns alle für ein paar Minuten aus dem Zimmer. Als wir nach der kurzen Unterbrechung wieder eintraten, schreckte Dad erneut überrascht auf, und es sah zunächst so aus, als würde er sich daran erinnern, dass wir uns gerade gesehen hatten. »Was für eine Überraschung! Es ist unglaublich schön, dich zu sehen!«

Er hatte offensichtlich keine Erinnerung daran, dass ich zehn Minuten zuvor im Zimmer gewesen war. Das war ein unheilvolles Zeichen.

Ich spürte jeden behandelnden Psychiater und Neurologen auf, den ich finden konnte. Unverwechselbare Anzeichen für Delirium, Demenz und allgemeinen Hirnabbau waren düstere Hinweise auf seine aktuelle Situation. Am nächsten Tag, als sich der Himmel über Ohio von strahlend blau zu milchig weiß veränderte, fuhren Mom und ich zu mehreren Pflegeheimen. Er konnte nicht mehr lange im Krankenhaus bleiben. Vielleicht, nur vielleicht, wenn wir eine gute Einrichtung finden würden, wäre er in der Lage, aus dem momentanen Krisenzustand herauszukommen und einen Teil seiner Funktionsfähigkeit wiederzuerlangen.

Dann reiste ich zurück nach Kalifornien, um meine Forschungsprogramme für das Sommersemester durchzuführen – es waren zwei. Ich rief Mom jeden Tag an, nachdem Dad in eine der nahegelegenen Einrichtungen entlassen worden war, die wir ausgewählt hatten. Zwei Wochen später hatte sie schlechte Nachrichten. Nach einer Infektion hatte Dad Fieber bekommen. Mithilfe von Antibiotika war es nicht gelungen, es zu senken. Trotzdem sollte ich bleiben, wo ich war. Aber ein paar Tage später war ihre belegte Stimme bei ihrem Anruf unverkennbar. Dads Körperfunktionen stellten ihren Dienst ein. Ich musste sofort kommen.

Es war zu spät, um in dieser Nacht in den Osten des Landes zu reisen, also buchte ich einen Flug für den nächsten Tag, einen Samstag. Weil es keine Flüge ohne Zwischenstopps nach Columbus mehr gab, musste ich in Denver umsteigen. Ich rief Sally während der Zwischenlandung an. Sie war zwischen den Besuchen in der Pflegeeinrichtung zu Hause und sagte mir, dass Dad gerade gut schliefe. »Du wirst ihn morgen sehen können, Steve. Ich weiß, es ist frustrierend, auf das zweite Flugzeug zu warten, aber es besteht kein Grund zur Sorge.«

In der überraschend warmen Nacht des 22. Juli kam ich wegen der unterschiedlichen Zeitzonen schließlich um halb elf Uhr abends nach zwei weiteren Verzögerungen an. Ich hatte geplant, ein Taxi nach Hause zu nehmen, und war überrascht, als ich sah, wie Mom und Sally in der Nähe der Gepäckausgabe ihre Hälse reckten, um mich zu finden. Aber aus ihren Gesichtern konnte ich erkennen, dass etwas passiert sein musste.

»Dad ist vor anderthalb Stunden gestorben«, sagte Sally. »Ich war in der Einrichtung und saß bei ihm. Mom war nach Hause gegangen, um zu duschen. Als ich seine Hand hielt, spürte ich, wie seine Atemzüge immer kürzer wurden. Ein paar Minuten später atmete er zum letzten Mal.«

Mom sah erschöpft aus und fühlte sich schuldig, weil sie weggegangen war, um sich eine Auszeit zu nehmen. Ihr war aber die Unvermeidlichkeit dessen klar, was geschehen war. Wir fuhren über die Nebenstraßen von Columbus direkt zum Pflegeheim. Durch das geöffnete Fenster sah ich die Gebäude der Ziegelfabrik, die jetzt für immer geschlossen ist; von draußen war Grillenzirpen und etwas Autoverkehr zu vernehmen.

Vor Mom und Sally lief ich durch die mit Linoleum belegten Gänge der Pflegeeinrichtung in sein Zimmer. Ich hatte ein irreales Gefühl, öffnete die Tür und näherte mich Dads Bett. Ich blickte auf seinen starren Körper und sein friedliches Gesicht. Er war geschwächt, buchstäblich ausgezehrt während der letzten Jahre. Dennoch war sein Haar bis zu seinem siebzigsten Lebensjahr fast tiefschwarz geblieben, fünf Jahre später sogar nur halb ergraut.

Konnten wir nicht noch ein einziges Mal miteinander reden?

Den nächsten Tag habe ich nur verschwommen in Erinnerung. Als wir im Beerdigungsinstitut waren, um die Beerdigung und das Grabmal zu planen, sah ich noch einmal auf Dads Leichnam im offenen Sarg, und da traf mich die Verlassenheit wie eine Flutwelle. Auf dem Friedhof am nächsten Morgen war es bereits um zehn Uhr schwül, und der Schweiß tropfe von den Schläfen aller Anwesenden herunter – eine kleine Gruppe von Familienmitgliedern und Kollegen, die unter den Bäumen saß. Starr beobachtete ich, wie der Sarg mechanisch in die Erde gesenkt wurde.

Ich flog wegen meiner Forschungsprojekte zurück in den Westen des Landes, kehrte aber am folgenden Wochenende zum Gedenkgottesdienst in der Kirche zurück, in der Dad so viele Jahre lang im Chor gesungen hatte. Hunderte waren anwesend: Freunde, Universitätskollegen, die Familie. Es begann mit einem leisen Solo für Oboen und mit Kammermusik einer kleinen Gruppe von Musikern des Symphonieorchesters von Columbus. Der Chor sang, bevor Randall mit herzlichen Worten über seinen jüngeren Bruder sprach und Kindheitsereignisse, das Doktorandenprogramm in Princeton und den regelmäßigen Kontakt anlässlich der letzten Familientreffen in Erinnerung rief. Paul, der zu gerührt war, um im Gottesdienst zu singen, sprach über die warmherzige Betreuung, die ihm als Junge von seinem älteren Halbbruder zuteilwurde, sowie über die Sportarten, die sie gemeinsam betrieben hatten.

Dann war ich an der Reihe. Von der Kanzel aus sah ich Mom und Sally direkt unter mir sitzen. Ich begann damit, Dads Leben zu beschreiben – seine frühen Jahre, den Verlust seiner Mutter, als er drei Jahre alt war, den Umzug der Familie nach Pasadena, seine schulischen und akademischen Erfolge, seinen Sprung vom Dach, um die Welt vor dem Faschismus zu retten, seine Krankenhauseinweisung und seine Liebe zur Ohio State University. Ich erzählte die beiden Geschichten zur Zahl Hundert: meine Kindergartenfrage zur Bevölkerung Russlands und Chinas sowie meine Schlaflosigkeit und Verzweiflung in der vierten Klasse, die durch Dads Worte gelindert worden waren: dass ich durch die Wunder der modernen Medizin hundert Jahre alt werden würde. Ich sprach davon, wie er sein Leben lang den Unterbau der unbeschreiblichen Rätsel unserer alltäglichen Existenz erforscht hat. Ich sagte der in der Kirche versammelten Gruppe, dass er trotz seiner falsch diagnostizierten psychischen Störung ein warmer und fürsorglicher Vater gewesen war.

Schließlich sagte ich, dass sein Geist in mir noch lebendig sei, obwohl Dad in seinen letzten Jahren im Wesentlichen ein Geist geworden sei. Ich wiederholte ein kurzes Zitat von Bertrand Russell, das Dad ans Ende der Selbstbeschreibung seiner eigenen Person im Nachschlagewerk *Who's Who* platziert hatte. Mit fast achtzig Jahren beschrieb Russell Liebe und Mitgefühl:

Wenn man dies empfindet, besitzt man einen Daseinsgrund, eine Richtschnur des Handelns, einen Grund, mutig zu sein, und die geistige Rechtschaffenheit wird zum unabdingbaren Erfordernis.[*]

Ich spürte ganz und gar die vertraute Mischung von Emotionen: Trauer über das unverwirklichte Potenzial in Dads Leben, Wut über die Unwissenheit des Berufsstands der Psychiater und Dankbarkeit darüber, dass ich sein Sohn war.

Auf dem Weg zum Flughafen am nächsten Morgen bat ich Mom, mit mir einen Abstecher zum Friedhof zu machen. Wir stiegen aus und nahmen den Weg zur Grabstätte, wo Dads Name und seine Lebensdaten frisch in den Grabstein gemeißelt waren.

In liebevoller Erinnerung an Virgil G. Hinshaw Jr., 1919–1995

Eine Stunde später umarmte ich Mom am Flughafen, stieg ins Flugzeug und reiste zurück, um die Forschungsprogramme aus dem Sommer zu mehr als hundert Kindern abzuschließen, die Hilfe brauchten. Damit verbanden wir die Hoffnung, herauszufinden, was ihren psychischen Problemen und Störungen zugrunde lag. Dads Worte ein Vierteljahrhundert zuvor – und in den Jahren dazwischen – hatten die Tür geöffnet, und der Funke war übergesprungen.

---

[*] Bertrand Russell: Wissenschaft wandelt das Leben. München: List 1953, S. 113.

14. Der Rest meines Lebens

Alle paar Wochen besuche ich meinen Cousin Marshall in seiner Wohnung in der Innenstadt von Berkeley. Es handelt sich eher um eine Zelle als um eine Wohnung, etwa 2,5×3 Meter, die Wände vom Nikotin auf Dauer gelbschwarz geworden. Eine Doppelmatratze, die mit einem Jahrhunderte alten Laken auf einem Metallrahmen liegt, ein winziger Kühlschrank, ein alter Fernseher, ein neuerer Computerbildschirm, der nur gelegentlich Bilder überträgt, und ein einzelner Stuhl bilden die einzigen Einrichtungsgegenstände des Zimmers. Das Fenster ist stets geschlossen, wodurch die Luft im Raum so trüb ist vom Zigarettenrauch, dass es schwer ist, Marshall zu erkennen, geschweige denn zu atmen. Das Gemeinschaftsbad liegt ein paar Meter weiter den immer leeren Gang hinab.

Er wohnt in einem Haus für betreutes Einzelwohnen, zwei Blocks vom Campus von Berkeley entfernt. Statt einer Institution, in der er zweifellos den Rest seines Lebens verbracht hätte, wenn er ein halbes Jahrhundert früher geboren worden wäre, ist das Wohnhaus ein Labyrinth von isolierten Räumen. Abgesehen von der geselligen und warmherzigen Hausmeisterin Cathy, die manchmal am Wochenende vorbeikommt, um den Bewohnern selbst gekochtes Essen vorbeizubringen, und von ein paar kameradschaftlichen Seelen, die Marshall kennen, ist es einer der trostlosesten Orte, an denen ich je gewesen bin.

Marshall ist jetzt Mitte sechzig und hat nur noch vier Zähne im Mund. Er wäscht seine schulterlangen grauen Haare und seinen zotteligen Bart ausgesprochen selten. Genauso wie vor vier Jahrzehnten, als ich während meiner Studienzeit mit ihm gesprochen habe, weichen seine zunächst enthusiastischen Worte bald mit rauer Stimme gesprochenen Tiraden, die vor allem beim Getöse des laut tönenden Fernsehers nicht mehr zu verstehen sind. Als ich ihm vor Kurzem sagte, dass ich zu einer Konferenz nach Chicago reisen würde, sagte er mir, dass ich nach Chicago, Mississippi, nicht Chicago, Illinois, reisen würde, bevor er einen sich im Kreis drehenden Diskurs über versteckte geografische Verbindungswege begann. Ein geplanter Besuch in unserem Haus, um mit uns draußen im Freien zu essen, wird für ihn zu einer Reise durch ein Zeitportal in eine andere Dimension. Seine inneren Logiksysteme sind rätselhaft, aber sie werden immer weiter verfeinert.

Seit 48 aufeinanderfolgenden Jahren hat Marshall mit seiner Schizophrenie zu tun, die in seinem Fall ein unerbittliches Muster von Visionen und Stimmen ist mit einer Logik, der nur er folgen kann, und einem jenseitigen Stil der Interaktion mit der sozialen Welt. Nur eine Minderheit von Menschen mit Schizophrenie weist das absolut chronische Muster auf, das er an den Tag legt. Wenn er in einen MRT-Scanner gelegt würde, würden die Bilder sicherlich massive Bereiche zeigen, wo eigentlich Hirngewebe sein sollte. Die antipsychotischen Medikamente der neueren Generation, die er einnimmt, helfen ein wenig: Wenn er sie regelmäßig einnimmt, dauern die Zeiten, in denen er klar spricht, etwas länger an, und ich spüre seine Präsenz deutlicher.

Vor all den Jahren, als ich in der Schule war, gab es drei Personen, die Referenzen zu Dad waren bei meinem Versuch, schwere psychische Krankheiten zu verstehen: Marshall; mein anderer Cousin Chip, dessen schizoaffektive Störung ihn kurz nach seinem dreißigsten Geburtstag dazu brachte, sich das Leben zu nehmen; und mein Highschool- und College-Kamerad und Freund Ron, dessen hartnäckige Psychose dazu führte, dass er aus Harvard und dem Rest der bekannten Welt verschwand. Doch heute, wo ich die Lebensmittel mitbringe, die Marshall mag – frische Milch, Weißbrot, Hotdogs, Erdnussbutter, Wurst, Schnittkäse und so viel Instantkaffee, wie ich tragen kann –, grinst er von einem Ohr zum anderen. Er drückt mir etwas zu kräftig die Hand, umarmt mich und denkt auch daran, mich beim Abschied durch die Gänge zu geleiten. Wie er sagt, ist es die Pflicht des Gastgebers, dies zu tun. Jedes Mal bin ich überwältigt davon, wie stark sein Wunsch nach Kontakt ist.

Wofür sollen wir uns entscheiden: für die überfüllten staatlichen Institutionen der Vergangenheit mit ihrer Entmenschlichung und ihrem Gewaltpotenzial? Oder für die isolierten Zimmer eines ehemaligen Hotels, in denen Menschen wie Marshall den ganzen Tag über hocken – oder in seinem Fall zweimal pro Woche zwei Kilometer zur öffentlichen psychiatrischen Klinik gehen, um Medikamente und ein paar Dollar an Zahlungen für Behinderte zu erhalten? Im Falle einer Entscheidung *damals:* für die wie Schlangengruben aussehenden Anstalten, deren Abbau so lange gedauert hat? Oder *heute:* für die abgenutzten, trostlosen Zimmer, in denen die Isolation der Hauptbegleiter ist? Marshall hat so wenig menschlichen Kontakt, dass es den kältesten Menschen das Herz bricht. Jeder, der behauptet, dass der Fortschritt der gemeindenahen »Behandlung« schwerer psychischer Störungen etwas Aufgeklärtes an sich hat, kann nicht gesehen haben, was ich gesehen habe.

Mein Familienerbe der psychischen Krankheiten begleitet mich überallhin. Es ist mein ständiger Gefährte und erinnert mich an das Los, dem ich entkommen bin, und an das Los, dem ich immer noch trotze.

* * *

Nach Dads Tod im Jahr 1995 haben Roberta und ich uns zu einer dauerhaften Trennung entschlossen. Was mich davon abgehalten hatte, war die Angst, nicht jeden Tag bei Jeffrey sein zu können. Schließlich war Dad bei uns geblieben und unterstützte mich, als ich klein war, außer in den Zeiten, als er in einer Nervenheilanstalt untergebracht war. Was war meine Entschuldigung? Dass meine eheliche Beziehung nicht mehr das war, was sie einmal gewesen war? Ich fand ein neues Haus in gut einem Kilometer Entfernung, und die Scheidung war gegen Ende des Jahrzehnts abgeschlossen. Ich sah Jeff weiterhin täglich.

Jetzt als Erwachsener entwickelt er sich prächtig und widerlegt die Bedenken, die mich in meinen Zwanzigern umtrieben: dass Kinder zu haben nur die dunkle Seite der Familiengeschichte endlos fortsetzen würde. Es ist wichtig, daran zu erinnern, dass trotz der hohen genetischen Anfälligkeit für bipolare Störungen und andere Formen schwerer psychischer Krankheiten die überwiegende Mehrheit der Nachkommen nicht die gleichen Störungen entwickelt. Bei aller Arbeit, die damit einhergeht, ist Elternschaft ein Akt des Vertrauens.

In den 1990er-Jahren habe ich weiterhin im Sommer Forschungsprojekte für Kinder mit Schwierigkeiten durchgeführt, insbesondere eine Reihe von Camps für Mädchen mit erheblichen Problemen bei der Aufmerksamkeit und Impulskontrolle. Für ein Projekt haben wir Kelly Campbell, eine Kunstlehrerin aus San Francisco, eingestellt. Ihre Lebendigkeit, Tiefsinnigkeit und ihre Hingabe an die Kinder waren von Anfang an offensichtlich. Ein halbes Jahr später nahm sie wegen ihres neuen Jobs Kontakt mit mir auf und weil sie eine Empfehlung für einen Studenten benötigte, und wir begannen, uns zu unterhalten. Von Anfang an waren wir ehrlich und offen, was zu dem Zündfunken beitrug, den wir beide empfanden. Wir haben 2001 im Faculty Club der University of California in Berkeley geheiratet; das war auf den Tag genau sechs Jahre nach Dads Tod. Zwei Jahre später kam Evan Robert Hinshaw zur Welt.

Was das Temperament angeht, sind wir ziemlich unterschiedlich: Kelly ist künstlerisch, lebendig, ausgeglichen und meditativ während ich analytisch, ehrgeizig, manchmal jähzornig und unglaublich zielgerichtet bin. Dennoch hat sich unsere Verbindung im Laufe der Jahre nur noch vertieft. Früh half sie mir in einer Krise, von der ich glaubte, dass ich sie nie überwinden würde. Ich hatte angefangen,

Beschreibungen von Dads Leben zu verfassen, aber Mom machte mir klar, dass es für sie das Äußerste an Scham bedeuten würde, wenn ich damit an die Öffentlichkeit ginge. Doch wie könnte ich behaupten, das gesellschaftliche Klima rund um das Stigma zu verändern, wenn ich die wesentlichen Botschaften unserer Familie verheimlichte? Kelly hörte unvoreingenommen zu und meinte, dass sich Mom natürlich für die Vergangenheit schäme, aber sie betonte, dass Alene, wenn sie verstehen würde, was das Projekt für mich bedeutete, letztendlich einlenken würde.

In den nächsten Jahren fing ich an, Vorträge über unsere Familie zu halten und die Monografie über bipolare Störungen am Beispiel von Dads Lebensgeschichte zu verfassen. Zu meiner Überraschung hörte ich, dass einige von Moms ältesten Freundinnen und Freunden – aus der lange zurückliegenden Schulzeit in Bexley – das, was ich geschrieben habe, gelesen hatten. Das Geheimnis war nun gelüftet, und sie lobten sie für die Tapferkeit, die sie in ihrem Eheleben gezeigt hatte. Am Ende änderte Mom ihre Einstellung grundlegend, bat mich um zusätzliche Exemplare des Buchs und wunderte sich, warum nicht mehr Rezensionen darüber geschrieben wurden. Es drängte sie tatsächlich, die Familiengeschichte weiterzuverbreiten.

Jahrzehntelang hatte ich gezögert, die Vergangenheit unserer Familie und meine eigene zu enthüllen. Doch indem ich dies tat, befreite ich mich nicht nur selbst, sondern brachte auch Mom entgegen meiner anfänglichen Einschätzung dazu, in ihrer letzten Lebensphase zu einem offeneren Dasein zu finden. Niemand hatte sich je die Mühe gemacht, ihr zuzuhören: Der Berufsstand der Ärzte hatte sie ausgeschlossen, und der gesellschaftliche Sittenkodex hüllte die Kämpfe unserer Familie in Schweigen. Endlich hatte Mom eine Stimme. Wenn Scham und Stigma abgebaut werden, kann wahrhaft Hoffnung aufkommen.

Ein Jahr nach Evans Geburt flog ich nach Las Vegas, um einen ganztägigen Workshop über Verhaltensstörungen bei Kindern abzuhalten. Ich war angewidert von dem Luxus der Suite, in der ich untergebracht war, ebenso wie von der 38-Grad-Hitze über dem Wüstenboden, die von der übermäßig kalt eingestellten Klimaanlage draußen gehalten wurde, und mir war elend zumute. Beim Reisen fühle ich mich oft destabilisiert, da mir der Haltegurt der vertrauten Gewohnheiten fehlt. Ich fühlte auch, dass ich in meinem Buch nicht genug offengelegt hatte, sodass es mir nicht gelungen war, zu vermitteln, wie es wirklich war, in unserem schweigsamen Zuhause aufzuwachsen.

Nach dem Workshop, den ich quasi per Autopilot durchführte, kam mein Cousin Jim auf einen Drink ins Hotel. Er war der älteste Sohn von Onkel Harold, Dads ältestem Bruder – derjenige, der sein Leben lang mit Alkoholismus zu kämpfen hatte. Jim lebte etwas außerhalb von Las Vegas und war ein faszinierender Mensch. Er hatte erstmals die Technik für die glitzernden Lichter geliefert, die das moderne Las Vegas so aussehen lassen, wie es jetzt nachts aussieht.

»Ich habe gelesen, was du geschrieben hast, Steve«, sagte er, als wir einen ersten Cocktail getrunken hatten. »Ich stelle mir vor, dass du etwas Feuer unter dem Hintern bekommen hast.« Ich war mir nicht ganz sicher, worauf er hinauswollte, deshalb hörte ich genau hin. »Lass dir von niemandem sagen, dass du zu hart warst, was die Stiefmutter meines und deines Dads angeht. Ich glaube dir jedes Wort darüber, was sie deinem Dad angetan hat.« Er führte weiter aus, dass die Alkoholprobleme seines Vaters zu einem Leben geführt hatten, das sich stark von den akademischen Karrieren der anderen leiblichen Brüder Randall, Bob und Virgil Jr. unterschied. Und Nettella war wirklich empört darüber, wie sich Harold entwickelt hatte. Sie mied ihn und später seine Frau und seine Kinder.

»Sie erlaubte nicht einmal, dass meine Mom uns zum Haus in der North Oakland Avenue brachte. Wir waren nicht gut genug, unsere Familie war unmoralisch.« Er wisse, sagte er mir, wie es sei, ein Außengestoßener zu sein. »Verbreite weiterhin die Wahrheit«, meinte er am Ende. »Die Leute sollten wissen, was wirklich passiert ist.« Seine Worte stärkten meine Motivation, die Erzählung dessen, was in der Familie geschehen ist, weiterzuverfolgen.

Es liegt auf der Hand, dass Wissenschaftler bei der Prüfung von Hypothesen und Theorien leidenschaftslos und objektiv sein müssen, damit ihre Erwartungen und Vorurteile den Erkenntnisgewinn nicht beeinträchtigen. Doch in der *Findungsphase* des wissenschaftlichen Vorhabens – bevor irgendwelche Hypothesenprüfungen und statistische Analysen durchgeführt werden – können Inspiration, Einsicht und Leidenschaft als Führer dienen, wohin es mit der Forschung gehen soll, und tatsächlich dazu beitragen, dass die richtigen Fragen gestellt werden. Vor allem in der Medizin und im Bereich der psychischen Gesundheit können erzählende Darstellungen wirklich etwas bewegen.

Zugleich müssen solche Erzählungen wahr und präzise sein. Jeder kann sich eine Geschichte mit Anfang, Mitte und Ende ausdenken. Aber kommt darin auch die darunterliegende Wahrheit zum Ausdruck? Entscheidend war: Ich hatte gelernt, dass Dads Erfahrungen in Norwalk, Byberry und im Columbus State Hospital nicht einfach reine Erfindungen seiner überspannten Vorstellungskraft waren. Seine Krankenhausaufenthalte waren so brutal, wie er sie dargestellt hatte. Wenn man die Auseinandersetzung auf die nächste Stufe bringen will, setzt dies voraus, dass man über seriöse Geschichten *und* die beste wissenschaftliche Methode verfügt.

* * *

Im Jahr 2004 wurde ich von unserem Dekan gebeten, die Leitungsfunktion für das Department zu übernehmen, und bekam dieses Amt als erstes Mitglied des klinischen Bereichs der Psychologie, seit sich die Psychologie Anfang der 1920er-Jahre von der Philosophie getrennt hatte. Mein

Hauptziel bestand darin, den großen Graben in diesem Gebiet zu überwinden: also zwischen den biologischen, neurowissenschaftlichen und kognitiven Bereichen der Psychologie und den entwicklungsbezogenen, sozialen, kulturellen und klinischen Bereichen; ich wollte versuchen, die Kluft zu überbrücken, die nicht nur unser Department, sondern auch einen Großteil der Psychologie in den letzten fünfzig Jahren geplagt hatte. Dadurch, dass ich ein tiefer gehendes Verständnis von Dads frühen Erfahrungen entwickelt hatte, inklusive der primitiven Behandlungen, denen er ausgesetzt war, hatte ich auf die harte Tour gelernt, was geschieht, wenn eher Fragmentierung als Integration das Bild bestimmt.

Ich verbrachte jede freie Minute mit dem Versuch, zu verstehen, was Stigma eigentlich bedeutet. Um mein Wissen darüber zu vertiefen, begann ich, evolutionäre Sichtweisen zu prüfen. Die ihnen zugrunde liegende Prämisse lautet: Die natürliche Selektion hat beim Menschen einerseits ein hohes Maß an sozialem Kontakt begünstigt, da Kooperation für das Überleben unserer körperlich wenig beeindruckenden Art von zentraler Bedeutung ist. Andererseits kann blindes Vertrauen in andere Menschen katastrophale Folgen haben, weil es Möglichkeiten für Krankheiten, Ausbeutung und Unterwerfung eröffnet. Mit anderen Worten: Der Mensch muss sich auf einem schmalen Pfad bewegen zwischen sozialen Kontakten und der Vorsicht bei Interaktionen. Durch die natürliche Selektion sind daher Signale sozialer Bedrohung in unseren Köpfen und Gehirnen fest verankert, also bildlich gesprochen verdrahtet. Dies geschieht in Form spezifischer Exklusions-»Module« oder -Programme, die uns im zwischenmenschlichen Leben bremsen.

Über die Geschichte und die Kulturen hinweg gibt es drei universelle Anzeichen für soziale Bedrohung. Erstens lösen Signale, die auf Parasiten oder Krankheiten hinweisen (wie zerzaustes Aussehen, »krankes« Verhalten oder übermäßiges Putzverhalten), Ekel und Vermeidung aus. Zweitens lösen Hinweise darauf, dass jemand nicht gut kooperiert – in Form von Unvorhersehbarkeit, eines extrem niedrigen sozialen Status oder eines Verhaltens, das andere zu betrügen droht –, Wut und Verbannung des Täters aus. Drittens kann ausgeprägte körperliche oder kulturelle Verschiedenheit (und dazu gehören eine andere Hautfarbe, Sitten oder religiöse Überzeugungen, die alle auf eine Machtübernahme durch ein rivalisierendes Bündnis hindeuten könnten) Hass, Ausbeutung und sogar Vernichtung hervorrufen.

Das Meiden von Personen, die diese Anzeichen aufweisen, ist so universell, dass die Vorstellung von tieferen, durch natürliche Selektion entstandenen Wurzeln der sozialen Ausgrenzung naheliegt. Tatsächlich lassen sich solche Muster über die Menschheitsgeschichte hinweg nachweisen. Mehr noch: Mitglieder anderer Arten meiden »ihresgleichen«, die kranke oder übermäßig abweichende Verhaltensweisen zeigen.

Ohne einen Hintergrund der Evolutionstheorie zu haben, wies der Soziologe Goffman in seinem Buch aus dem Jahr 1963 über das Stigma ein unglaubliches Vorwissen darüber auf. Er stellte fest, dass »Gräuel des Körpers«, »Charakterfehler« und Unterschiede zwischen »Stämmen« die universellen Auslöser für Stigmatisierung seien. Seine Intuition deckt sich fast perfekt mit den »Modulen« des evolutionären Ansatzes: Ansteckung, soziale Bedrohung und Bündnis.

Was psychische Krankheiten angeht, so sind die ersten beiden Tendenzen – Vorsicht in Bezug auf Ansteckung oder Verseuchung und Ausschluss von Menschen mit unvorhersehbarem Verhalten – besonders relevant. Personen mit chronischen psychischen Störungen können den Eindruck erwecken, sie seien von Krankheiten geplagt, und irrationales Verhalten kann zu der Ansicht führen, dass die Person ein nicht vertrauenswürdiger Sozialpartner ist. Andererseits scheint die mit »Stammeszugehörigkeit« begründete Ablehnung, die mit dem Aussehen und dem kulturellen

Unterschied im Zusammenhang steht, viel spezifischer mit Rassismus oder Hass auf eine Ethnie einherzugehen.

Evolutionäre Modelle können reduktionistisch, ja sogar fatalistisch sein: Denken Sie an den Sozialdarwinismus oder die Eugenikbewegung des frühen 20. Jahrhunderts. Auch lassen sich Belege für diese Modelle experimentell nur schwerlich finden. Dennoch sind die Folgen äußerst unerquicklich, da die stigmabezogenen Reaktionen auf Personen mit psychischen Krankheiten automatisch und unbewusst erfolgen könnten. Obwohl tief verwurzelte Formen des Stigmas schwer zu überwinden sein mögen, sind sie nicht unvermeidlich, denn der Mensch kann solche Reaktionen erkennen und nutzbar machen – insbesondere wenn das fundamental Menschliche an Personen, die psychische Turbulenzen erleben, hervorgehoben wird. Humanisierung zu fördern ist wohl die wichtigste Waffe im Kampf gegen das Stigma.

* * *

Vor einigen Jahren begann ich, einen Therapeuten aufzusuchen, zum Teil um meine regelmäßig auftretenden Abstürze zu überwinden. Ich sprach über meine Geschichte des Dinge-für-mich-Behaltens und über mein Misstrauen in Bezug auf Gefühle. Sich von jemandem zu verabschieden hatte sich schon immer so angefühlt, als ob ich den Kontakt für immer verlieren würde. Schon ein Hauch von Traurigkeit konnte ein Abrutschen in die Verzweiflung auslösen. Wenn ich das Gefühl hatte, mich nicht genug angestrengt zu haben, so konnte das einen Ausbruch von Selbsthass auslösen. Aber wenn man Gefühle tatsächlich mitteilt, sind sie, wie ich allmählich gelernt habe, vielleicht doch nicht tödlich. Mit der Zeit begann ich, auf den Planeten der Realität zurückzukehren und den Hirngespinst-Asteroiden zu verlassen, auf dem übermenschliche Anstrengungen und die Unterdrückung von Gefühlen der einzige Weg zum Überleben zu sein schienen.

Als ich vor 25 Jahren nach Berkeley zog, ging ich eine Zeit lang zu einem anderen Therapeuten, der objektive Testverfahren nutzte, um die Behandlung zu planen. Zu Beginn bat er mich, einen weitverbreiteten Persönlichkeitstest, das Minnesota Multiphasic Personality Inventory (MMPI), zu machen. Trotz meiner Selbstquälerei im College und danach, trotz meiner Mini-Stimmungsumschwünge, trotz der Wut, die nie ganz aus mir herauskam, und trotz des Selbstzweifels, der ganz gut mit meinem Selbstvertrauen koexistierte, lagen die Gesamtergebnisse meines Profils im normalen Bereich. Aber es gab einen Wert, der leicht erhöht war, und zwar der für die Paranoia-Skala des MMPI. Ich war mir sicher, dass da ein Irrtum vorlag, da ich normalerweise ziemlich vertrauensselig bin – und das steht im Gegensatz zu einer Paranoia. Es gibt eine Unterform der Paranoia, für die es eine kürzere Subskala gibt, die Poignancy heißt. Sie ist durch ein Übermaß an Sensibilität und Subjektivität und das Gefühl gekennzeichnet, missverstanden zu werden. Diese Subskala war es, auf der meine Punktzahl besonders hoch war.

Personen, die Antworten ankreuzen, wie ich sie gegeben habe, haben einen intensiven, stark emotionalen Zugang zur Welt und glauben, dass allen Bestrebungen und Interaktionen verborgene Bedeutungen zugrunde liegen. Sie fühlen sich oft missverstanden und tatsächlich ziemlich einsam. Es ist wahr: Ich durchdringe alles in meinem Leben mit Emotionen und bin auf der Suche nach einem zentralen Sinn. Trotz der reglementierten Lebensweise, die ich als Junge entwickelt habe, bin ich, seit ich mich erinnern kann, auf der Suche nach zugrunde liegenden Strömungen, einem versteckten Verbindungsweg zur Aufklärung; und mit dem Versuch, etwas herauszufinden, mühe ich mich oft ganz allein ab. Ohne dass ich es will, gehen mir täglich Erinnerungen durch den Kopf, die mich direkt zurück in die wichtigsten Übergangsperioden und Kämpfe meiner früheren Jahre führen. Ich mag es vielleicht nicht so nach außen zeigen, aber mein Hintergrundgeräusch ist von einer hohen Intensität. Es mag ein blasses Abbild von Dads weitaus heftigeren Umschwüngen sein, geht aber gleichwohl mit heftigen Gefühlen einher.

Dennoch habe ich im Laufe der Jahre gelernt, die kleinen, aber entscheidenden Freuden des Lebens zu genießen: dieses Lied oder jene Symphonie im Autoradio, die so wunderbar ist, dass ich dann immer weiterfahre, nur um sie bis zum Ende zu hören; das Geräusch eines Dreipunkt-Wurfs beim Basketball, der auf nichts als auf das Netz trifft, während der Ball durch den Korbring rauscht; der Anblick von Kelly, die auf so schöne Art aus jedem in ihrer Umgebung das Beste hervorlockt. Auf irgendeine Weise bin ich dem Eingesperrtsein entkommen.

✳ ✳ ✳

Im Jahr 2010 wurde ich von einem Mann namens Philippe Fontilea kontaktiert, der in Südkalifornien lebt. Er sei überzeugt, sagte er, einen Weg gefunden zu haben, das Stigma der psychischen Krankheit zu überwinden, und er wolle, dass Experten ihm dabei helfen. Phils Hintergrund war faszinierend. Er war Tänzer am Broadway gewesen, Investor, Kletterer und seit neuerer Zeit Kletterlehrer. Er war zu der Erkenntnis gekommen, dass man mit dem Kampf gegen Stigmatisierung früh beginnen muss. Der Weg, um das in Angriff zu nehmen, so glaubte er, war die Gründung von Highschool-Clubs, in denen die Jugendlichen – ohne die Hilfe von Experten aus dem Gesundheitswesen – ihr natürliches Einfühlungsvermögen und ihren Aktivitätsdrang zum Ausdruck bringen könnten, indem sie über Wege zur Verhinderung von Diskriminierung und Vorurteilen diskutierten. Ohne starre, an Erwachsenen orientierte Handlungsanweisungen würden die Schüler Wege finden, um Barrieren zu überwinden, über »Unterschiedlichkeit« zu sprechen und auf ihre Interessen und Motivationen zurückzugreifen.

Die Idee war äußerst einfach und tiefgründig. Er nannte das Programm »Let's Erase the Stigma« (Lasst uns das Stigma entfernen), kurz LETS. Phil organisierte ein Treffen von mehreren Hundert Highschool-Schülerinnen und -Schülern aus dem Gebiet von Los Angeles. Sie kamen im Frühjahr 2011 wild lärmend und inmitten von Rapmusik und Breakdance zusammen, um sich über das LETS-Modell zu informieren. Als sie zurück an ihren Schulen waren, gründeten sie im folgenden Herbst Clubs. Solange ein Lehrer einwilligte, die Funktion eines Club-Beraters zu übernehmen, fanden wöchentliche Treffen statt. Es entstand ein Leitfaden für die Clubaktivitäten. Ein Schüler nahm jede Woche die Aktivitäten des Clubs auf Tonband auf, damit man besser verstehen konnte, was da wie wirkte.

Unser Forschungsteam in Berkeley führte eine Evaluation durch und stellte fest, dass die Mitglieder nach einem Semester Clubteilnahme einige Fortschritte in ihrem Wissen über seelische Gesundheit zeigten. Eine größere Verbesserung gab es jedoch bei ihren Einstellungen und ihrem Wunsch nach mehr Kontakt sowie bei ihrer Absicht, das Stigma im alltäglichen Leben zu verringern.

Andere Programme zum Abbau von Stigmen verfolgen das Ziel, in den Gesundheitskursen der Highschool sachliche Informationen über psychische Krankheiten zu vermitteln. Durch diese Art der Intervention verbessert sich das Wissen der Schüler deutlich. Aber gewöhnlich werden die Einstellungen gleichzeitig schlechter, und der Wunsch nach sozialer Distanz kann sogar *zunehmen*. Mit anderen Worten, das bloße Wissen um die Fakten in Bezug auf psychische Krankheiten lässt gewöhnlich all die falschen Vorstellungen und tief verwurzelten Stereotype zunehmen. Stattdessen sind Kontakt, Empathie und Handeln erforderlich, um Verständnis für die menschliche Seite von psychischen Erkrankungen zu entwickeln. Wenn junge Menschen die Möglichkeit haben, im Sinne des Abbaus von Barrieren zwischen den Menschen aktiv zu werden und ihrem

Wunsch nach Verbindung mit anderen freien Lauf zu lassen, besteht wirklich Hoffnung.

Im April 2012 bekam ich einen unerwarteten Anruf von Glenn Close, die sich zu dieser Zeit als begeisterte Aktivistin für den Abbau von Stigmata engagierte, als Folge der intensiven Erfahrungen ihrer Familie mit psychischen Störungen. Sie bat mich, in ihrem wissenschaftlichen Beirat mitzuwirken. Während unseres Gesprächs habe ich sie nach Los Angeles eingeladen, um auf dem zweiten LETS-Gipfel eine Rede zu halten und mit der Vernetzung zu beginnen. Als Phil 2014 nach Übersee zog, übernahm die Anti-Stigma-Organisation von Glenn Close, »Bring Change 2 Mind« (BC2M), die Aufsicht über die LETS-Clubs. Unsere Forschungsgruppe ist nun gerade dabei, eine statistisch abgesicherte Studie über die Wirkung der Clubs in mehreren Highschools durchzuführen. Die Hoffnung ist, dass sich LETS BC2M erfolgreich entwickeln wird.

Wäre es nicht erstrebenswert, wenn es in den kommenden Jahrzehnten nicht mehr beschämend wäre, eine Vergangenheit mit psychischen Störungen einzugestehen oder eine Behandlung aufzusuchen, die Symptome und Beeinträchtigungen verringern kann? Die Chancen dafür waren noch nie besser.

* * *

Nicht lange, nachdem Kelly und ich geheiratet hatten, wurde Sally von einem Auto angefahren, als sie im Sommer eine lange und schnelle Fahrradtour in Columbus machte. Sie stürzte mit dem Gesicht voran durch ein geschlossenes Autofenster und starb fast aufgrund des Blutverlusts, während der Notfallwagen in wilder Fahrt ins Krankenhaus raste. Es stand Spitz auf Knopf. Nach mehreren Operationen erholte sie sich wieder.

Sie arbeitet jetzt am Medizinischen Zentrum der Ohio State University und an anderen Krankenhäusern in der Patientenaufklärung und Ärzteausbildung. Sie widmet sich ganz ihrer Sache und ist äußerst engagiert. Sie weiß mehr über Medizin als die meisten anderen, mit denen sie zusammenarbeitet, da sie zu einem Angelpunkt der wachsenden Bewegung zur Verbesserung der Wissensbasis und der klinischen Fähigkeiten bei den Angehörigen der Gesundheitsberufe geworden ist. Sie war Moms langjährige Betreuerin in der Zeit, als deren schwächende rheumatoide Arthritis im Fortschreiten begriffen war, und sie ist stets engagiert geblieben für eine fortschrittliche Politik, viel stärker, als ich es je war. Sie sorgt weiterhin dafür, dass ihr Leben Sinn und Bedeutung hat.

Was Fehler angeht, sind Sally und ich uns in unserem Stil ähnlich: ungeduldig, routinebetont und intensiv bemüht. Sie vergibt sich selbst weniger, als ich mir selbst vergebe, und ich wünsche ihr mehr Flexibilität und Selbstakzeptanz. Wir sind uns nach wie vor sehr nah und sprechen weiterhin – zumindest im metaphorischen Sinne – dieselbe private Sprache, die uns vor all den Jahren gemeinsam war.

Vor ein paar Jahren im Frühling schmiedeten wir beide den Plan, dass ich auf dem Rückweg von einer Reise nach Washington, D.C., einen Abstecher nach Columbus machen sollte, um Mom an ihrem 84. Geburtstag zu überraschen. Ich kam in einer warmen Nacht Ende Mai mit dem kleinen Flugzeug aus Dulles an, buchte einen Mietwagen und fuhr auf der Autobahn in Richtung meines alten Elternhauses. Mom wollte ihren Augen nicht trauen.

Am nächsten Abend führten Sally und ich sie zum Abendessen aus, und Mom strahlte während des gesamten Geburtstagsessens. Mit einem zärtlichen Blick rief sie aus: »Was für ein Leben du gehabt hast, Steve: deine Leistungen, die Orte, an denen du warst, deine Familie. Du bist der beste Sohn, den eine Mutter haben kann!« Zwei Tage später fuhren wir an Großmutters altem Haus in Bexley vorbei und erinnerten uns an die Zeit, die unsere Familie innerhalb dieser Mauern verbrachte.

Aber an meinem Geburtstag im Dezember 2014 rief Sally an, um mir zu sagen, dass Mom mit schrecklichen Schmerzen aufgewacht sei und mit brennend heißen Schauern, die ihren Rücken hinunterliefen. Innerhalb von drei Tagen war sie im Krankenhaus. Zwei Tage später flog ich die ganze Nacht hindurch nach Columbus, wo Sally und ich am Sonntagmorgen Moms Hände hielten, als sie auf der Intensivstation langsam aufhörte zu atmen. Es war ein paar Monate vor ihrem neunzigsten Geburtstag.

Bob Knight, ein Neurologe und Freund aus Berkeley, hatte mich vor meinem Flug gewarnt: Mom habe zweifellos ein akutes Problem im Bereich des zweiten Halswirbels, sagte er, bei dem der chronische rheumatoide Prozess eine plötzliche Entzündung des zweiten Halswirbelknochens auslöst, die das Rückenmark einem Druck aussetzt. Die Symptome, die mit einer solchen Entzündung einhergehen, sind brennende Schmerzen, die die Wirbelsäule hinunterschießen. Und der Tod tritt innerhalb einer Woche ein, weil die mit dem Hirnstamm zusammenhängenden neuronalen Schaltkreise, die die Atmung regulieren, ausfallen.

Vielleicht war ihr plötzlicher Tod ein Segen angesichts der enormen Schmerzen und Behinderungen, denen sie zweifellos aufgrund der anhaltenden Arthritis ausgesetzt gewesen wäre, wenn sie ihre Neunziger erreicht hätte. Dennoch vermisse ich sie schrecklich. Eine Quelle des Trostes ist, dass wir, wie bei Dad, die nötigen Gespräche geführt haben, als sie noch am Leben war. Es blieb nicht viel übrig, worüber wir hätten reden müssen.

Seitdem war ich so oft wie möglich in Columbus, um bei der Auflösung von Moms Haushalt mitzuwirken und mich eingehender mit Sally über die Misere unserer Familie zu unterhalten. Nach mehreren Gläsern des dunklen Starkbiers, das Sally so sehr schätzt, musste ich einige schmerzhafte Dinge erfahren. Während ich mich im Glanz von Dads Weisheit und Großzügigkeit sonnte, wenn es ihm gut ging – und seine lange geheim gehaltenen Niederschriften über die Episoden des Wahnsinns erhielt –, erlebte sie einen Dad, der nie richtig stolz auf sie war, wie er es eigentlich hätte sein sollen. Einmal in den 1970er-Jahren, als sie zu Hause war und von einem alten Kollegen eine Nachricht für Dad entgegennahm, hielt der Anrufer inne und sagte, er habe gar nicht gewusst, dass Virgil eine Tochter habe. Kein Wunder, dass Sally sich so stark mit Mom identifiziert hat, die sie immer unterstützte. Ich wurde aus keinem triftigen Grund vorgezogen, außer dem, dass ich männlich war.

Ich hätte mir nur gewünscht, dass sich Dad selbst besser hätte akzeptieren können und dass er Mom und Sally mit all seiner Verletzlichkeit näher an sich herangelassen hätte – wenn nur die Scham und das internalisierte Stigma hinsichtlich psychischer Krankheiten und Gewalt weniger fest in seinem Inneren zementiert gewesen wären. Es muss für Sally schwer sein, sich die Art von Dads Ehrung anzuhören, die ich niederschreibe, während er ihr doch nie einen Funken von Interesse entgegengebracht hat. Dennoch weiß sie, wie sehr ich sie schon immer geliebt habe. Und in ihrem Leben dreht sich alles um die Befähigung anderer, insbesondere von Patienten mit einer ganzen Reihe von körperlichen und psychischen Störungen. So viele Jahre, nachdem uns, als wir jung waren, der Schleier der Schweigens umhüllte, arbeiten wir beide daran, ihn wieder loszuwerden – jeder auf seine Weise.

Wie viel offener *bin* ich nun? Können wir mit unseren Jungen – Jeff, der es in die Welt der Forschung und Finanzen geschafft hat; John, Kellys begabter und musikalischer Sohn, der den Beruf des Edelsteinschleifers in Übersee erlernt; Evan, der jetzt zum Teenager heranreift – nach anderen Normen leben, als nach denen, mit denen ich Erfahrung gemacht habe? Veränderung ist schwierig: Ich würde immer noch lieber glauben, dass sich schwierige Probleme durch irgendeine Art von Magie einfach ohne Diskussion lösen lassen. Schweigen erzeugt Schweigen; Scham erzeugt Scham. Und dennoch: Wenn Mom – die ihr ganzes Leben lang im langen Schatten des Stigmas lebte – am Ende eine Gezeitenwende in ihrer Fähigkeit, sich zu öffnen, erleben durfte, warum sollte ich das nicht können?

Als Jeff noch keine zehn Jahre alt war, ging ich eines Tages ein Risiko ein und sprach mit ihm über seinen Opa, der im Jahr zuvor gestorben war. Nachdem ich mit ihm über die Philosophie gesprochen hatte und darüber, was Philosophen so machen, sagte ich ihm, er solle sich einmal an eine Zeit erinnern, als er wirklich aufgeregt war – und er solle sich dann vorstellen, zehnmal aufgeregter zu sein als damals. Das Gleiche für die Traurigkeit: Wie würde es sich anfühlen, zehnmal trauriger zu sein? Was sein Opa erlebt hatte, sagte ich, waren Stimmungen, die wirklich stark waren. Es sollte noch einige Jahre dauern, bis ich etwas über die Arbeiten von Beardslee erfuhr; und dazu gehörte auch sein Modell der Familientherapie, bei dem Eltern dazu ermutigt werden, mit ihren Kindern in verständlicher Sprache über die Realitäten rund um die Familie zu sprechen. Aber ich spürte, dass ich *irgendetwas* sagen musste.

Der 13-jährige Evan ist in allem, was er tut, schnell, und mit dem Vorteil – und Fluch – der intensiv genutzten sozialen Medien urteilt er schnell, da sich bei ihm, wie bei allen anderen in seinem Alter, entscheidende Einstellungen gegenüber einer Vielzahl von sozialen Gruppen festigen. Ein offener Dialog wird für ihn und jeden anderen Teenager entscheidend sein. Kann er in einer Welt mit mehr Offenheit und Akzeptanz erwachsen werden als jetzt? Es ist die heutige Jugend, auf die es ankommen wird.

* * *

Nicht lange nach dem Beginn unserer Beziehung und nach meinen ersten Erzählungen über die Geschichte meiner Familie sagte Kelly zu mir, es müsse schlimm gewesen sein, so kurz nach dem Studienbeginn mit der Belastung durch das umzugehen, was ich über Dads Vergangenheit erfahren hätte. Ich entgegnete rasch, es habe gar keinen anderen Weg gegeben: Ich *musste* einfach die Wahrheit erfahren. Vor einigen Jahren hat mein Therapeut einen ähnlichen Punkt angesprochen und angemerkt, dass meine Gespräche mit Dad einseitig gewesen seien, da er nie nach meiner Reaktion gefragt oder überprüft habe, wie ich seine Enthüllungen möglicherweise verstanden habe. Ich wendete ein, dass sich das Anhören von Dads Berichten in keiner Weise mit den verheerenden Erfahrungen vergleichen ließen, die er selbst durchgemacht hatte. Mein Leid war in der Tat gering.

Mit der Zeit habe ich jedoch begonnen, einzusehen, dass die Behauptungen von Kelly und meinem Therapeuten durchaus klug waren. Ich hatte keinen Kommunikationskanal nach außen für das Wissen, das ich ansammelte, und keine Möglichkeit, die nagenden Zweifel zum Ausdruck zu bringen, die ich an meiner eigenen psychischen Gesundheit hatte. So erlebte ich während des Studiums und später einen Krieg in meinem Kopf angesichts von Dads Worten und Bildern – vor allem nachts. Meine Fähigkeit, mich jahrelang selbst zu quälen, schockiert mich noch heute. Ich bewegte mich viel zu lange am Abgrund. Schließlich – fünf vor zwölf – lernte ich, meiner Fähigkeit zu vertrauen, loszulassen und mich wirklich auszuruhen, wenn die Arbeit des Tages vorüber war.

Doch wenn ich an Dad denke, erinnere ich mich vor allem an die Gespräche, die wir geführt haben, die Zeiten in seinem ruhigen Arbeitszimmer – oder gar im Auto vielleicht eine halbe Stunde vor Erreichen des Flughafens –, als die Außenwelt verschwand. Seine Worte drangen in mich ein mit unerwarteten Szenen vom Leben in Krankenhäusern, mit Informationen über den kalifornischen Teil der Familie, den ich allmählich kennenlernte, und mit seinem Bestreben, die Wurzeln der grundlegenden philosophischen Fragen und seine eigene Notlage zu verstehen. Sie haben mein Ziel geprägt, mich für seelische Gesundheit zu engagieren und Stigmata zu bekämpfen.

Erst spät in dieser Entwicklung – in Dads letzten Jahren und dann nach seinem Tod – habe ich endlich ein anderes Anliegen von ihm verstanden. Ohne mich jemals direkt darum zu bitten, ermutigte er mich, da bin ich mir heute sicher, seine Geschichte der Welt zu vermitteln. Während unseres letzten Gesprächs in seinem Arbeitszimmer an diesem arktisch kalten Januarnachmittag übermittelte er mir den letzten Teil seiner zentralen Botschaften – die Verknüpfung seiner Krankenhausaufenthalte mit seinen Bestrafungen als Kind –, und ich erhielt seine Erlaubnis, die Welt über sein Leben zu informieren.

In den letzten Jahren bin ich in der Tat sein Schreiber, Ghostwriter und Dolmetscher geworden. Es dauerte eine Weile, bis ich in Gang kam, aber ich habe den Schwung beibehalten. Mein Leben war noch nie so reich und erfüllend wie heute. Angesichts dessen, was ich als die zentrale Herausforderung meines Lebens ansehe, hoffe ich, Wissenschaft und persönliche Erzählung mehr denn je miteinander verbunden zu haben.

Am Ende hoffe ich, dass Dad vielleicht über das, was ich mitzuteilen versucht habe, erfreut ist. Ich hoffe, dass die Erzählung seiner Geschichte, die Vermittlung der Notlage unserer Familie und die Enthüllung meines eigenen Lebenswegs vielleicht auch mit dabei helfen können, das Blatt zu wenden.

Epilog

Der Winterhimmel verdunkelte sich schnell, als der Nachtflug in Richtung London abhob. Im Januar 2009, einen Tag vor der Amtseinführung von Präsident Barack Obama, war ich auf dem Weg, um einen Vortrag auf der vierten »International Stigma Conference on Mental Illness« zu halten, die im Royal College of Physicians, King's College, stattfand. Als die Einladung vor sechs Monaten eingetroffen war, starrte ich auf den Brief. War eine solche Konferenz überhaupt möglich, bei der Menschen aus der ganzen Welt zusammenkamen, um über Scham und Stigma zu diskutieren? Angesichts der Geschichte unserer Familie schien das undenkbar zu sein.

Vor meinem Vortrag, der ein Bericht über meinen persönlichen Lebensweg und den Weg meiner Familie sein sollte, besuchte ich die Ausstellung über London's Royal Bethlehem, später verkürzt zu Bedlam, die erste dauerhafte psychiatrische Klinik in Westeuropa mit einer 800-jährigen Geschichte. In der Epoche der Aufklärung zahlten wohlhabende Bürger Eintritt, um die dort tobenden Patienten zu beobachten, so, als würden sie einen Zoo besuchen. In Berichten kommen unsägliche Schreckensgeschichten ans Tageslicht, bei denen es sich um täglich vorkommende Ereignisse handelte. Obwohl ich die Geschichte kannte, erschütterte mich die Ausstellung mit ihren plastischen Darstellungen.

Wenn man einmal von der beunruhigenden Ausstellung absieht, war der Hörsaal modern, und auf den Sitzplätzen, die im Stil eines Amphitheaters angeordnet waren, saßen 500 Teilnehmerinnen und Teilnehmer. Nach einer Reihe von Präsentationen hörte ich, wie man meinen Namen ankündigte, und ich ging zum Podium, als die Lichter gedimmt wurden. Eine tiefe Stille schien den ganzen Saal zu erfassen. Wie vielfältig sah das Publikum aus, das aus fünfzig Ländern kam. Während große Bilder meiner Familie hinter mir auf die riesige Leinwand projiziert wurden, holte ich Luft und begann.

Als ich vierzig Minuten später zum Ende kam, breitete sich Schweigen im Raum aus. Eine Sekunde verrann, dann zwei. Vielleicht hatte ein so illustres Publikum eine solche Botschaft nicht hören wollen. Ich war nicht sicher, was ich tun sollte, und machte einen Schritt nach unten, als dann der Applaus einsetzte. Es war wie eine Explosion, ein Ausbruch von Geschützfeuer, aufsteigend in einer knisternden Welle, Handflächen, die auf Handflächen treffen. Der Beifallssturm ließ einige Zeit nicht nach. Vielleicht *hatte* sich wirklich etwas verändert.

Dennoch ist die Krise im Bereich der seelischen Gesundheit nach wie vor nicht überstanden. Dreimal mehr US-Amerikaner sterben durch Suizid (42.000 im Jahr 2014, das letzte Jahr mit soliden Statistiken) als durch Mord. Aber wer erfährt davon etwas aus den Nachrichten, die regelmäßig die Gewalt gegen andere mithilfe von Schusswaffen zeigen, aber praktisch nie über den inneren Schmerz im Zusammenhang mit Depressionen und Suizidgedanken berichten? Suizid ist weltweit bei Menschen im Alter von 15 bis 44 Jahren die dritthäufigste Todesursache und die *häufigste* Todesursache bei Mädchen im Jugendalter. Zusammengenommen gehen mehr Behinderungen auf psychische Erkrankungen zurück als auf körperliche Erkrankungen. Bezogen auf Menschen im Alter von vierzig Jahren sind psychische Störungen ein besserer Prädiktor für eine Behinderung *als alle körperlichen Krankheiten zusammen*.

Psychische Störungen betreffen nicht *die* – eine abweichende Gruppe von fehlerhaften, nicht verstandesgeleiteten Personen –, sondern *uns*: unsere Eltern, Söhne und Töchter, Kollegen und Mitarbeiter, sogar uns selbst. Ein Viertel der Bevölkerung wird in einem gegebenen Jahr an einer bedeutsamen psychischen Störung leiden. Zahllose

Veteranen und Trauma-Opfer leiden an einer posttraumatischen Belastungsstörung (PTBS). Die Häufigkeit von Kinderkrankheiten wie Autismus und Aufmerksamkeitsdefizit-Hyperaktivitätsstörung (ADHS) nimmt rapide zu. Essstörungen tragen zu den Hauptgesundheitsrisiken bei. Substanzmissbrauch zerstört Leben, insbesondere aufgrund der aktuellen Häufung von Todesfällen durch Opioide und Heroin in den USA. Der Wirtschaft in den USA entgehen durch psychische Krankheiten, einschließlich Denkstörungen, Angststörungen und einer Reihe von Entwicklungsstörungen, jährlich Hunderte Milliarden Dollar und der Weltwirtschaft über eine Billion Dollar. Dies geht mit Arbeitslosigkeit, den damit verbundenen körperlichen Beschwerden und mit schierer Verzweiflung einher. Das persönliche und familiäre Leid übersteigt bei Weitem die finanzielle Belastung.

Es ist niederdrückend, dass schwere psychische Krankheit die Lebenserwartung um zehn bis 25 Jahre verringert, und zwar durch riskantes Verhalten, schlechte Angewohnheiten in Bezug auf die Gesundheit, Anfälligkeit für chronische körperliche Erkrankungen, unzureichenden Zugang zur Gesundheitsversorgung und Selbstzerstörung. Doch es dauert meist über ein *Jahrzehnt*, bis Menschen mit Symptomen Hilfe suchen, was an der Scham und Leugnung rund um den gesamten Themenbereich liegt. Was wäre, wenn es zehn Jahre oder länger dauern würde, bis Menschen die Symptome von Herzerkrankungen oder Krebs begreifen und behandeln lassen würden? Dies würde immer wieder in den Schlagzeilen landen.

Das Paradoxe – und die Tragödie – ist, dass evidenzbasierte Behandlungen psychischer Störungen wirklich funktionieren. Heilmittel gibt es bisher nicht, aber Interventionen bei psychischen Erkrankungen sind im Durchschnitt genauso effektiv wie die Behandlung körperlicher Störungen. Dennoch werden sie zu wenig genutzt. Die »Gleichbehandlung« des Gebiets der seelischen Gesundheit entspricht nicht den Erwartungen, und die Behandlung, die die meisten Menschen bekommen, entspricht nicht annähernd der Art von modernen, evidenzbasierten Interventionen, die erforderlich sind. Recovery, also Wiedergesundung, ist durchaus möglich, wird aber allzu oft nicht realisiert.

In vielerlei Hinsicht sind psychische Krankheiten die letzte Kampffront für die Menschenrechte.

Hat sich die Einstellung zu psychischen Störungen nicht grundlegend geändert? Bedenken Sie, welche Flut von Geschichten, Blogs und Zeitschriftenartikeln es im Zusammenhang mit diesem Thema gibt, und viele davon sind sehr bewegend. Wenn man die innere Turbulenzen offenbart und sich von einem »Seelenklempner« beraten lässt, wird dies an der Ostküste und Westküste der USA womöglich als Ehrenzeichen gesehen. Doch, wie bereits erwähnt, hat sich die Häufigkeit von Stigma und sozialer Distanz in Bezug auf psychische Krankheiten in den letzten sechzig Jahren kaum verändert. Und ein Zusammenhang zwischen psychischen Krankheiten und Gewalt wird weitaus *häufiger* angenommen. Und eins ist noch schlimmer: Wenn man zugibt, eine psychische Störung zu haben oder gar eine lange Vorgeschichte solcher Störungen, kann das in der Hälfte der Staaten der USA zum Verlust des Führerscheins führen; dazu, dass man nicht als Schöffe am Gericht arbeiten oder für ein Amt kandidieren darf, und es führt zum automatischen Verlust des Sorgerechts für das eigene Kind. Meine Vorgeschichte mit depressiver Verstimmung disqualifiziert mich für das Autofahren oder das Schöffenamt? Meine Essstörung, wenn mein erzwungenes Erbrechen eine solche war, bedeutet, dass ich mich nicht für ein öffentliches Amt bewerben oder sorgeberechtigter Elternteil sein darf? Es ist gut, dass solche Gesetze 1860 nicht in Kraft waren: Lincoln hätte mit seiner Vorgeschichte von Depressionen nie für das Präsidentenamt kandidieren können.

Die Ansicht, dass gestörtes Verhalten auf böse Geister zurückgeht, mag in weiten Teilen der Welt längst der

Vergangenheit angehören, aber moralische Sichtweisen sind immer noch vorherrschend. Die populäre Kultur stellt Menschen mit psychischen Krankheiten entweder als Dämonen oder als brillante Außenseiter dar, wie John Nash im Film *A Beautiful Mind (Genie und Wahnsinn)*. Es geht dabei um einen Mathematiker mit Schizophrenie, der den Nobelpreis erhält. Es ist immer noch akzeptabel, eine abscheuliche Sprache zu verwenden, um psychische Krankheiten zu beschreiben: Psycho, Spinner, Ausgeflippter, Irrer. Landesweit bekannte Politiker, einschließlich unseres Präsidenten, imitieren und verspotten Menschen mit körperlichen und geistigen Behinderungen, als ob das völlig in Ordnung wäre. Wo sind die alltäglichen Geschichten über Kampf und Triumph, Verlust und Genesung und familiäre Bindung, die man hören müsste? Wo sind Empathie und Identifikation, anstelle von Angstmacherei, die so dringend nötig wären?

Um das Stigma zu bekämpfen, bestand eine zentrale Strategie in den letzten zwanzig Jahren darin, zu vermitteln, dass eine psychische Krankheit eine Gehirnerkrankung ist, verbunden mit abweichenden Genen. Wie beim Alkoholismus sollte das Krankheitsmodell Schuld und Vorwürfe abbauen. In der Tat besagt eine psychologische Theorie Folgendes: Wenn man annimmt, dass negatives Verhalten durch eine Ursache entsteht, die nicht kontrolliert werden kann, wie eine Krankheit – insbesondere eine Krankheit, die mit einer genetisch bedingten Anfälligkeit verbunden ist –, wird die betreffende Person der Verantwortung enthoben, und die Stigmatisierung nimmt rapide ab.

Experimentelle Studien zeigen: Wenn Menschen der Meinung sind, dass psychische Krankheiten auf einer genetisch bedingten Hirnerkrankung beruhen, halten sie die betreffende Person für weniger schuldig. Zugleich glauben sie aber auch, die Person sei ein hoffnungsloser Fall – schließlich weist man der unveränderlichen DNA die Schuld dafür zu – und sie sei eines sozialen Kontakts nicht würdig. Mit anderen Worten, die biologische Sichtweise bzw. Krankheitsperspektive geht oft nach hinten los, wodurch Pessimismus und *größere* soziale Distanz begünstigt werden.

Auf der einen Seite wollen wir sicherlich nicht wieder auf die Vorstellung zurückfallen, dass psychische Krankheiten auf einem Charakterfehler beruhen oder einfach das Produkt schlechter Erziehung sind. Die meisten Formen von psychischen Krankheiten sind in der Tat moderat erblich, was bedeutet, dass Gene am zugrunde liegenden Risiko eindeutig beteiligt sind. Aber die Sichtweise »Alles ist Biologie« erklärt nicht die ganze Geschichte. Erfahrung und Kontext haben einen prägenden Einfluss auf genetisch bedingte Anfälligkeiten. Einzelpersonen und Familien müssen immer noch die Entscheidung treffen, ob sie um eine Behandlung bitten und auch dabeibleiben wollen. Es geht nicht um ein *Entweder-oder*, es geht um ein *Sowohl-als-auch*.

Erinnern Sie sich an das evolutionäre Modell des Stigmas, nach dem Anzeichen von gestörtem Verhalten fast automatisch Angst vor Ansteckung und Vermeidung von Bedrohung auslösen? Das dritte evolutionäre Modul – Aufrechterhaltung der Distanz zu denen, die als Mitglieder eines anderen »Stammes« angesehen werden – wurde dagegen mit Rassismus in Verbindung gebracht, nicht aber mit psychischer Krankheit.

Doch wenn man abweichendes Verhalten ausschließlich auf biologische und genetische Faktoren zurückführt, könnte das genau diese Form der Stigmatisierung versehentlich fördern. Mit anderen Worten, wenn man der Auffassung ist, dass sich unvorhersehbare, bedrohliche und irrationale Verhaltensmuster aus Fehlern in der DNA der betreffenden Person ergeben, könnte man diese Person als genetisch mangelhaft ansehen, als Teil eines abweichenden Stammes, vielleicht sogar als Untermenschen. Unerwartet kann die biomedizinische Sichtweise dann eine Form von Stigma entfesseln, die mit purem Hass einhergeht. Wenn man etwas aus der Geschichte lernen kann, so dies: Abneigung, Unterwerfung und sogar Vernichtung werden die Folge sein.

Der Abbau des Stigmas – dieser anderen Form des Wahnsinns, die in ihren Folgen weitaus schlimmer ist als psychische Krankheiten selbst – erfordert koordinierte Strategien: die Durchsetzung einer Politik der Antidiskriminierung, Zugang zu hochwertiger Behandlung, eine ganz andere Art von Medienbotschaften, persönliche Kontakte, die mehr Einfühlungsvermögen fördern, und das Ersetzen des Schweigens durch Dialog. Vor allem aber ist die Humanisierung das Ziel. Im Mittelpunkt der gesamten Bemühungen steht, dass junge Menschen in den Kampf für die Menschenrechte einbezogen werden. Jedes einzelne Jahr, in dem wir unsere derzeitigen Einstellungen und Praktiken aufrechterhalten, ist ein weiteres Jahr mit Produktivitätsverlust, verschwendetem menschlichem Potenzial und unsäglicher Tragödie.

Es wird eine beispiellose Teamleistung erforderlich sein, um etwas zu verändern. Das Wissen ist da, und alles steht bereit. Haben wir das Zeug dazu, den Kampf aufzunehmen?

Danksagung

Ich hätte dieses Buch ohne die Vision, das Vertrauen und die Fähigkeiten von Don Fehr und Karen Wolny nie zu Ende geführt. Die Zusammenarbeit mit ihnen war eines der großen Geschenke meiner Karriere. Don, mein Agent von der Trident Media Group, hat es sofort »kapiert«, als wir zum ersten Mal über Lebenserinnerungen ins Gespräch kamen, die auch umfassendere Botschaften zum Thema Stigma beinhalteten. Er hat mich immer wieder angefeuert – es gab mehrere Überarbeitungen des langen Textes –, die wesentliche Botschaft dieses Buches im bestmöglichen Licht zu präsentieren, und zwar mit Weitblick und Begeisterung. Mit einem Wort: Don war eine treibende Kraft.

Karen, meine Lektorin beim Verlag St. Martin's, hat immer wieder Geduld an den Tag gelegt, Unterstützung gegeben und mich fachkundig angeleitet, indem sie mich herausgefordert hat, tiefer zu gehen, mit *einer* Stimme zu sprechen und in allen Kapiteln des Buches »eine einheitliche Botschaft« zu vermitteln. Sie hat mir nie genau gesagt, was ich schreiben solle. Vielmehr zwang sie mich quasi als bemerkenswert sensible Geburtshelferin, diesen Text auf ein anderes Niveau zu bringen, wobei sie immer sehr viel Einblick und Mitgefühl hatte. Ihre Mischung aus großer Kompetenz und Wärme ist nichts Geringeres als außergewöhnlich.

Die Unterstützung dieser Experten zu gewinnen, ist für mich ein Segen.

Zu meinem aktuellen Team in der Bay Area gehören meine Kollegen und Freunde Allison Harvey, Bennett Leventhal, Mary Main und Rudy Mendoza-Denton. Ihre unermüdliche Unterstützung und ihre punktgenaue Kritik waren von wesentlicher Bedeutung für mich. Bennett Leventhal wies mich auf das wunderbare Zitat von James

Baldwin hin, von dem ein Ausschnitt als Titel des Buches herhalten muss. Scott Lines bot mir eine andere Art Inspiration, die mir dabei half, ein so gutes Verständnis meiner Vergangenheit und meiner Gegenwart zu entwickeln.

Im Anfangsstadium zeigte mir Betsy Rapoport meisterhaft, wie man sich dieser Art des Schreibens nähert. Ermutigung und Kritik bekam ich auch durch die großzügige Einsatzbereitschaft von Katherine Ellison, Nan Weiner und Lee Gutkind – dem »Paten« kreativer Sachbücher. Linda Isbell spielte eine wesentliche Rolle dabei, mich mit Don Fehr in Verbindung zu bringen und meine Bemühungen für dieses Buch zu unterstützen. Zu meinen begeisterten zusätzlichen Unterstützern gehörten Shaikh Ahmad, Kyla Buckingham, Daphne de Marneffe, Howard Goldman, Sheri Johnson, Laura Mason, Nicole Murman, Lisa Post und Robert Villanueva. Eric Youngstrom gab mir kluge Ratschläge zum Konzept der »Cade's disease«, also der bipolaren Störung vom Typ 1. Meine Schwester und ich werden meinem Freund und Kollegen Bob Knight immer dankbar sein, der im Hinblick auf Moms Entzündung am zweiten Halswirbelknochen sofort verstanden hatte, welche Folgen dies für sie in der letzten Woche ihres Lebens haben würde.

Die Unterstützung, die Liebe und scharfsinnigen redaktionellen Fähigkeiten meiner Frau Kelly Campbell – jetzt Dr. Campbell – machten das ganze Projekt erst möglich. Kel, ich kann dir gar nicht genug dafür danken.

Unsere drei Jungen, Jeff Hinshaw, John Neukomm und Evan Hinshaw, haben mir voll und ganz gezeigt, welche generationsübergreifende Kraft unsere Spezies vorantreibt. Es ist wunderbar, mitzubekommen, welch enge Verbindung wir zueinander haben.

Meine Schwester, Sally Hinshaw, hatte nicht die gleiche Art von Beziehung zu unserem Vater wie ich. Aber wie die Widmung zu Beginn des Buches zeigt, trage ich unsere Nähe als Geschwister und ihre Tapferkeit immer im Herzen.

Verzeichnis
medizinischer Fachbegriffe

Nachwort für
die deutsche Ausgabe

Psychische Erkrankungen sind Volkskrankheiten: Etwa 40 Prozent aller Menschen leiden im Laufe ihres Lebens zumindest einmal an einer behandlungsbedürftigen psychischen Störung. Gerade bei jungen Menschen im Übergang aus dem Jugend- ins Erwachsenenalter und bis zum mittleren Erwachsenenalter überwiegen die sozialen Beeinträchtigungen durch psychische Erkrankungen bei Weitem diejenigen körperlicher Volkskrankheiten. Die Mehrzahl dieser Erkrankungen kann mittlerweile durch psychiatrisch-psychotherapeutische Behandlungsmöglichkeiten und psychosoziale Unterstützungsmöglichkeiten, wenn nicht geheilt, so doch im Verlauf und in den sozialen Auswirkungen erheblich gebessert werden. Die gesellschaftliche Stigmatisierung, Diskriminierung und Ausgrenzung von Betroffenen besteht aber trotz zahlreicher Aufklärungskampagnen und vieler gesetzlicher und organisatorischer Maßnahmen weitgehend unverändert fort.

Bezeichnete der Begriff Stigma in der Antike körperliche Zeichen, die meist auf die Stirn geschnitten oder eingebrannt waren, um die Person öffentlich als moralisch unrein zu markieren, so ist das Stigma psychischer Krankheit in der Gegenwart ebenfalls mit vielfältigen diskriminierenden Stereotypen verbunden. Zu deren Aufrechterhaltung tragen leider auch die Medien mit ihrem selektiven Interesse an negativen Ereignissen wie etwa Straftaten bei, sodass immer noch teilweise in der Bevölkerung der Eindruck erweckt wird, alle Menschen mit psychischen Erkrankungen seien besonders gefährlich, gewalttätig, unberechenbar oder z. B. disziplinlos.

Die öffentliche Stigmatisierung psychisch kranker Menschen steht der adäquaten Behandlung, ihrer Gesundung und Integration erheblich entgegen. Das Stigma ist für Betroffene oft eine gravierende zusätzliche Belastung und gilt daher auch als »zweite Krankheit«. Erhöhter Stigma-Stress und die damit verbundene Scham und Angst vor Zurückweisung und Ausgrenzung befördern die Geheimhaltung der eigenen psychischen Erkrankung, die Verheimlichung oder Vermeidung der Inanspruchnahme professioneller Hilfe sowie den sozialen Rückzug der Betroffenen mit der Konsequenz, dass auch unterstützende soziale Ressourcen nicht mehr genutzt werden können. Stigmatisierung und Diskriminierung erstrecken sich häufig auch auf die Angehörigen. Selbststigmatisierung entsteht, wenn Betroffene die verbreiteten Vorurteile gegen Menschen mit psychischen Erkrankungen kennen, akzeptieren und verinnerlichen.

Die Europäische Ministerielle WHO-Konferenz Psychische Gesundheit hat daher bereits im Jahr 2005 in Helsinki gefordert, es müsse prioritäres Anliegen gesundheitspolitischer Aktivitäten sein, »gegen Stigma und Diskriminierung vor[zu]gehen, den Schutz der Menschenrechte und der Würde des Menschen [zu] sichern und die erforderliche Gesetzgebung [zu] implementieren, die gefährdete oder an psychischen Gesundheitsproblemen leidende Menschen dazu befähigen soll, voll und gleichberechtigt an der Gesellschaft teilzuhaben«. Teilhabe am gesellschaftlichen Leben ist für Erwachsene wie für Kinder und Jugendliche ein zentraler Maßstab für das Zurechtkommen im Alltag und die Lebensqualität. Stigma und soziale Ausgrenzung reduzieren eindeutig Teilhabechancen und Möglichkeiten der Unterstützung für die ganze Familie.

Mit seinem Buch »Eine andere Art von Wahnsinn« hat Professor Stephen Hinshaw, der sich seit Jahren für die Entstigmatisierung von Menschen mit psychischen Erkrankungen einsetzt, seine autobiografischen Erfahrungen veröffentlicht. Das Buch, dessen Titel als Chiffre für die verschiedenen Facetten von Stigmatisierung und Selbststigmatisierung zu verstehen ist, schildert seine bewegende Familiengeschichte. Hinshaws Vater, Professor der Philosophie an der Ohio State University, litt seit seiner Jugend an wiederkehrenden manischen Episoden mit psychotischen Symptomen, die zu regelmäßigen, oft monatelangen Krankenhausaufenthalten führten, aufgrund derer er ohne Vorwarnung oder Erklärung für die Kinder aus der Familie verschwand. Auf Empfehlung der behandelnden Ärzte wurden diese Krankenhausaufenthalte den Kindern verheimlicht. Die wahren Gründe für die Abwesenheiten des Vaters erfuhr der Autor erst, als er bereits Psychologie studierte. Hinshaw beschreibt eindrücklich die eigene Angst, dass sein Vater niemals zurückkehren würde, die Verwirrung, Scham und Furcht, die aus dem völligen Schweigen über die Episoden und Abwesenheiten resultierten und die seine gesamte Kindheit und Jugend prägten.

Wenn Kinder familiäre Konflikte wahrnehmen, ihnen aber keine Erklärung oder emotionales Verständnis angeboten wird, können sie sich selbst für diese verantwortlich machen. Kinder von psychisch kranken Eltern sind auch daher eine besondere Risikogruppe im Hinblick auf die Entwicklung von seelischen Belastungen und psychischen Erkrankungen. In der 19. Legislaturperiode des Bundestags ist auf der Basis eines fraktionsübergreifenden Entschließungsantrags beim Bundesministerium für Familie, Senioren, Frauen und Jugend und beim Bundesministerium für Gesundheit eine ressortübergreifende Arbeitsgruppe zur Situation von Kindern psychisch kranker und suchtkranker Eltern eingesetzt worden. Deutlich wird dabei, dass die betroffenen Familien vielerlei Unterstützung bedürfen, häufig aber Scham und Angst die rechtzeitige Inanspruchnahme von Hilfen verhindern. Präventionsansätze für solche Kinder fokussieren darauf, die häufig vorhandenen psychosozialen Belastungen zu reduzieren und individuelle und soziale

Schutzfaktoren zu stärken, um eine normale Entwicklung zu ermöglichen. Neben krankheitsbedingt verändertem elterlichen Verhalten im Umgang mit dem Kind tragen vor allem auch Stigmatisierung und Selbststigmatisierung und die damit verbundenen Folgen (Tabuisierung der Kommunikation, kindliche Schuldgefühle, familiäre Isolierung und damit häufig verbunden zu späte Inanspruchnahme von Hilfen und Unterstützungen) zu den Schwierigkeiten von Kindern psychisch kranker Eltern bei.

Vor dem Hintergrund der sehr persönlichen Memoiren und der eigenen fachlichen Expertise analysiert Stephen Hinshaw die Auswirkungen psychischer Erkrankungen auf die Angehörigen und die gesellschaftlichen Kosten von Stigmatisierung und Tabuisierung psychischer Erkrankungen als eine andere Art von Wahnsinn. Er unterstreicht die Notwendigkeit der offenen Kommunikation zwischen Eltern und Kindern in Familien, in denen ein Elternteil eine psychische Erkrankung hat, um das kognitive und emotionale Verständnis der Kinder für die Störung zu verbessern und das generationsübergreifende Erkrankungsrisiko zu verringern. Er zeigt, welche gesellschaftlichen Strategien zur Entstigmatisierung psychischer Krankheit sinnvoll sind, damit Menschen mit psychischen Erkrankungen die Behandlung und Unterstützung erhalten, die sie brauchen.

Das Wissen über psychische Störungen sowie deren Behandlungsformen kann durch sachliche Informations- und Aufklärungskampagnen erheblich verbessert werden. Hinshaw betont, dass die öffentliche Aufklärung den Schwerpunkt auf die Behandelbarkeit psychischer Krankheiten und nicht auf ihre Ursachen legen sollte, da insbesondere eine reduktionistische und deterministische Konzeptualisierung der Entstehung und Aufrechterhaltung psychischer Erkrankungen tatsächlich eher Pessimismus schürt und den Wunsch nach sozialer Distanz erhöht. Wesentlich ist, der Öffentlichkeit nicht nur reine Fakten über psychische Erkrankungen zu vermitteln, sondern durch persönliche Geschichten und Begegnungen mit Betroffenen die Erfahrung zu ermöglichen, dass psychische Erkrankungen zutiefst menschlich sind. Hierzu trägt das Buch, das in besonderer Weise Fachkompetenz und persönliche Betroffenheit verbindet, in besonderem Maß bei.

»Eine andere Art von Wahnsinn«, in den USA 2018 mit dem Best Book Award ausgezeichnet, ist ein nachdrückliches Plädoyer für eine offene Kommunikation die Überwindung von Scham und Selbststigmatisierung, die mit psychischen Erkrankungen einhergehen, und für die gesellschaftliche Entstigmatisierung der Betroffenen und ihrer Familien. Es ist ein unbedingt lesenswertes Buch, nicht nur für Fachleute, sondern auch für Betroffene und ihre Familienangehörigen und jeden, der sich für das Thema interessiert.

Wir danken Frau Kieser und Frau Lindner beim Psychiatrie Verlag, die unsere Anregung aufgegriffen und sich dieses Buchprojekt zu eigen gemacht haben. Ein besonderer Dank geht an den Übersetzer, Matthias Reiss, und die Lektorin, Anne Katrin Bläser, die eine zeitnahe Publikation der deutschen Ausgabe erst ermöglicht haben.

Die Deutsche Gesellschaft für Kinder- und Jugendpsychiatrie, Psychosomatik und Psychotherapie (DGKJP), die Deutsche Gesellschaft für Psychiatrie und Psychotherapie, Psychosomatik und Nervenheilkunde (DGPPN), das Zentralinstitut für Seelische Gesundheit (ZI), die Klinik für Kinder- und Jugendpsychiatrie / Psychotherapie am Universitätsklinikum Ulm und der Verein »Dazugehören« haben die deutsche Übersetzung des Buches gefördert, da die bewegende Biografie von Stephen Hinshaw so faszinierend und einfühlsam geschrieben ist, dass das Buch in den USA schon jetzt einen wichtigen Beitrag zur Bekämpfung von Stigmatisierung und Diskriminierung psychisch kranker Menschen und ihrer Angehörigen leistet. Wir wünschen uns für die deutsche Ausgabe ebenso eine möglichst breite

Rezeption, denn es ist im besten Sinne eine bewegende und packende Lektüre.

Tobias Banaschewski,
Jörg M. Fegert
Andreas Meyer-Lindenberg

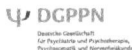

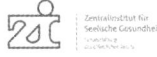

Deutsche Gesellschaft für
Kinder- und Jugendpsychiatrie,
Psychosomatik und
Psychotherapie e.V.

Deutsche Gesellschaft
für Psychiatrie und Psychotherapie,
Psychosomatik und Nervenheilkunde

Zentralinstitut für
Seelische Gesundheit

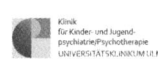

Klinik
für Kinder- und Jugend-
psychiatrie/Psychotherapie
UNIVERSITÄTSKLINIKUM ULM